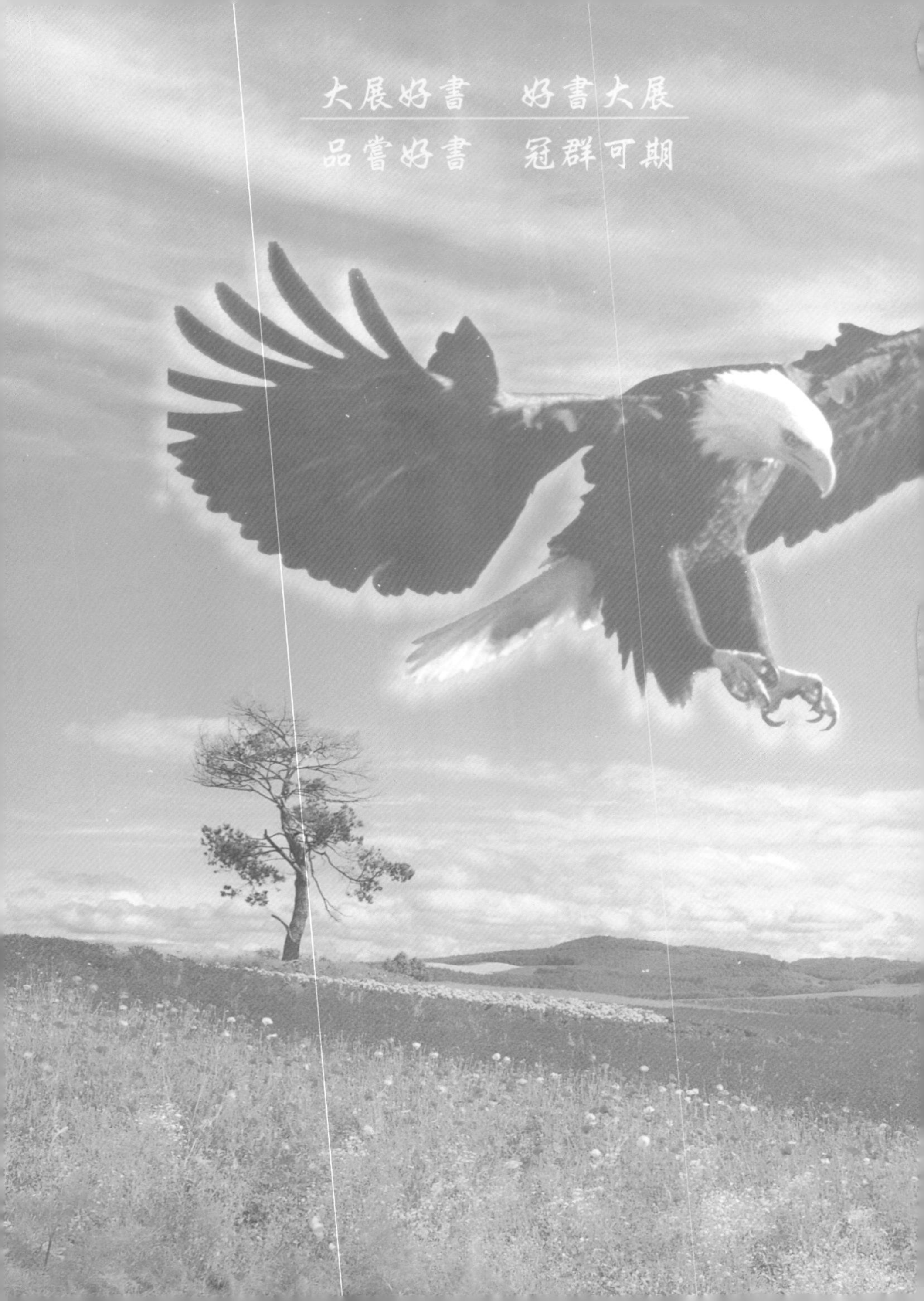
大展好書　好書大展
品嘗好書　冠群可期

少林功夫⑥

少林金剛硬氣功

楊 維 編著

大展出版社有限公司

前　言

余自幼學習岳氏散手拳法，後隨瘋仙道人修習「鷹爪十三形」，又得釋行法師「金剛硬氣功法」，1988年還曾拜加拿大空手道黑帶七段高手、李小龍的高徒育娃先生爲師，研習空手道、截拳道、泰國拳等。曾任大慶國術內功培訓中心武術總教練、黑龍江省武術館散打教練，也多次受聘於公安武警系統和氣功科研單位。

在20餘年的習武實踐中，余深深體會到中華武術之博大精深、功夫強勁。也感到淵遠流長的傳統武術中，尚遺留有不科學和過份玄虛的功法，見到過一些青少年因選擇和修煉不當，導致功未成而傷痕累累。對今天多見的「拳擊加腿」式的散打，深感傳統色彩淡薄，技術戰術單調。故萌生將傳統練功方法進行科學整理，並融合自己習武體會及所得各家之長編寫成書之念。意在爲武術愛好者提供習武之參考，與同道切磋共勉。

該書在編寫過程中，爲考證和研究某些功法，除實際操練檢驗其效果外，也曾參考武術書籍，受益匪淺。還承蒙黑龍江省武術協會副秘書長潘東來、青岡縣體委主任張萬良等先生的大力支持，魏鳳霞小姐不辭辛苦爲本書繪製草圖，在此深表謝意。

拳諺曰：「打拳不練功到老一場空」，足見練功的重要。然而練功應有選擇，還要講究方法。本書是沿著練功到實用的構思寫的，希望練成靈活和可資運用的功夫。限於自己水準和閱歷，書中疏漏和不完善之處難免，誠望讀者方家不吝賜教、斧正。

楊　維

目　錄

第一章
少林硬功概述

第一節　硬功的概念

硬功是我國勞動人民在軍事戰鬥和勞動實踐中創造的一種強身健體、防身自衛的方法，是我國寶貴的文化遺產。

少林硬功是在醫療氣功的基礎上發展起來的一種用於內靜外崩，以武術技擊為主的獨特的硬氣功功夫。歷代少林武僧經過多年的苦心研練，並吸取寺內外眾師所長。逐步加以完善而成為少林武苑中的一朵盛開的奇葩。特別是公元621年，以覺運和尚為首的十三棍僧救唐王以後，少林寺名聲大震，少林氣功也日益興盛起來並達到較高水準。

據《少林武僧志》記載：「公元1361年中秋之夜，智庵和尚由五臺山返寺，路見一商客額頭被兩名歹徒擊傷，危在旦夕，他飛步追上歹徒，嚴辭警告，歹徒猖獗，以石投之，均被智庵一一踢落，嚇得歹徒跪地求饒……」。後人有詩贊曰：「智庵踢飛石，踢樹擊斷根，擺腿拔掉樁，掃人倒一群。」硬功發展到今天，亦有「神力千斤王」，王子平抬車，自然門大師萬籟聲兩指挾棍，范應蓮的全身不畏棍棒擊

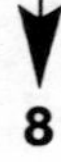

打，黃紹松的二指倒立等，傳為佳話。

硬功是武術的一種特技形式，古代武術界稱之為「功夫」，1978 年在全國氣功匯報會上，為了求得武術術語的統一化，以「硬氣功」一詞來代替武林中眾說紛紜的「功夫」名詞。所以，這裡的硬功事實上就是人們今天所說的硬氣功。

所謂的硬功是指練功者把自身的內氣通過規律性的內在鍛鍊，與人體的外力鍛鍊相結合，使人體的局部或全部組織發生暫時性的變化，從而呈現出超於常人的機能表現。為此，我們說硬功是「內練精氣神，外練筋骨皮」的綜合產物。

硬功以練氣為基礎，練力為強化。硬功所練之氣，是人體真元之氣和水谷之氣的混合體，亦稱混元氣。真元之氣是先天性的，稟受父母所得，行於人體血脈之內以壯臟腑；水谷之氣是後天性的自然所在，行於人體血脈之外以強其筋骨。人體內有五臟六腑，外有五官四肢。五臟者：心、肝、脾、肺、腎。六腑者：膽、胃、大腸、小腸、三焦、膀胱。五官者：目為肝竅、耳為腎竅、鼻為肺竅、口為脾竅、舌為心竅。四肢皆以筋為聯絡，筋始於爪甲，集於肘膝，裹集頭面。其動而活潑者為氣，所以練筋必練氣，氣行脈外，血行脈中，血狀如水，百脈狀如百川，血的循環、氣的運行，均發於心臟。

人體血脈內外之氣，隨著血液循環，以丹田內氣為基礎進行氣體交換，這樣就導致了先天之氣與後天之氣的相互調節與補充，從而增強了內氣的制發動力。

硬功中「硬」的含義主要表現在骨骼的堅韌、肌肉的彈性、皮膚的收縮能力等。從生理學的角度看，人的骨骼經過長時間的排打，會不斷致密增生而愈發堅硬，這樣骨組織重新排列，成骨作用增強，提高了對外界刺激的適應性。同樣，人的肌肉也因長久排打，皮下組織不斷增生，彈性明顯增大，肌肉緊張能力增強，提高了人體的抗擊打能力。

從心理學角度看，人的思想意識受大腦支配，人體劇烈運動時，大腦比較興奮，由於大腦的緊張，思想意識高度集中，呼吸系統加強，血液循環隨之逐漸加劇，而血的運行又是以氣為基礎，這就為人體的局部或全部的非正常性瞬間質變提供了物質條件。

從人體的本能看，人在受到外界刺激的情況下都將相應的對其發生敏感性的反應。而硬功鍛鍊則是更進一步強化人體的這一本能。所謂「功」即功底之意，是練功者各種身體素質通過後天的自身鍛鍊，並富於實踐而獲得的超於常人的機能表現。

總之，硬功鍛鍊是氣、意、力有機的結合鍛鍊。三者以氣為基礎，以意為統帥，以力作強化。因此，內氣的盈足與否決定了硬功的功底深淺。誠然，只有內氣的鍛鍊，還是遠遠不夠的。還必須要操之外力去激發和強化。相反，只憑藉蠻力練就的功夫，雖有一定的硬度，但遠不如硬氣功夫高深，而且還會使筋膜肌肉僵硬，到老年病魔纏身，在實戰時如遇高手以柔克之，無不敗於傾刻間。故此，用蠻力練就的功夫，從來不被高明武術家所取，對於這種蠻力練就功夫的方法，是不屬於硬功夫範疇的。所以拳譜有云：「練功先練內，無內不成外，內外之理猶如土養苗壯之功，土無水苗不長，無風苗不壯，無陽苗損也……」

第二節　硬功的特點

一、合陰陽之勁於一體

剛勁易練柔難生，剛勁陽中生，柔勁陰中出。剛柔相濟，才能力道雄健。剛勁發而不拙，柔勁出之而不軟。剛粗練之則堅，精練之則柔。古人云：「百煉剛化為繞指柔」。所練之愈精則愈柔，先練剛勁而後柔勁生。此乃練功之道理也。

二、靜中求動，動而生力

內功以靜為綱，始終如一，或坐或站，肢體必須保持自然，肌肉放鬆。靜如眠，靜則百心皆空，百氣則平，氣平則血暢；動如濤，力出之雄。一動百枝搖，心動氣自生，發勁順達自如，通過四梢，貫注百節。拳譜有曰：「手足彈處氣先到，血為氣盾威力雄。」

三、以意領氣、氣力相合

硬功靜而霎動，內勁外崩，善固氣於丹田，疾聚疾發，特別注重以意領氣，意到氣到，氣到力到，氣力相合，以氣壯力，以力導氣，彼此相輔相成。

第三節　硬功的氣血運行

硬功以氣血為主，蓋氣為衛，血為營，衛為輕，營為重。人之一身皆有營衛，故曰：營非衛不能動，衛非營不和。氣為君，血為臣，血有不足，可以暫生，而氣不生則立即死。人身所恃以生者此氣也。概而言之，氣出中焦，總統於肺，外護於表，內行於裡，出入升降，全體周章，須臾不息，晝夜恆常，所以鼓血進行者，惟此氣也。血者水谷之精也，化之脾胃，總統於心，受令於肝，施洩子腎，宣佈於肺。循脈環行，網分赤白，灌溉周身，目得之而能視，耳得之而能聽，手得之而能攝，足得之而能行。所以藉氣之發，從而實行滋者，惟此血也。

總之，血也，氣也，能輔而行，不可或傷者，是以營衛運和，腑臟得所出入，升降濡潤，宣通飲食，滋陽生陰。六經恃此長養，百脈由此充盈，即真人之修養，靡不由此也。假使士情交致，五志妄興，氣弱血虧，失常乖戾，清者化而為濁，行者陽而不通，表示衛輸而不和，裡失營運而不順，則血液妄行，諸病叢生，即死亡之凶兆也。血盛則容壯，氣弱則形衰，氣血即難合而易虧，可不謹養乎。其養之道，即為習拳與練功。蓋練功者，練氣也，運血也，使血液運於周身筋肉間，漸漸充實而堅強。可以衛癉癘、禦寒暑、凌波浪、攖患艱苦於不顧，使氣隨意而注，從腋肋漸達欲用之部位，同時延長其呼吸量，於是食量增加，身體頑強，智力德育與日俱增。蓋練功者，體力強而意志堅，則天下事不足為患也。簡而言之，人之強弱，即氣血之強弱；人之生死，即氣血之生死；人之鍛鍊，即氣血之鍛鍊。

人身左為血分，右為氣分，血分屬陰，氣分屬陽。血分走得慢，氣分走得快，氣走於膜絡筋脈，力出於血肉皮骨。故有力者，外壯皮骨為形，內壯筋脈為象，氣分功於內壯，血分功於外強。所以練功需要先左後右，先運動血分的氣脈，使其在時間和速度上與氣分配合起來，以調整陰陽氣血的平衡。

秋月禪師曰：

練到骨節靈通處，周身虎龍任橫行。
掌心力從腳心印，一指霹靂萬人驚。

第四節　練功總則

硬功練習在於強健體魄，堅筋骨，抗外魔，祛內邪，禦凌辱，所以要認真從事練習，不荒不怠，方有可能成功。

練功可分數期，最初一步先練皮肉，次則練筋骨，皮肉筋骨既堅實，更進而練習運氣，此法如能任意往來，則大功成矣。在此基礎上練習各種功夫，必能迅速見效。現將前人練功體會、禁戒、修養等分列如下：

一、練功三要

要深沉慎重；要確實精當；
要節慾愛名。

二、練功四戒

戒怒氣；戒拙力；
戒聳肩；戒鼓胸。

三、飲食五損

酸多傷肝；甘多傷脾；

苦多傷心；辣多傷筋；
鹹多傷腎。

四、練功十忌

忌早起磕頭；忌陰室貪涼；
忌濕地久坐；忌冷著汗衣；
忌熱著曬衣；忌汗出肩風；
忌燈燭照睡；忌子時房事；
忌涼水著肌；忌熱火灼膚。

五、內外功十八傷

久視傷精；暴怒傷肝；
久聽傷神；久臥傷氣；
久坐傷脈；久立傷骨；
久行傷肺；思慮傷脾；
過悲傷肺；至飽傷胃；
多恐傷腎；多笑傷腰；
多言傷液；多睡傷津；
多汗傷陽；多淚傷血；
多交傷髓；
過寒過熱；傷形傷氣。

六、內外功二十六宜

髮宜常梳；面宜常擦；
目宜常運；耳宜常彈；
舌常抵腭；齒宜常嗑；

津宜常咽；濁宜常呵；
背宜常暖；胸宜常護；
腹宜常揉；足宜常搓；
膚宜常摩；身宜常浴；
肛宜常提；便宜常通；
睡宜常曲；體宜常動；
精宜常固；氣宜常斂；
心宜常寬；神宜常凝；
營養宜備；飲食宜慎；
起居宜時，勞逸宜均。

七、練功準則

練功準則是每一個練功者必須遵守的原則。

（一）練功地點

練功地點最宜清靜，無雜聲雜色之地，萬萬不可受到驚擾。受驚則氣散，氣散則血不能歸經絡，氣血不合就會結成包塊阻滯不流，憂患莫及。

（二）飲食調度

行功之時不可過飽，亦不可過饑，過飽則氣血不下，過饑則擾亂意念，應以饑飽適宜為度。

（三）惜精如命

積精為本，杜絕色慾。若色慾未除，必徒勞無益，但夢遺之事另當別論。

八、練功禁忌

（一）忌性慾衝動

開始練習內功 300 日內不可接近異性。因為內功以積氣為主，以精神為統帥，若精不足，神就不能凝聚，氣就不充足，因此練功百日內絕對禁止性生活，否則，精氣散洩，何談練功。

至於見了女色，心易妄動而任情妄想，精液雖未外洩，但已脫離出宮，定有真精數點隨著陽痿而流出體外，為此練功者應清靜、絕色慾。

練功 120 日後可以性交一次，以疏通體內的留滯之物。此時最多只能性交二次，若兩次以上是斷然不可的，尤其在內外功分界之時，更要注意不能違犯。

以後每 120 天疏通一次，再練外功時，可每 49 天疏通一次，以去舊生新。練至功成氣堅，精的收放就取決於自己了，遂欲望而施放者，只能為安於世間俗務之人；而將精氣保守逆運者，成功之日可待矣。這正是「順施則人，逆運則仙」之道理。

（二）忌病弱練功

大病恢復期、熱性病高潮、高血壓、心臟病、結核病、婦女月經期以及體質極度虛弱者，禁忌練習外功。因為外部硬功以內氣做強壯之根基。凡病態之人，內氣乏缺、精血有損，故硬功的內源不足，也不易練外功。

（三）忌意志不堅

練功者必須具有相當的毅力，持之以恆而不怠，水滴石穿心不焦，切忌一曝十寒。其中之道理猶如逆水行舟，不進則退。

九、練功修養

少林第 29 代大和尚貞緒，是三十年代聞名中州的武術大師。他不僅武藝高強，而且武德高尚，他在少林拳譜中這樣寫道：

武德育良師，苦恆出高手。
習武先挨打，笑顏迎人欺。
寧可受人打，決不先打人。
恃技作歹事，辜負先師心。

高尚的道德品質是培養和衡量一個武士成為武林高手的首要因素。只有高尚的思想品質，加之苦心研練，幾十年如一日，才能學成真正的少林功夫。

對於任何一個武士來說，絕不能依仗自己的一點武藝胡作非為，打架鬥毆，甚至欺負老幼殘弱。否則，就完全辜負了先師的辛勤培育和教導，將受到法律制裁，而成為眾人唾罵的千古罪人。因此，每一個武士都要具有高尚的道德品質，才能成為人所敬佩，不枉武人之德性的人。下面就古人的道德修養規則分列如下：

（一）武德十戒

戒立志不堅，徒染虛名；

戒輕浮虛誇，不知深淺；
戒心胸狹窄，不納忠言；
戒狂妄自大，唯我獨尊；
戒逞強鬥狠，虛榮好勝；
戒舌無禁忌，議人之過；
戒虛擔師名，誤人子弟；
戒銅臭之軀，奸商氣息；
戒自矜自賞，固步自封；
戒不敬師道，無情無義。

（二）授拳十戒

戒授狂妄之徒；
戒授賭博之流；
戒授蠻橫之人；
戒授驕傲自滿之人；
戒授盜賊；
戒授不誠心誠意者；
戒授不仁不義者；
戒授尋花問柳好色之徒；
戒授貪圖財物者；
戒授欺軟怕硬者。

（三）武人二十不可

不可輕師；不可談朋；
不可盜學；不可騙人；
不可欠禮；不可失信；

不可傲慢；不可是非；
不可淫邪；不可戲色；
不可酗酒；不可賭博；
不可貪利；不可偷摸；
不可逞鬥；不可炫耀；
不可殺生；不可惡語；
不可流俗；不可老好。

（四）每個武士都必須具有的高尚品德

明確習武的目的端正習武態度；
擁護政府，遵紀守法，維護國家和人民的利益；
團結武友，敬老攜幼；
嚴禁恃技欺弱，稱王稱霸，行凶打人和調戲婦女；
苦練功夫，強身健體，為人民做好事；
不得把武技傳給一切品德不良之人。

第二章

內氣培養

第一節　內功總論

人體有內外之分，壯衰之別。內強外必壯，內弱外必衰。內者，五臟六腑；外者，四肢百骸。內有精氣神，外有筋骨肉，共成一身。如臟腑之外，筋骨主之；筋骨之外，肌肉主之；肌肉之內，血脈主之；周身上下動搖活潑者，此又主之於氣也。然而，人之身體骨骸以外，皮肉以內，四肢百骸全身上下，到處都有筋，也到處都有膜。筋強則能產生勁；筋弛，人則癱瘓；筋縮，人則拘攣；筋靡，人則頹痿；筋弱，人則懈怠；筋絕，人則夭折。相反，筋壯者強悍；筋舒者長大；筋勁者剛健；筋和者安康。

以上各種狀態都是指人們由於不同的先天素質和內部條件，所表現出盛衰不同的外表（這裡不包括後天的功夫）。而筋的鍛鍊是靠人們的後天功夫，變弱為強，變攣為展，變柔為剛，變衰為壯的系列變化，以達到強身健體之目的。而練筋以練膜為先，練膜又以練氣為主。筋附於骨肉中，膜包貼在骨骼上，所以練硬功之人，必須將內氣竄於膜間，使周身之膜騰起，同時帶動膜周圍的肌肉一起堅實。因此，只有將內氣充分運至盤膜肌肉間，才能使筋膜強壯，肌肉結實。否則，筋動而沒膜動相輔助，猶魚無水而不能游之理。所以，只有筋動膜亦動，使臂力時，才能運氣至臂，使腰力時，運氣至腰，使四肢百骸全體之力時，則運氣可達四梢，此乃得內功之精矣。

一、內功的基本要求

練習內功的要求比較多，對於少林內氣功，素有「鬆靜自然，苦恆練」之說。拳譜有歌云：

六室長燈明四季，禪影伴燈靠眞氣。
谷水只能潤肌膚，唯有宗氣圍身力。
氣功練成三宗旨，一靜二鬆三匀細。
靜皆心空獨有一，萬物如石沉大海。
鬆皆放肌如流沙，血隨氣行緩緩下。
呼吸深長細而匀，長短相等毫不差。

（一）靜

靜的含義有兩種：一種是指環境相對的靜，在練功時要選擇環境幽雅，空氣清新，無雜聲雜色的地方；另一種是本體清靜，在練功修煉過程中，思想意識要集中，心緒安定，絕不能想入非非。這裡說明一點：內臟靜是本體清靜的高層次靜法，因為人的內臟隨時都在運動，它包括心臟的跳動、胃腸的蠕動、肺的張縮等等。這樣就要求我們練功時，內臟的這些動感要相對慢一些。因為練到高層功夫時，心臟的跳動頻率會慢一些，肺泡的張縮也特別弱，胎息時就基本不用肺進行呼吸了。所以，練功時一定要排除雜念，使頭腦保持真正的安靜。拳譜有云：「莫看面前仙女行，莫思門外玩活龍，莫懼金刀取首級，仿似獨君深山行。」

入靜的方法少林以意守丹田為主。丹田位於臍下一寸三分處，是男子的精室，女子胞宮宅室，為氣腑之聚地，所以意守丹田是練習內功的首要原則。不過，意守丹田也不要過死，要默默微思，似守非守，若有若無，綿綿若存。

內功入靜使氣凝而不散，氣聚則可醫百病，入靜達一定狀態後還會出現一些幻覺、幻聽、幻視等現象，一般來說這些均為正常現象，不需加以理會。

（二）鬆

鬆的含義有兩種：一種是全身肌肉放鬆，另一種是精神放鬆。這兩種放鬆均是有意識的從頭到腳的鬆、鬆、鬆、再鬆……，事實上這種所謂的放鬆，它包括身體骨架、思想、情緒、精神以及內臟都要放鬆。

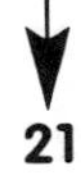

這裡重點談談內臟放鬆。要想內臟放鬆，切不可吃得過量，不要飲酒，不要吸煙。因為，食量過多，胃腸不能鬆弛；頻繁吸煙，影響氣的質量；暴飲水酒，影響血的運行，所以「節食少眠」是內臟鬆弛的原則。

（三）練

少林有三練，即晨練、午練、披星練。

拳譜云：

晨練泄廢納新氣，午練順逆精氣蓄，
夜練旋氣發精銳，彈指穿木如插席。

1. 晨　練

人體經過一天的活動和體內的新陳代謝所產生的廢氣，經過一夜平臥，必然要聚集於體內，所以，早晨練習吐納換氣，用以調整臟腑機能，振奮人體精神，採新洩廢，舒展筋骨。

2. 午　練

人體經過上半天的肌體活動和思維活動，很容易導致氣血逆行，精神散亂而無力，所以午練可調氣歸穴，導靜倡順。但午練時間不宜過長，一般以一刻鐘為宜。

3. 披星練

即待天上的星星出齊，夜深人靜的時候開始練功。古人云：「晨之新，午之蓄，夜之廢，歸之銳。」即早晨練吐納術，午練調逆歸順，蓄半天之銳，披星練萬物沉浸，思則純，心則專，氣宜領發，最適宜練習少林各種硬功。

（四）恆

恆即持久，練功貴在堅持，無論冬寒刺骨，暑熱如火，無論疾病纏身，環境險惡，都要認真苦練，堅持不懈。一年四季如一日，幾十年如一日，生命不息，練功不止，持之以恆，切莫一曝十寒。素喜大師說：「賢師育良徒，苦恆出高手。」

（五）勻　細

勻細即指在練功時，呼吸要自然、緩慢，吸則吸滿，呼則呼盡，不能忽爾粗，忽爾細，忽爾長，忽爾短，飄浮不定。

（六）閉　口

練功時要輕輕合攏牙齒，使呼吸不能由口完成，輕閉牙齒能使真氣得以調整均勻，從而使內外五行之氣更好地相互補充。

（七）垂　簾

垂簾即將兩個上眼瞼下垂，猶如簾垂於窗，眼瞼輕合，睫毛相觸，兩目略開一線，並非緊閉雙目的意思，使之內弛，容易入於昏沉欲睡的迷途。眼太開，使之外逸，則神意易於散亂不利於入靜。以雙瞼自然合攏，微露一絲光線為佳。

（八）止　觀

止觀即是收視，即眼光向內視而不外視的意思。使雙目神光聚於眉心，由此再向下注視下丹田，使精神意志，呼吸氣息相貫翕融，合而為一。此是止觀返聽之良法。這裡的「止觀」與天臺宗（也叫法華宗）的「止觀法」並非一回事。天臺宗的止觀法是一種氣功修煉的功法，這裡所指的止觀卻是收視的意思。

（九）搭　橋

所謂的橋是指氣功鍛鍊中人體內的鵲橋也。人身有上下鵲橋之分。上鵲橋在印堂、鼻竅處；下鵲橋在尾閭、肛門處。練功的時候，真氣一動，必須將舌尖輕觸上齒齦軟腭處，以承接下行之氣，用收提肛門之法以助上升之氣。用舌銜接之時，舌體宜直不宜蜷，宜輕不宜重，恰在靠近上牙根處。收提肛門時，輕重要求得當，有如忍住大便一樣即合法度。

（十）返　聽

返聽是指不聽外界混亂之聲，而輕微地聽氣息的呼吸往來，或急或徐，有無浮躁或阻滯。此法亦稱「聽息法」，乃為凝神意守的要訣，如能以神入氣，練息歸神，使意氣相合，則清氣上升，濁氣下降。練氣功言止觀不言不觀，言返聽而不言不聽，乃是觀而不觀，不觀而觀，聽而不聽，不聽而聽的意思。此中奧妙，不入靜境不能知其所以然。

（十一）內　視

內視也稱「返視內照」，內視就是要練功中閉合雙眼、內窺。觀想自己身體某一部位，或某一經絡、穴位。通過內景觀想的鍛鍊，一般會逐漸出現「返視」現象，即彷彿看到自身內氣沿經絡路線運行，正如李時珍在《奇經八脈考》中所說「內景隧道（經絡）惟返觀者（靜坐者）能照察之。」

（十二）玉液還丹

在練功過程中，往往會出現唾液增多，這是內臟生理功能所反應的自然現象和必經過程。也是練功中「練津化精」的初步階段，是「甘露降於華池」的正常現象，這種津液不同於一般的唾液，它具有豐富的營養成份，而且沒有腥膩氣味，爽利口腔，具有清香甘淡之性，咽下去時感到清香味美。不要輕意吐掉它，而應含在口內，待收功時，經過「赤龍攪海」、「漱津」、「叩齒」、「修觀想」等步驟後，再將止津液分為三至五口以意念慢慢吞咽送入丹田。

正如《性命圭旨》所述的「……津液滿口，如井水然，微漱數遍，徐徐以意引下垂樓，漸過膻中、鳩尾、中脘、神厥，至氣海為止。」因這種津液是精氣經過玉池——口，和口中的玄膺時產生的。

丹書中認為玄膺在舌下，而舌下有兩竅，左竅名金津，右竅名玉液。玉液之名即來源於此。所謂還丹者，丹書中認為經過後三關，前三田復還於下丹田中之精氣，已有質的變化，所以稱為還丹。

（十三）赤龍攪海

用舌頭在牙齒的外上、外下、裡上、裡下依次輕輕攪動各 9 次。先左後右，不要勉強用力。然後將練功中出現的唾液（稱玉液）鼓漱十餘下，分三口慢慢咽下去。能滋潤腸胃，幫助消化，改善口苦口臭。

（十四）揉　腹

兩手相互搓熱，然後相迭，左手心對著肚臍，右手搭在左手背上，按順時針方向，以肚臍為中心，從內至外，由上向下，由右至左地按揉腹部 3 圈，然後又按相反的方向從外向內揉腹繞圈。女子揉腹是從右向左繞圈。

（十五）擦　面

將雙手掌相互搓擦至熱，再輕輕搓擦頭面部。男子須用雙手掌從腦後搓擦起，依次至頭頂鹵會、顏面部至額上，總共搓擦 3 次。女子須自下額搓擦起，向上經顏面部、髮髻至腦後，亦為 3 次。

（十六）散　意

在練功結束時，要將思想意識逐漸收斂歸回，放鬆於腦後，並默念「收功了」。我們把這種思想意識的擴散過程稱為散意。

二、內功的基本姿勢

（一）站　勢

站勢又稱站樁。站樁對強身健體，增強體力，發動真氣等各方面素質均有明顯效果。

1. 馬步樁

兩腳左右分開略寬於肩，雙足平直，腳尖稍內扣，屈膝半蹲，一般以膝蓋不超過腳尖為宜。上體保持直立，下額微收，百會上頂，口微閉，挺胸、塌腰、收胯，身體重心落在兩腳湧泉穴連線的中點上。兩臂彎曲，兩掌下按置於腹前與臍平，手掌距肚臍約兩掌許，兩拇指彎曲，十指相對，掌心向下。目視前方（圖 1）。

2. 騎龍樁

左腳橫向開立，略寬於肩，雙足平直，腳尖稍內扣，屈膝半蹲（膝蓋不超過腳尖為宜），以右腳腳尖和左腳腳跟為軸慢慢向左旋轉體 90°，右腳腳尖點地，腳跟提起，身體重心置於兩腳之間。同時，雙掌徐徐提起與臍平，左手翻掌成爪，爪心向前，屈肘略高於肩，同時，右手翻掌成單叉手向

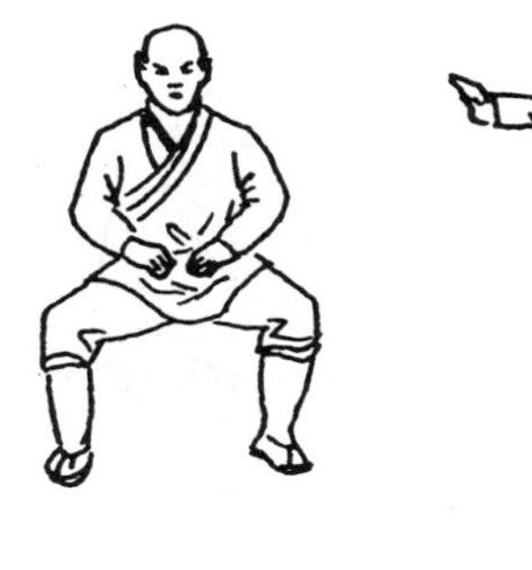

圖 1

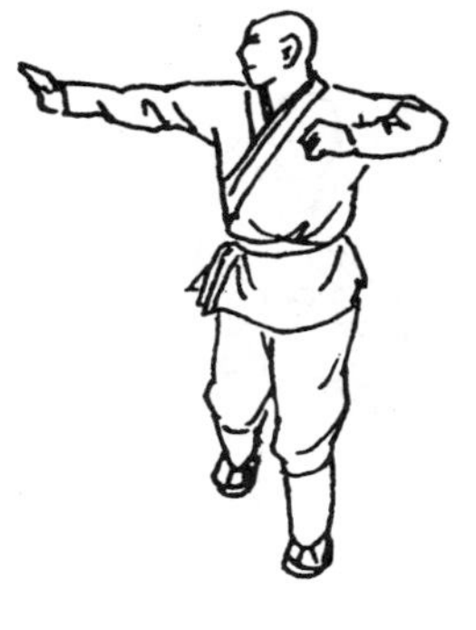

圖 2

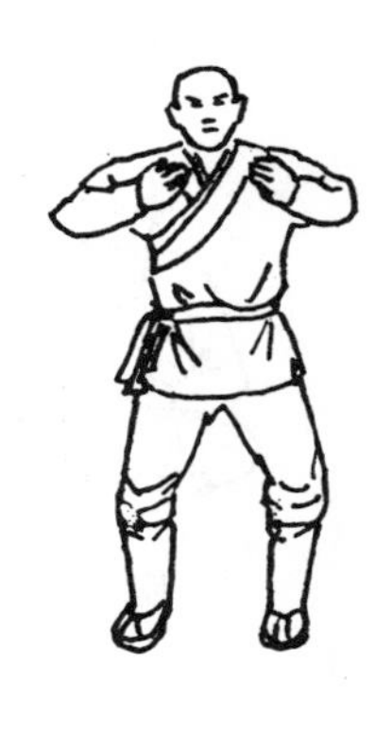

圖 3

前徐徐推出，臂微屈，高於肩平，以口呼氣。目視右手（圖2）。

3. 三圓柱

兩腳自然分開，與肩同寬，兩腳尖適當內收，兩足成半圓形（第一圓）；兩膝順著足尖方向微微彎曲，襠間如夾球狀（第二圓）；兩手臂分別向前伸展，微下垂，肩勿聳起，肘關節比肩稍低，兩手掌相對，距離與肩同寬，高低與兩乳相平或稍低一些，兩掌指微微彎屈成抱球狀（第三圓）。頭與上體保持端正，含胸拔背，沉肩墜肘（圖3）。

（二）坐　勢

坐勢：又稱坐盤，是自古以來練功的一種普遍方法。此法容易起動真氣，而且不外散，是祛病延年的重要手段。

1.單　盤

在床上、炕上或比較寬敞的地方坐下，要求寬衣解帶，面南背北，坐於平坦舒適、安靜幽雅之地，使睾丸懸垂不觸

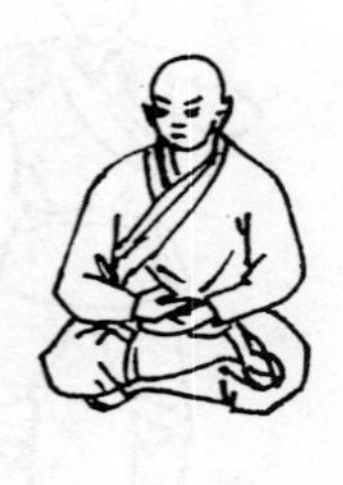

圖 4

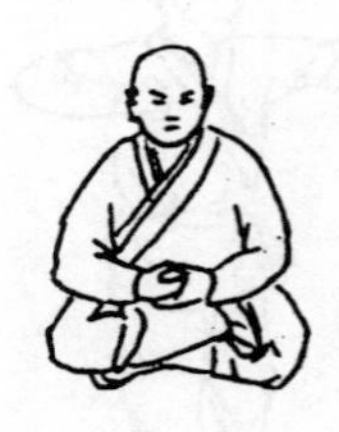

圖 5

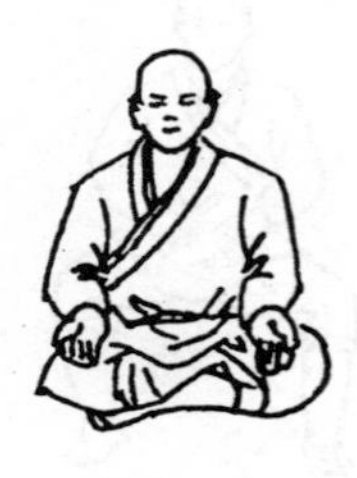

圖 6

外物，將左腿盤曲，足心朝天，足根抵在會陰穴的前面，右腿盤曲壓在左腿之上，男子右腳是「崑崙穴」壓在左腿的「三陰交」上。女子用左腳的「崑崙穴」壓右腿的「三陰交」上，兩足心儘量向上翻，大腿、小腿、膝都需放平，不能翹起。

兩手手心向上在腹前平臍相迭，右掌在上，左掌在下，拇指外展，其餘四指相併，如端彌陀印。上身端正，不可左右歪斜，前後俯仰。兩眼微閉，目視鼻尖，舌抵上腭，自然閉口，用鼻呼吸。下頦內收，百會穴上頂，提耳根勁與拔背相貫串，全身放鬆，神不外馳（圖 4）。

2.雙　盤

將左腳心向上翻起，放在右大腿上，然後再將右腳盤壓在左腿上，足心向上。男子右腳的「崑崙穴」壓在左腿的「三陰交」上，女子左右腳與男子相反。雙手在小腹前相迭，手心朝天，兩拇指指端相接，男子左手在上，右手在下，女子相反。身體略前傾，鬆肩含胸，口、眼微閉，頭上頂，提耳根勁，頭頂百會要垂直於會陰部的水平直線，鼻尖、肚臍和丹田應在這條直線上（圖 5）。

3. 五心朝天

兩腿相互交壓，雙足翻於大腿上，腳趾分向左右，足心向下。兩手心向上分別放在兩腿的膝蓋上，兩臂彎屈，手指放鬆呈八字掌狀。上身端正，不可前俯後仰，左右歪斜。兩眼微閉，目視鼻尖，舌抵上腭，自然閉口，用鼻呼吸。下頷內收，頭上頂，提耳根勁，全身放鬆，神不外馳（圖 6）。

（三）臥　勢

臥勢又稱「臥功」或叫「臥禪」，是比較放鬆的姿勢。

1. 仰臥勢

身體平直躺在床上，仰面朝天，頭部和身體都要正直，枕墊高低適宜，軟硬適中。輕輕合口，眼睛微閉，以看不見外界事物為宜。四肢自然伸直或兩膝關節外撇，雙足心相對。兩手分別上提，以左、右食指抵塞兩耳孔竅，或者雙手重迭在腹部，兩掌心與臍平（圖 7）。

2. 側臥勢

側身躺在床上（一般來說，以右側向下為宜），腰部稍稍彎曲，身體的形狀大致呈弓字形，頭部稍向前勾，牙齒輕以合攏，兩眼微閉，以看不見外界事物為宜。兩腿向前屈膝，右腿著床，左腿稍向上提膝，放在右腿上。右手放在額前，手掌自然伸開，掌心向上，左手放在左胯

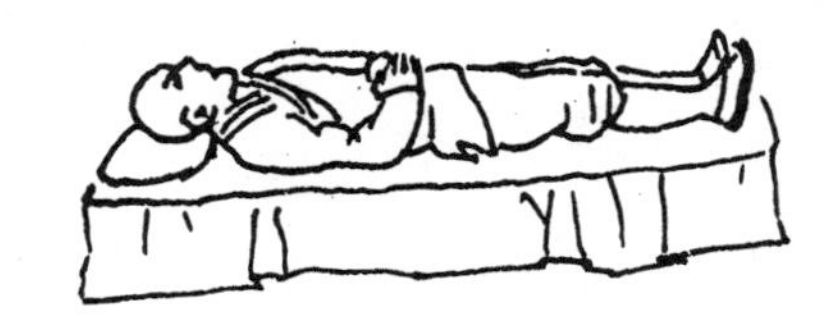

圖 7

上（圖8）。

（四）行走勢

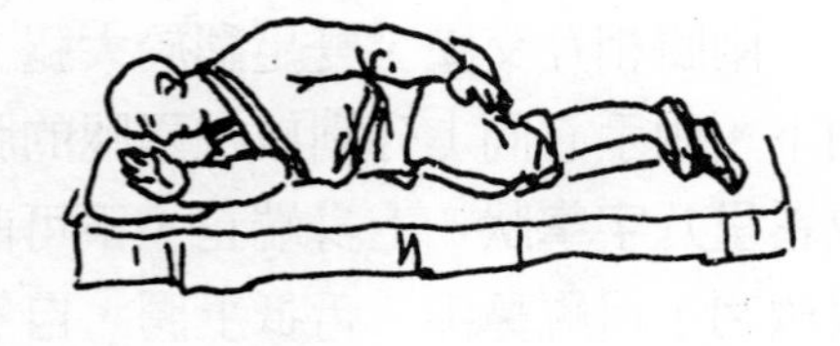
圖8

行走勢又稱「行功」。此法易學、易練、氣血容易暢通。

取自然站立姿勢，凝神意守丹田發熱之後，緩慢行走，如同自由散步一樣。吸氣時出左腳，意念百會之氣下沉丹田；然後出右腳，以意引丹田之氣下降至右足湧泉穴，同時呼氣，右腳趾用暗勁抓地。如此反覆行走練習至右足湧泉穴發熱後，再換左腳，依次習之。

二、內功的基本要素

（一）調　身

調身是指調整好練功的姿勢，力求做到「鬆而不懈，緊而不拙」，也就是人們常說的「柔」和「剛」的關係。只有姿勢正確，才能使全身之氣血循經絡通行。正所謂「形不正則氣不順，氣不順則意不領，意念不領則氣散亂」。因此，調身在內外功鍛鍊中是不可忽視的重要環節。

（二）調　息

調息即調整呼吸。通過調整呼吸來調動人體內氣，使之可聚可發，聚則凝集於丹田，發則以意領氣，用意念統領內氣循經絡路線運行周身，疏通經絡之血，所以說呼吸是內氣運行的動力始源。

（三）調　心

調心即調整人的思想意識活動並加以規律性訓練。就是說練功時如何使人體的大腦皮層安靜下來，從而進入高度的放鬆或緊張狀態，只有這樣才能激發調動人體的潛在能力，誘發或聚集人體的內氣，以達到防病、治病、強身健體的目的。

（四）調時間

練功的時間問題也是比較重要的，特別是內外功的鍛鍊。如果能夠恰當地掌握練功時間，將起到事半功倍的效果《陰符經》中指出「盜天人合發之機。」意思是：天發殺機移星易宿；地發殺機龍蛇起陸；人發殺機天地反覆；天人合發，萬化定基。

這裡的「殺機」應該理解為「運動變化」。人與自然界之萬物是不可分割的整體，當自然界發生運動變化，即所謂「天發殺機，地發殺機」是也。

人的生理思想，乃至人類社會都將隨之變化。因而皆能仔細體察自然界萬物的運動變化規律，體察人體隨自然界變化的生理過程，即所謂「觀天之道」。習武練功修道之人，如能抓住自然界與人體生理共同發生變化的時機，逐漸加以修煉，則能增加練功效果。

道家醫學和中醫理論認為，人的生理隨自然界變化，主要反應在氣血運行規律上，納子法認為，一天 24 小時之內各時辰氣血分別流注十二經絡（見下表）：

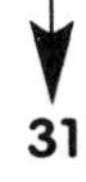

經　脈	時　辰	時　間	經　脈	時　辰	時　間
膽	子	23～1	心	午	11～13
肝	丑	1～3	小腸	未	13～15
肺	寅	3～5	膀胱	申	15～17
大腸	卯	5～7	腎	酉	17～19
胃	辰	7～9	心包	戌	19～21
脾	巳	9～11	心焦	亥	21～23

註：隨地理位置的不同，因時差關係各地時間稍有不同，故氣血流注十二經絡時間不能以北京標準時間爲主，應以時辰爲準，即以日月降升爲準。

在上述的十二個時辰中，究竟在什麼時間練內功最佳呢？這個問題眾說不一。有的主張午前子後；有的主張子後寅前；有的說子、卯二時；有的主張在六陰時，反對六陽時；有的認為子、午、卯、酉四時諸說紛紜，筆者認為在子、午、卯、酉這四個時辰練功為最好，其原因如下。

子時是元陰元陽的妙合所凝，幽涵腎水之中，故稱先天之氣，為人體生命之根本。氣功陰陽說中的「子時一陽生」指的就是這個「氣」的生發。所以子時練功，不僅抓住生命的根本，而是人體真氣「生化無窮」的大好時機，另外，子時為六陽時之首，乃「陰極陽生」，陽氣始盛之時，此時人體真氣正好運走膽經，膽寄相火，亦為一陽，即初春少陽生發之氣。《內經》云：「凡十一臟取決於膽。」因此子時練功能獲得事半功倍的卓效。

午時屬心火，在天午陽洪盛，此時人體真氣正好運走於心經，心為陽中之太陽，陽相湊，陽氣必然亢盛，但此時以一陰生為主，陽氣反成下降之勢，所以此時練功，必助亢陰之氣生長，而收斂亢盛之陽，使諸陽之氣隨一陰潛降而不至於剛燥致弊。

卯時日出，為四陽生之時，人體陽氣旺盛已成。卯時人體真氣運走大腸經，大腸與肺經相表裡，肺經主氣，故此時練功正好扶助陽氣茁壯成長，人們平時所說「卯時氣旺」，就是這個道理。

酉時日落，為四陰之時，陰氣轉重，因為陰陽互根，所以此時練功，互助元陰之氣充盛，用於陰氣藏養。現將前人總結出來的一套關於練功時間的規矩分列如下：

1. 每日子時開始上坐，每次上坐時間長短不限，以體力能支持為宜。

2. 每日選擇陰陽交替的時間開始練功。如白天與夜晚的交界時間；上半夜與下半夜的交界時間；上午與下午交界時間。即子、午、卯、酉四時。

3. 每日選擇你最興奮的時候開始練習硬功，每次練至筋疲力盡為止。

4. 每日選擇你最疲勞的時候開始上坐養氣、採氣。

5. 每月逢三、四、五日，尤當抓緊練功。

6. 每年春分、秋分、夏至、冬至前三天更應閉門依時練功。

7. 每年傳統節日：春節、端午節、中秋節等應堅持練功。

8. 每年陰曆七月初七，五月初五應整日練功採氣。

9. 選擇你一生中有特殊現象的時間練功。

10. 每逢自己的生日和你家人的生日需堅持練功。

（五）調方向

自古以來關於練功方向問題總是主張「面南背北」或「面北背南」。因北方屬「壬癸水」，南方屬「丙丁火」。如取面南背北的練功方向，能取北方坎中之滿，補人體命門離火之虛，使之達到「水火相濟」之妙。從現代科學來看，地球有南北兩極，生活在地球上的人，無時不被地磁場影響，練功時取南北方向，是順從地磁場方向的，使人體的生物磁場化得到加強，從而調整和加強了人體器官的機能，起到良好的鍛鍊作用。

（六）調房事

大凡氣功家練氣，首先須保其精，精滿則氣壯，氣壯則神旺，神旺則體健，體健則少病，內則五臟敷華，外則肌膚潤澤，容顏光彩，耳聰目明，老當益壯。如縱慾無度，交接太多，或少年早婚，則損傷腎氣，丹田之氣何能練出？故此，有志於此道者，一定要節制房事，交接有度。當然強行遏制也是不必要的。

從醫學角度來看，青年時期性慾比較旺盛，房事次數可以頻繁一些，一般以第二天不感到疲倦為原則。如感到精神不振，倦怠乏力時，那就必須注意節制。

40 歲以後步入中年，當以清靜閉藏為本，房事相應減少，切忌交接無度，消耗精氣，窮源絕流。現將前人總結的有關性生活的節制觀點分列如下：

1. 春三月：一陰初動三期，陽氣尚弱，故不宜過多損耗，每月宜性交一次，即在每月的望日任選一日，此根據「月圓則精滿，陰陽相交月圓時」的道理而規定的，其它時間不宜交接過多，放縱自己。

2. 夏三月：陽氣旺盛，性交次數可以相應增加，每月可性交三次，即除每月的望日以外，可於上旬、下旬各增加一次，這與天時、地利結合起來，所謂「天人合一」是有一定科學道理的。

3. 秋三月：陽氣逐漸收斂，性交次數也相應減少，定為每月兩次，半月為期，在每月的朔日、望日為宜。

4. 冬三月：陽氣閉藏，陽潛於陰，故宜藏精不漏，不宜泄丹田之氣，《內經》有云：「冬不藏精，春必瘟病。」也是有一定道理的。

以上所述是養生家總結出來的對待性生活的節制規律，希望習武練功之人儘量節制性生活，特別是在練功的前三個月內，更應儘量禁止，故有「築基石百日不同房」之說。

（七）調飲食營養

飲食是人體從外界攝取營養的主要途徑。在中醫、氣功理論中，營養與五味有著連帶關係，五味分別營養五臟，所以這就要求選擇食物要具有多樣化，不可偏食。前人總結出來的調節飲食的觀點分列如下：

1. 早八午九晚七食。練功者早晨不要吃得太飽，也不可吃得過少，中午要多吃一些，晚上要少吃一點，否則過飽、過饑都影響練功。

2. 不可亂吃零食，尤忌暴食暴飲，吃飯要有「節度」，形成一定的規律性。切忌吃過涼、過熱的食物。

3. 禁止吸煙、飲酒。因為煙酒之體陰而用陽，其陰無益於滋陽，其陽又無益於補氣，其性慓悍而散，易擾動心神，使心火上湧而暴動。

4. 多食些富有營養價值的蔬菜。如：大白菜、胡蘿蔔、芹菜、西紅柿、馬鈴薯等。

5. 多食含脂肪低的肉。如：雞肉、牛肉、羊肉、兔肉、魚肉等。

6. 適當增加些富含熱量的食物。如：紅糖、白糖、水果糖等。

7. 多吃些新鮮水果，有助於消化和增加營養。如：蘋果、香蕉、桔子、梨等。

8. 禁食豬肉和動物性油脂。

（八）調起居睡眠

對於睡眠起居，也需要調節得當，睡眠過多會使人昏沉，且荒廢修煉，睡眠太少則又令人精神不佳，氣力不足，亦同樣有礙練功進展。也就是說，習武練功之人必須做到生活作息有規律，晝興夜寐起居定時，這樣才能精神煥發，心念明鏡，棲身功境，古人對此也極為重視。現將前人有關起居睡眠的觀點分列如下：

1. 春三月，天地生發，萬物枯榮，夜臥早起，廣步於庭，披髮緩行，志氣平和，生面勿殺，與面勿奪，賞而不罰也，乃生氣之應也，逆之傷肝，夏多增寒。

2. 夏三月，天地氣交，萬物英實，夜臥早起，無厭於日，使志勿怒，令氣得出，養生之道，先遲後疾，逆之則傷心，秋多寒栗。

3. 秋三月，草木黃落，早起早臥，與雞俱興，與無前卻，使志安寧，形體緩弱，收斂神氣，無令乖錯，外邪不乾，內疾銷鑠，逆之傷肺，冬為飧泄。

4. 冬三月，萬物閉藏，純陰絕陽，早臥晚起，必待日光，霜霰未解，不可以當，去寒就溫，飲酒食薑，逆之不理，腎必內傷，夏衝炎毒，頭面生瘡。

四、內功的基本反應

內功的感觸反應包括練功反應和治病反應，事實上練功者本身的病位在練功過程中是有特殊反應的，只要堅持不懈地練下去，本身的病狀是可以通過練功而得到調整和解除的，這種反應實屬正常反應，不能與偏差混為一談。氣功鍛鍊，自我身心鍛鍊過程中，由於調心、調息、調身的作用，能夠使人體內的環境處於重新調整的變化過程中，從而使人體出現一系列正常的感觸反應現象。

在練功時，如果不了解這種正常的感觸反應現象，往往因害怕出偏差而耽誤練功時機。

一般來說，當練功者按正常的方法練功至一段時間後，體內便會出現熱、麻、脹、酸、涼、重、痛、癢、輕、大、小、澀、滑、動等感觸反應的現象，氣功學上稱之為「氣感」這是練功後真氣聚集於丹田，並發動以後循經絡系統運行時所產生的，古人將輕、重、冷、熱、動、癢、澀、滑這八感稱為氣功「八觸」。那麼，為什麼會出現這些感觸現象呢？

蟻爬癢感或氣流上下竄動——為肺經精華之氣在運行之故。

皮肉跳動現象——為脾經精華之氣在運行之故。

體熱跳動現象——為心經氣旺運行之故。

抽筋或鑽動感——為肝經精華之氣運行之故。

骨節作響，陽舉或涼感——為腎經精華之氣運行之故。

這是五臟氣血運行時，在身體上的一些相應感覺，這種相應感覺是相對而言的。當練功進一步發展之後，這種相應的感覺就會慢慢改變，另外，其它經絡之氣在運行時會有一些相應的感觸現象，下面就練功時的正常感觸反應加以闡述。

（一）發　熱

練功到一定階段，手腳、四肢、小腹部、腰部、軀幹部或全身常有類似日光投射或溫水淋浴時的發熱感觸，或有熱氣集聚成團或匯集成流的感覺，這是氣血流通和氣機增強的表現。現代科學實驗證明，這是練功促使植物神經興奮，運動分析器和皮膚分析器也相應興奮，機體新陳代謝活躍，血液循環相對增加而出現良好的反應，是正常現象，是練功獲得了一定效果的客觀標誌。

練功出現了這種反應，應特別注意保暖，不要正面或直接被風吹，也不要用冷水洗手擦面，更不能用冷水沖身等，不然會影響練功效果或出現偏差。

（二）出　汗

出汗的機理，同發熱基本相同，也常常是作散熱的一種形式而出現的。但是，一般只出微汗。如果大汗淋漓會使人體津液損耗太大，對健康不利，應適當控制。控制的方法是在練功中不要使發熱過度，因為往往是發熱在先，出汗在後，所以當練功者身體發熱以後，可以適當縮短練功時間，減少功量，減輕練功的強度，或減弱意識對發熱部位的刺激等。出汗後，應用乾毛巾或手絹擦乾，注意著衣保暖，不要被風直吹，更不要用冷水洗手、擦面、淋浴等，以免發生偏差。

（三）練功者的皮膚和肌肉有酸、麻、脹、涼、重、癢等感覺

這些感覺加上發熱，可能出現在練功當中，也可能表現在練功以後；有時只出現一種，而有時也可能幾種同時出現。這些感觸的出現和輕重程度，常因人而異。

這些感觸是由於練功後人體內的生理、生化過程產生了重新調整和變化而引起的，用氣功理論來說，是氣機發動以後所產生的。從現代科學實驗的結果看，練功使人處於安靜狀態時交感神經的興奮性就受到抑制而減弱，副交感神經的興奮性就相對增強，加之內分泌系統的活動發生變化，提高了對人體的調節作用，從而使人體內的生理過程發生一系列變化，結果就出現了發麻、發脹、發熱、發涼、發酸、發重、發癢或蟻走等感覺。

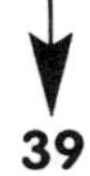

發現了這些感覺以後，即使感到舒適（如冷天變熱，熱天變涼等），既不能追求，也不要制止，更不能促發，應順其來去自然，來則盡情享受，去則不留戀驚恐；對於發酸、發脹、發重等感覺也要採取不理睬，不敦促，可任其發展；對於發麻、發癢和蟻走、蟲爬等感覺，要忍耐，不介意，不搔抓。

總之，對於這類反應應順其自然出沒和發展，尤其不可對合適的感覺總希望能多出現，對不舒服的感覺立即想消除，這樣會影響人體內的氣機調整，妨礙練功效果的發揚廣大，對功夫的長進不利，甚至還會出偏差。

（四）食慾旺盛、飯量增加、噯氣、腸鳴、矢氣等

氣功能直接影響人體消化系統的功能，對胃腸能產生「按摩作用」，所以會出現打嗝、腸鳴、矢氣等現象，也會出現食慾亢進，食量猛增現象。這時應當控制食量，不可暴食暴飲。

（五）精神和睡眠好轉，練功能影響人的心理和精神

一般練功後，都能出現心平氣和、無憂無慮、不急不躁，心情舒暢的情況，對自己的情緒自控能力也能增強，遇到不良的刺激，也能進行自我調節、自我暗示，適應周圍發生的異常變化，避免「七情」對人的致病作用。同時透過氣功鍛鍊，大腦皮層的興奮與抑制過程也發生變化，能使人入眠快、睡得深、做夢少，醒來以後頭腦清醒，精力充沛，提高大腦休息的質和量。練氣功所以要制怒調心，要忌刺激食品等，就是為了使形成的這種良好反應不被破壞。

（六）體重變化

由於練功對消化、血液循環和神經等有良好影響，一般都能使瘦弱人的體重增加，但由於練功時消耗增加（特別是練動功），以及由於體內能量代謝的調整，也可以把肥胖者

的體重下降，所以氣功對減肥和健美都有良好的影響。

（七）舊傷部位作疼或加重

受傷部位的經脈多因受傷時被破壞，即使在損傷部位的外表恢復正常以後，其內部的病理狀態也不一定完全得到改善或恢復正常。當練功使氣機旺盛、活躍以後，它就能使被破壞的未通的經脈重新疏通，所以舊傷部位練功後，常出現疼痛或疼痛加重，就是因為體內疏通經脈過程引起的，這是正常反應。

從現代醫學觀點來看，這種疼痛正是練功中受傷組織血液循環重新建立，血管形態改變，癒合後的斑痕，韌帶的緊張度在不斷調整等反應，不必顧慮。反應劇烈而明顯者，可以減小功量和練功強度，必要時配合針灸、按摩、藥餌等就可以消除。

（八）自發外功

練功時，外看似靜，實際上內部都在動。但當練到內氣充盈、氣機旺盛以後，就可以使內動外發，出現不受人意識控制的自發外功。自發外功在練臥功、坐功、站功時都能發生，但站功出現的機會較多，動的形式有顫抖、拍打、按摩和仿生動作等。

關於自發外動，歷來都是氣功界學術爭執的一個重要內容。一般說，自發外功是正常反應，但這時要做到精神愉快，意氣集中，鬆靜自然，呼吸調和。凡動以後感到舒適，效果良好，可以繼續。動後感到不舒服或效果較差就應停止練功，找出原因加以糾正或改練其它功法。

自發動功不宜動得強度太大和時間過長，不然會耗損元氣或出現偏差。有人認為自發外動是良好反應，所以就在練功中執意追求或以意引誘，這種作法無論動得起來或動不起來，都能引起偏差，必須注意。

（九）「丹田呼吸」

練功到一定階段，功夫長進到一定程度，可以出現「丹田呼吸」和氣息微弱。「丹田呼吸」根據作者體會是：只有丹田部位（小腹部）在上下鼓蕩呼吸，而在鼻咽部已感覺不到有呼吸之氣出入。練功中如果出現這種形式，其意境虛淡，體態舒適，呼吸細微，心情安逸輕鬆，確實可以達到妙不可言的程度。

（十）流　淚

鼻涕增多，這是植物神經的功能發生改變，特別是交感神經的緊張性降低，而迷走神經的興奮性相對增高，使淚腺和鼻粘膜的分泌增加所致。眼淚增多，會使眼淚中的有毒蛋白質排出增加，鼻粘膜分泌增加，對上呼吸道有濕潤空氣、除塵和殺菌等作用。

（十一）幻　形

這是幻覺的一種表現。在練功達到一定階段以後，對於自己的體形產生一些幻覺，有時感到身體飄飄然，有時感到騰空，有時感到體形高大異常，居群山之首，有時感到自己縮小到芝麻粒一般。對這種感覺筆者稱之為幻形，應與不良之幻覺相區別。

幻形是意念極度入靜，達到人我兩忘的體形完全放鬆而形成自然舒適的奇妙境界和美好感受，所以屬於幻覺中的正常反應，不必驚恐不要疑慮，應該堅持練下去。

（十二）內氣運轉

這是練功後的真氣充盈、氣勢旺盛和氣機活躍以後而產生的良好反應。這時可以隨意引氣達到想達到的部位，如意守病灶或引氣到四肢百骸來消暑或禦寒等。但是應該注意的是，不是非常必要，一般不要以意引氣，特別是對初次練氣功者，應該絕對禁忌。

（十三）覺　明

練功達到氣行周身或氣通小周以後，練功時特別是在練靜功時，在祖竅穴處有一團亮光或像個火球，順著小周天的路線和氣一道運行，這就叫做「覺明」。

覺明產生的機理還不清楚，但這與氣在體內的聚集和運行有關，有可能是能量物質在練功中所產生的一種效應，也可能屬於幻覺。但不論哪種機制產生，其乃是練功達到精深程度時的一種良好反應。

（十四）熱氣團或熱氣流

體內出現熱氣團，這是內氣充足的表現。隨著功夫的加深，熱氣團可以發展成為一股熱氣流循經脈流動。其中最多見的是氣通小周天。這是練功出現的良好效應，是內氣增強、氣機活躍的表現，在練功中出現了這種感覺不要人為地加以抑制和控制，未出現這種感覺更不可強行追求和加意誘導，以免引出偏差。

（十五）如風蓋耳

五官科病人在練自發動功時，耳部有時感到風聲，呼吸氣充耳門，聽力遲鈍，或嗡嗡作響，這是「氣攻病灶」所出現的反應。如出現這種反應無不適感覺者，可繼續練功，一般都可以消除。「如風蓋耳」消除以後，其病勢可以大減，所以說這是一種正常反應，對此不必害怕，可不加制止，讓它自然發展。但出現不適應反應時應按練功偏差處理。

第二節　內功築基

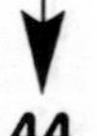

人體內的真元之氣有先天和後天之分，先天之氣稟受父母伴隨生命而來，是由元精生化而得的先天之精。由於人體在生長發育過程中元精不斷消耗，人體為了賴以生存必須靠後天水谷之氣不斷加以補充，因此，人體內氣以後天養先天為關鍵。內功築基就是透過採集自然之氣，以補充先天之不足，為養氣培元奠定堅實的物質基礎。

一、換　氣

人體經過一天的肌體勞動和體內新陳代謝所產生的廢氣，經過一夜平臥必然聚集於體內，這種廢氣和積蓄有損身體健康，同時也影響練功者氣的質量，因此，要求練功者必須於卯時日出之際面向東方，選擇空氣新鮮，環境安靜之處吐納換氣，以整臟振神，採新泄廢，舒展筋骨。同時由吐故納新還可以治療多種肺部疾病，如自汗、咳嗽氣喘、氣促無力、慢性胸膜炎、肺結核等，特別是因吸煙過量而導致咳嗽痰多者，效果非常明顯。所以此功既能增強心臟機能，又能健全神經，煥發精神。

起　勢

練功者由立正姿勢起，左腳橫向開立，略寬於肩，腳尖平行向前。兩手握拳抱於腰間，拳心向上，全身放鬆，自然站住，凝神不散，調勻呼吸。目視前方（圖 9）。然後以口儘量呼出體內廢氣，再用鼻細勻吸氣入腹，自我感覺吸氣較滿後，稍停片刻，用口呼出。如此三呼三吸，泄廢氣，納新氣，古語既稱「三呼三吸納氣法」。

（一）推　氣

1. 兩手由拳變掌，內旋使掌心向下，並徐徐下按，上身隨兩掌下按動作的配合向下彎腰，至兩掌離地面一寸左右時，用鼻呼氣完畢、稍停（圖 10）。

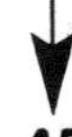

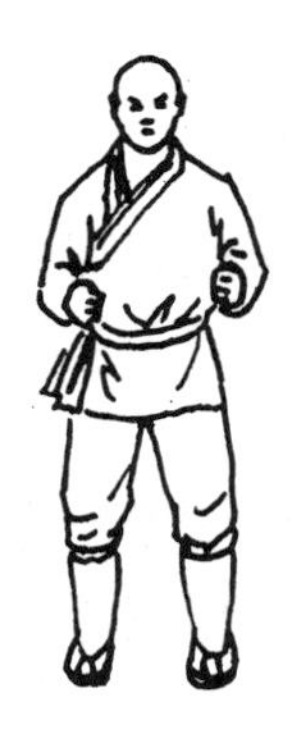

圖 9

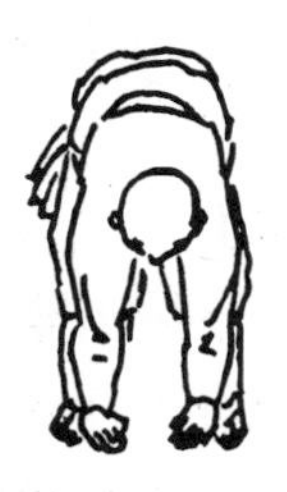

圖 10

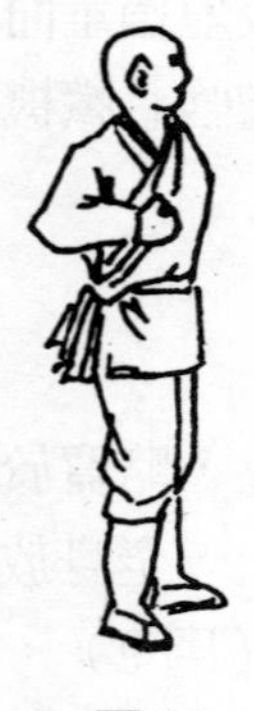
圖 11

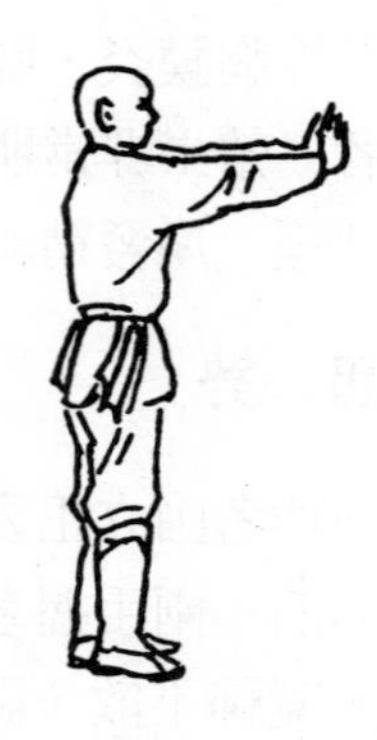
圖 12

2. 兩手以腕部為軸，小指領勁向外平畫一半圓，至掌指向後向外時，變為虎爪並向下握拳，兩拳以相對，直臂向上抬起，意想雙手提千斤重物。同時慢慢向上直腰，並配合鼻吸氣提到上體直起，直臂上移到兩拳高於肩，然後屈兩臂，以兩肘帶動小臂向體後用力一振，使胸部開張。同時配合鼻吸氣（圖 11）。

3. 兩拳變掌，以腕為軸，向大拇指側旋轉變立掌，掌心向前，掌指向上，同時猛向前推出，手指張開用力，開虎嘯音「哈」字，隨即兩臂放鬆、略停（圖 12）。

4. 雙掌外旋握拳，雙臂回收，雙拳抱置腰間，恢復原勢。

【要領】：

1. 雙掌下按，雙拳上提時動作緩慢，雙臂後振要用力，雙掌前推要發「寸勁」，開音與推掌要配合協調。

2. 俯身下按的過程配合呼氣，向上直體時配合吸氣。

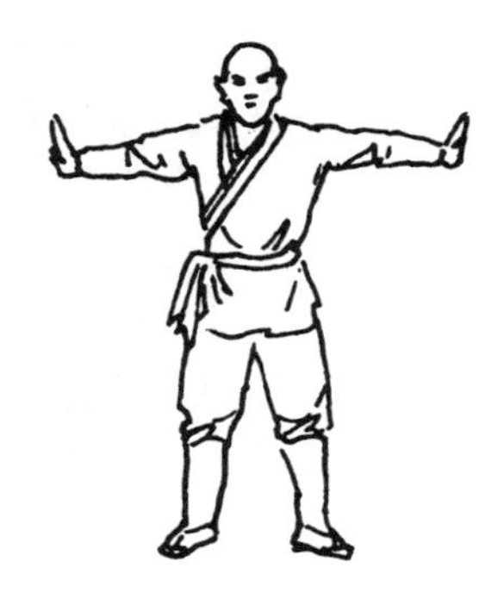

圖 13

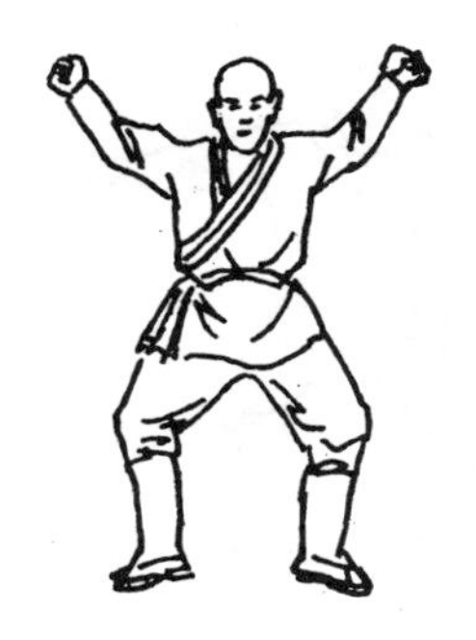

圖 14

（二）分　氣

（1）接上勢。雙拳至腰間，然後變掌內旋下按，動作與推氣動作 1 相同。

（2）同推氣動作 2。

（3）同推氣動作 3。

（4）雙拳變掌向拇指外側旋轉，變為掌指向上，同時向左右側推出，掌心向外。並發虎嘯音「哈」字（圖 13）。

（5）雙掌外旋握拳，屈臂回收至腰間，拳心向上，恢復原式。

【要領】：同推氣。

（三）撈　氣

1. 兩腿分開，下蹲成馬步，兩手握拳屈臂向上，與頭成「山」字形，拳心相對（圖 14）。

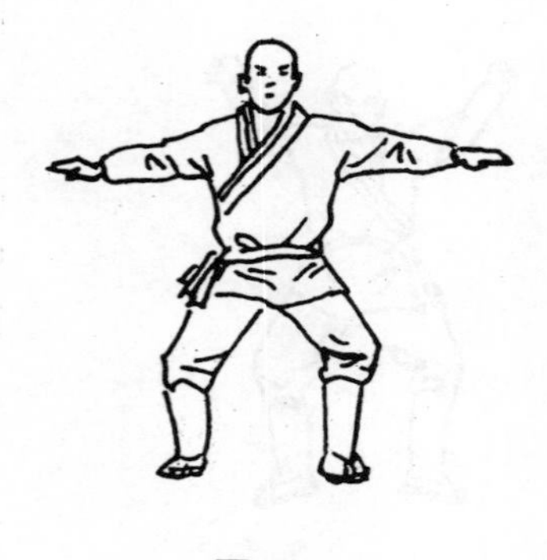
圖 15

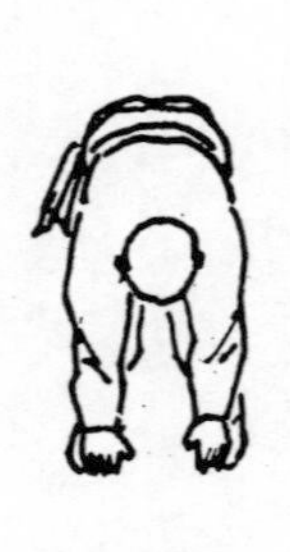
圖 16

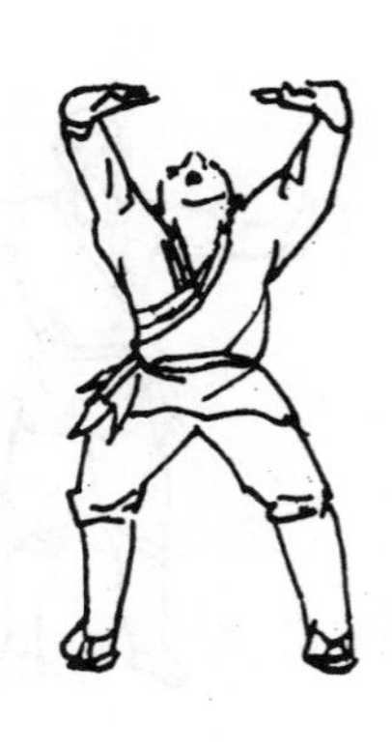
圖 17

2. 雙拳變掌內旋掌心向外，向左右伸臂下落，落到兩臂與肩相平時，兩掌心向下（圖 15）。

3. 動作不停，兩掌繼續下落，上體隨兩掌下落之勢逐漸前俯，兩腿漸漸蹬直，兩掌落到與膝相平時，慢慢翻轉使掌心向上，向內合攏，如撈物狀（圖 16）。

4. 兩掌合攏，至距離比肩略窄時變掌指向前，慢慢伸臂向上平端，同時配合吸氣。在兩臂上舉的同時，腰部逐漸直起，臀部慢慢下蹲還原成馬步，兩掌相繼上移，高舉過頭頂，掌指向後，兩臂豎直。

5. 兩手握拳，兩臂屈肘往下一振，還原動作 1。

6. 雙拳變掌，內旋變掌心斜向上，掌指向後，同時向上推，且配合開虎嘯音「哈」（圖 17）。

7. 雙掌握拳，屈肘下落，恢復原式。

【要領】：

1. 動作 1、2 要連貫，不可停頓，兩手下撈走弧線成弧形。

2. 動作 2、3 要配合呼吸。

3. 兩手上端一直舉過頭頂，中間不可停頓。

【說明】：

1. 練功要選擇空氣清新的寬敞地帶，最好是樹林、河邊。

2. 大風、大霧、雨雪天皆不宜室外練功，可在室內打開窗，使室內通風良好。

3. 無病者練功，吸氣時動作輕些，吐氣時用爆發力，吐氣後肢體應馬上放鬆。

4. 每式練習次數為 49 次。

5. 過飽、過饑、酒後，過度勞累等情況，均不宜練功。

一、採　氣

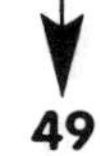

築基採氣是培養人體內氣的根本，它通過特殊方式竅天地之「殺機」，採天地之靈氣、花草樹木之鮮氣、自然界、宇宙間等萬物之能量，從而開發人體之智能，為延年益壽之本體。悟性敏慧之人，對其功力的進展將起到事半功倍的效果。總之，築基採氣階段是借外氣以助內元，以後天養先天，先天生後天之理，使內氣飽滿，渾身氣血運行旺盛，內臟功能得到加強，為養氣培元通經壯氣。採氣的特點如下：

1. 以意領氣，意氣相合

就是通過意識活動疏通人體與自然界的混元氣，使之有機地結合起來。

2. 柔採聚合

採氣時要意想頭頂青天，腳踩大地，將自身完全與自然相融為一體，把所採之氣和體內混元氣聚合於身體的某個部位。

3. 採氣要遵循五個要領

遠，所謂遠，指距離遠而不近，以意識暗示思維到天邊、天空、地心等遙遠之處；

連，所謂連，指動作連而不斷，意念連貫不丟；

柔，所謂柔，指動意識程度不僵，適度為宜；

均，所謂均，指速度均勻，不急不緩；

樂，所謂樂，指情志樂而不憂，內笑而不忘形。

少林氣功素有三採之說，曰：一採天地之靈氣，二採花草樹木之鮮氣，三採人體之精氣。現分別介紹如下：

（一）採天地靈氣

「靈氣」即天地精靈之氣。《靈樞》中指出：「氣者，天地之靈萬物之精也」。人生天地間，天地之靈即日、星、月、金、木、水、火、土……。若採天地之靈，必於每日子、午、卯、酉四時行之。因子過陽生，午過陰生，卯時氣旺，酉時氣充，故採合陰陽之氣於一體，尤得氣之盛也。然除此四時，若任意行之，必無利益。要求行動之地宜無雜聲、雜色。

1. 採天陽之氣

《陰陽離合論》中指出「人生天地間，天地一陰陽也。陰陽相交而後萬物生。人身一小陰陽也，陰陽相交而後百病無。陰陽互用，氣血交融，自然無病。」天體陰陽之氣即日精月華之氣，是生養人間萬物之珍寶。必於每日子、午、卯、酉四時，方得氣之盛也。具體功法有吸日陽法、吸月陰法和陰陽合一法三種。

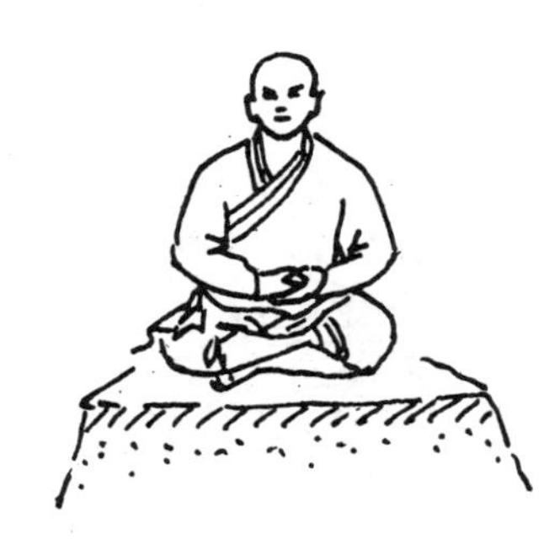

圖 18

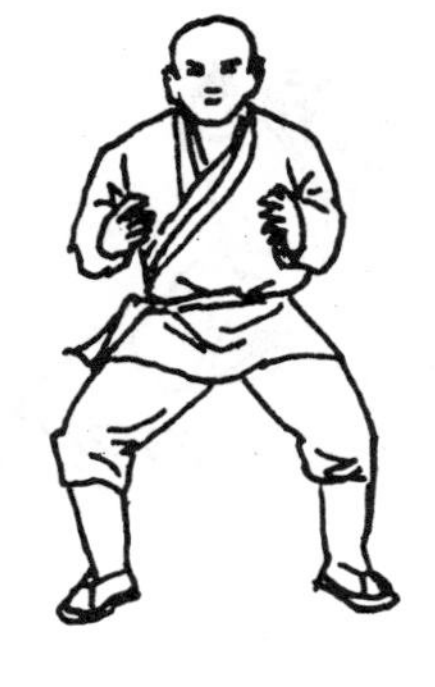

圖 19

（1）吸日陽法

取日精要選擇朔日，即農曆每月初一，這個時間日與月初次交合，精氣久蓄初露，十分充沛。如果朔日沒有時間或遇有陰雨，則改在初二或初三亦可。錯過了這個機會日月的精華之氣已虛，就不宜再取了。具體功法如下：

【姿勢】：

坐勢：取日精要在每月初一日出卯時，出室登高面對正在冉冉升起的太陽坐定，平心靜氣，調勻呼吸，以單盤或雙盤姿勢均可（圖 18）。

站勢：每日午時前後出室登高而立，最好不讓任何物體遮掩太陽光線，以便太陽光線充分射到練功者。然後面南背北而立，兩腿自然微屈，以膝蓋不超過腳尖為宜。雙目垂簾，兩臂彎曲前伸，五指分開呈八字掌狀，掌心與太陽相對，全身放鬆，脊背直立（圖 19）。

【動作】：

坐勢：接（圖 18）坐勢。雙目垂簾，兩臂彎屈前伸，

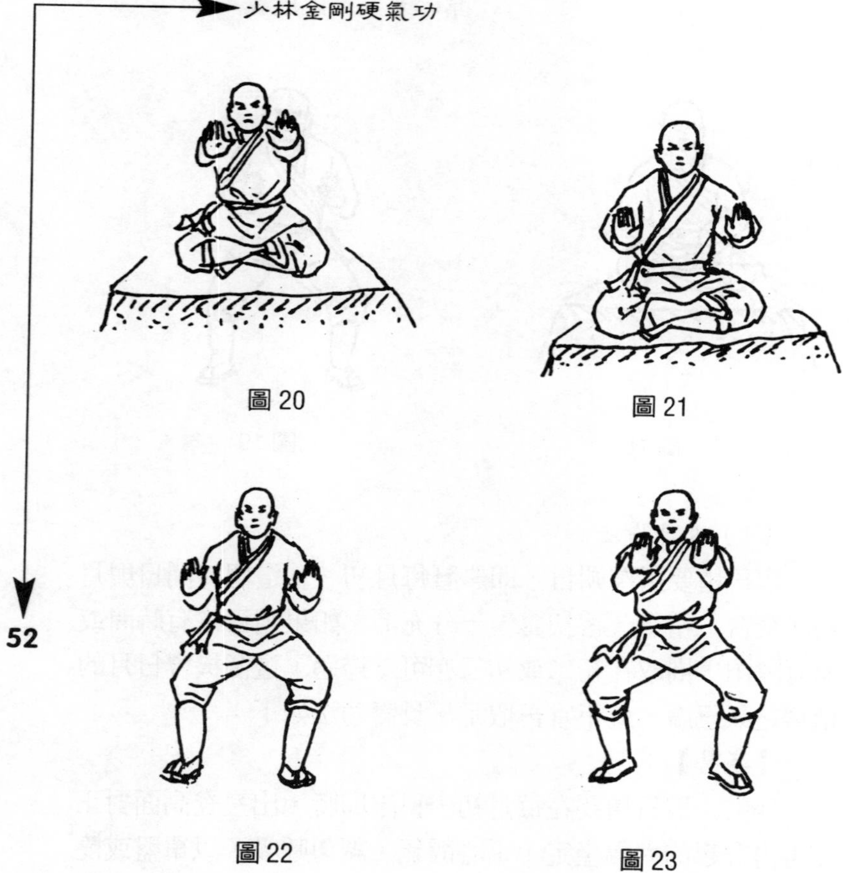

圖 20

圖 21

圖 22

圖 23

掌心與剛剛升起的太陽相對，然後兩臂緩緩回收至胸前（圖 20），再慢慢向前推出，同時身體配合手臂作前後擺動（圖 21）。

站勢：接（圖 19）站勢。兩臂緩緩回收至胸前（圖 22）。再慢慢向前推出，兩腿配合手臂上下起伏，兩膝緩緩屈伸（圖 23）。

【呼吸】：

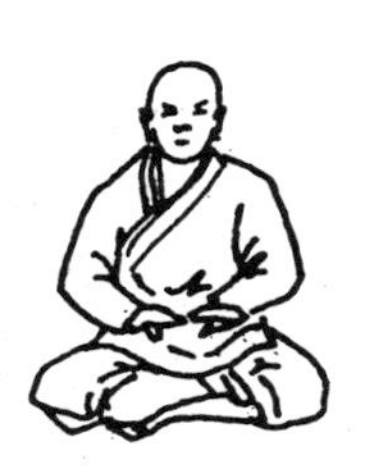

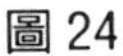

圖24

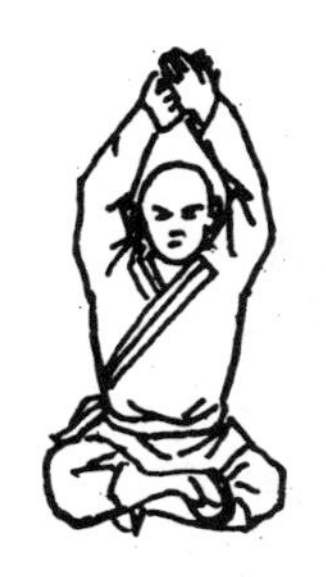

圖25

坐勢：呼吸要配合兩臂的回收和推出動作。回收時以鼻吸氣，推出時以口呼氣。

站勢：同坐勢。

【意念】：

坐勢：行動時意念集中在雙掌勞宮穴上，吸氣時意想太陽光中的黃色光線，隨吸氣時的回拉動作源源不斷地注入口中，在吸氣結束時以喉頭配合吞氣動作，將口內的目光精如吞咽食物一樣，隨雙掌回拉動作送入丹田內部，然後上下齒離開，嘴唇微外突，意想體內之濁氣隨雙掌的推出動作以口呼出。

站勢：同坐勢。

【收勢】：

坐勢：接（圖 21）坐勢。當雙掌回收至胸前時，翻掌掌心向下，將所採之氣按入丹田（圖 24）。

然後雙掌分別從身體兩側向前、向上弧形交叉，雙掌重迭。掌心相向，男左掌向外，右掌向內，女右掌向外，左掌向內（圖 25）。

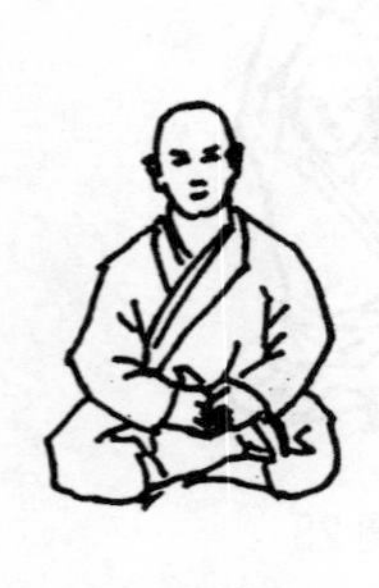
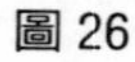
圖 26

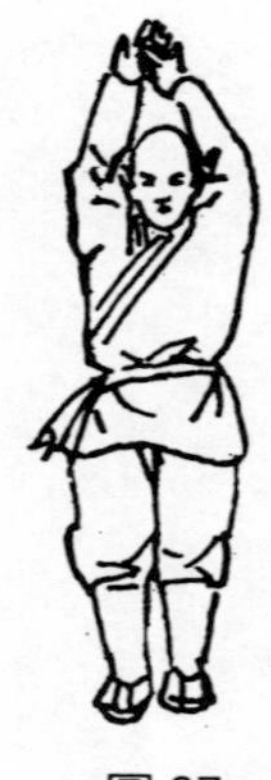
圖 27

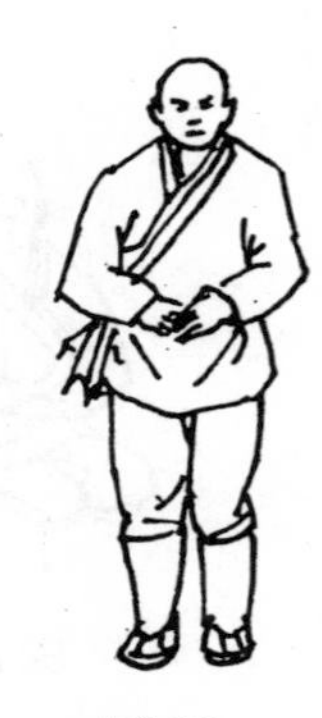
圖 28

將重迭的雙掌向胸前回收，同時向下翻轉，並按壓在丹田上（圖 26）。

由左起向右揉腹十圈，擦掌作乾洗臉三次，散意功畢。

站勢：接（圖 23）站勢。當兩掌回收至胸前時，左腳向右腳併攏恢復成立正姿勢。同時雙手前伸並交叉重迭，掌心相向，男左掌向外，右掌向內，女右掌向外，左掌向內（圖 27）。

將重迭的雙掌向胸前回收，同時向下翻轉，並按壓在丹田上（圖 28）。由左起向右揉腹十圈，擦掌作乾洗臉三次，散意功畢。

（2）吸月陰法

【姿勢】：

每日子時前後到一固定的地點，最好是星滿月明之夜，然後面南背北而坐，雙目垂簾，兩手心向上分別放於兩腿膝蓋上，兩臂彎曲，呈八字掌狀，挺胸、抬頭、收腹、全身放鬆（圖 29）。

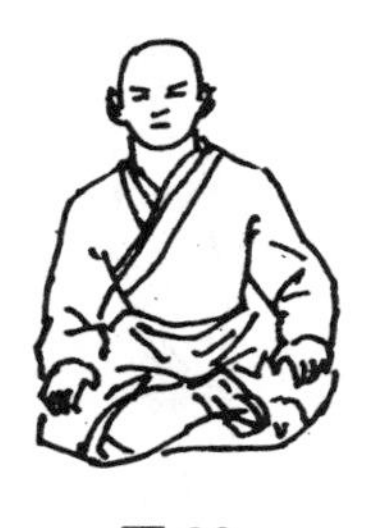

圖 29

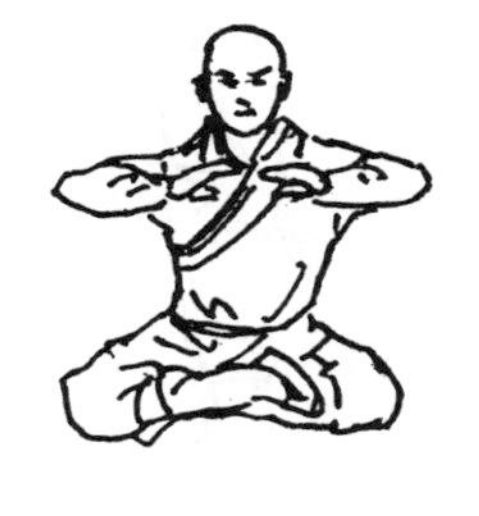

圖 30

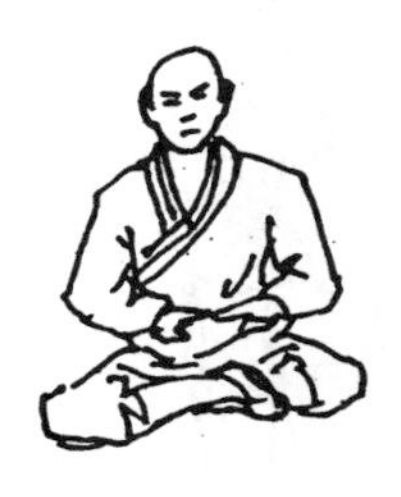

圖 31

【動作】：

兩掌心向上慢慢抬至頭頂百會穴，然後翻掌，掌心向下（圖 30）。並徐徐下按至下丹田（圖 31），如此反覆。

【呼吸】：

呼吸要配合兩掌的上托和下按動作。上托時以口吸氣（嘴唇微張，上下齒輕輕相叩，不可離開）。下按時繼續以口吸氣（注意：上托和下按為同一口吸氣），待雙掌下按至下丹田是以鼻呼氣。

【意念】：

行動時意念集中在雙掌勞宮穴上。吸氣時意想太陽光中黃色光線，隨吸氣時的上托動作源源不斷地送入口中，在吸氣結束時，以喉頭配合吞氣動作，將口內星滿月明之氣如吞咽食物一般，隨雙掌下按動作送入丹田，然後合齒閉目，意想人體內的濁氣由鼻腔排出。

（3）陰陽合一法

【姿勢】：

同吸日陽法站勢。

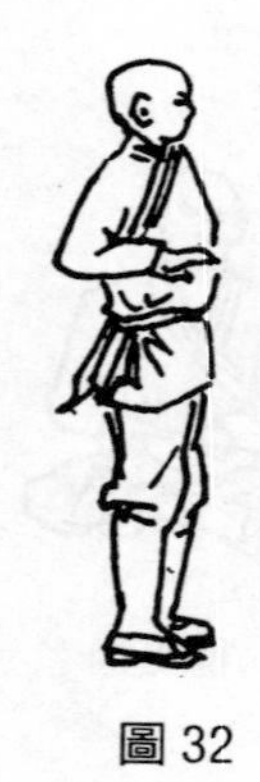
圖 32

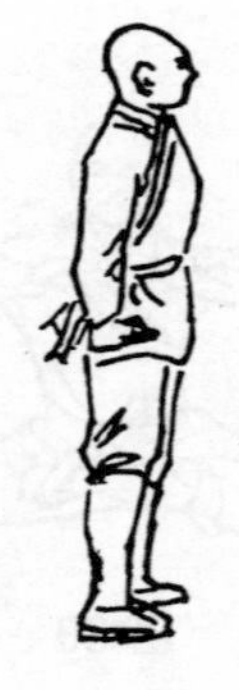
圖 33

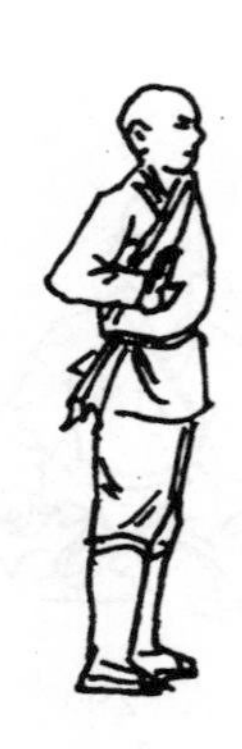
圖 34

【動作】：

接（圖 19）站勢。兩臂緩緩回收至胸部兩側，翻掌掌心向下（圖 32），兩掌徐徐下按到身體兩側環跳穴（圖 33）。然後兩掌慢慢上提至肋部兩側，翻掌掌心向前（圖 34），並向前推出。如此反覆。

【呼吸】：

呼吸要配合兩掌的上提、下按、回收、推出動作，上提回拉動作時以鼻吸氣，下按推出動作時以口呼氣。

行動時意念集中在雙掌勞宮穴上和兩腳心湧泉穴上。回拉吸氣時意想太陽中的黃色光線隨吸氣回拉動作，源源不斷地注入口中，在吸氣結束時，以喉頭配合吞氣動作將口內日光精如吞咽食物一樣，隨雙掌回收動作送入丹田內部，然後上下齒離開，嘴唇微外突，意想體內濁氣，隨雙掌下按動作由腳心湧泉穴排出注入大地。

同時以口呼氣，然後雙掌慢慢上提吸氣，這時意想地心中的白色光精吸氣的上提動作，源源不斷地注入腳心湧泉穴，在吸氣結束時。以會陰穴配合提氣動作，將地心中的白色光精隨雙掌的上提動作，吸入下丹田內部，然後上下齒離開，嘴唇微外突，意想體內之濁氣，隨雙掌的前推動作排出體外。

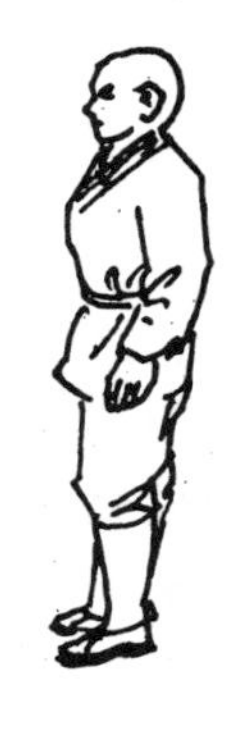

圖 35

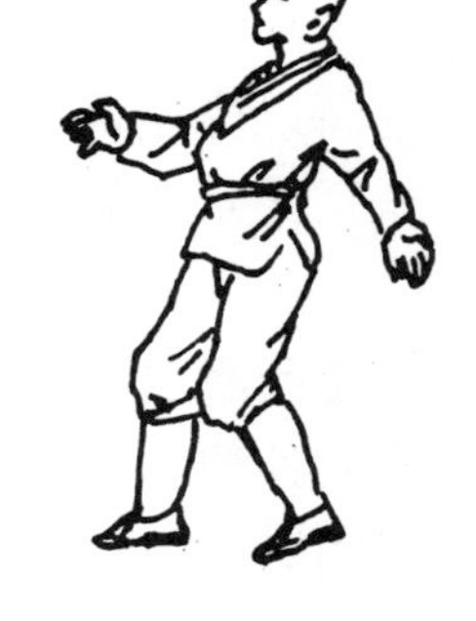

圖 36

2. 採地陰之氣

地陰之氣即大地之陰氣，必於每日午時採大地之陽，子時採大地之陰，方得氣之盛也。具體功法有吸地陽法、吸地陰法和吸水法三種。

（1）吸地陽法

【姿勢】：

每日午時前後到青翠綠野的高山或碧波如鏡的溪旁、湖畔，兩腳自然開立，略寬於肩，以兩膝不超過腳尖為宜。兩臂下垂，腳尖抓地。雙目垂簾，全身放鬆（圖 35）。

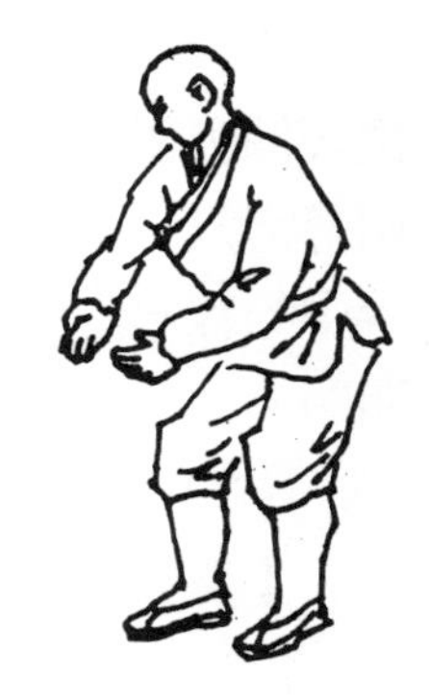

圖 37

【動作】：

挺胸抬頭，上體後仰，兩臂自然張開，兩掌外翻掌心向上，腳尖不能離地（圖 36）。

然後上體前俯向下彎腰 45°，兩臂向丹田處合抱，腳跟不能離地（圖 37）。如此仰俯交替練習。

【呼吸】：

呼吸要配合上體的前俯後仰。上體前俯時以口呼氣，後仰時以鼻吸氣。

【意念】：

青山——人站在高山上時，意想整個人體被高山升騰之氣體所籠罩。上體後仰吸氣時，意想人體百脈俱開，並隨雙掌的外翻動作與高山之氣相接；前俯呼氣時，意想將高山之氣由雙掌隨合抱動作貫入下丹田，貫氣時意想下丹田處自然張開一個大洞，並隨吸氣動作而自然關閉。如此一張一翕，反覆練習。

綠水——行動時意念集中在雙掌勞宮穴和下丹田處，上體後仰吸氣時，意想向眼前水底內視，並將其綠水之氣引入兩勞宮穴上；呼氣時意想下丹田處張開一個大洞，將吸入雙手中的綠水之氣，源源不斷地貫入下丹田內部，吸氣時自然關閉。

（2）吸地陰法

【姿勢】：

每日子時前後到一固定地點，面南背北而坐，雙目垂簾，兩手足八字掌狀，掌心向下，分別放於身體兩側，約與地面距離一尺以下，挺胸、抬頭、收腹、頭頂旋、全身放鬆（圖 38）。

【動作】：

兩掌先向內分別畫三個平面圓（慢慢地），然後再向外畫三個平面圓（慢慢地），在向外畫最後一個平面圓後，兩手指尖分別彎曲併攏握拳，並翻拳拳眼分別向兩側，再慢慢抬起與眉齊（圖 39），然後雙拳變掌，掌心向下，並按至

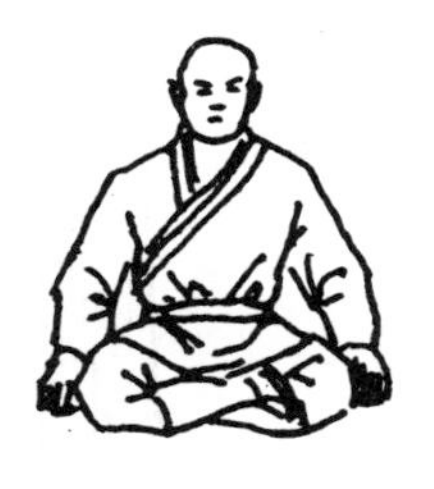

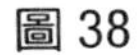
圖 38

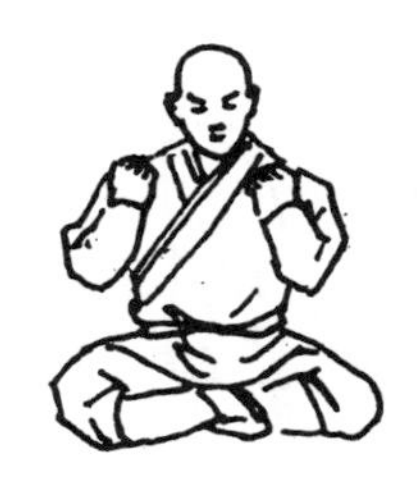

圖 39

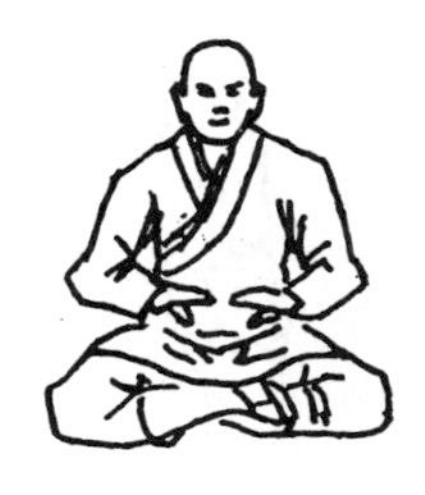

圖 40

下丹田（圖 40）。再將兩掌分別放於身體兩側，如此反覆。

【呼吸】：

雙掌每畫一個圓為一次呼吸（鼻呼鼻吸），握拳抬起與眉齊的過程中，以鼻吸氣；雙掌下按至丹田的過程為呼氣。

【意念】：

雙掌向內外畫圓時，意想由地心發出的白色光精源源不斷地被吸至掌上，並抓到手中捧於眼前，送入口上並吞咽到下丹田，同時配合兩掌的下按動作。

（3）吸水法

【姿勢】：

每日子、午時前後到一固定地點，面南背北而立，雙腿自然分開略寬於肩，兩膝彎曲，以兩膝不超過腳尖為宜，雙目垂簾，雙臂下垂，掌心向下，腳趾抓地，全身放鬆（圖 41）。

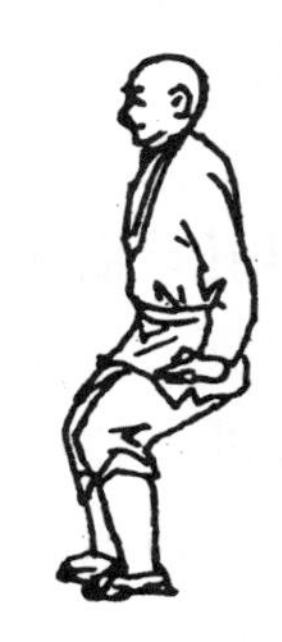

圖 41

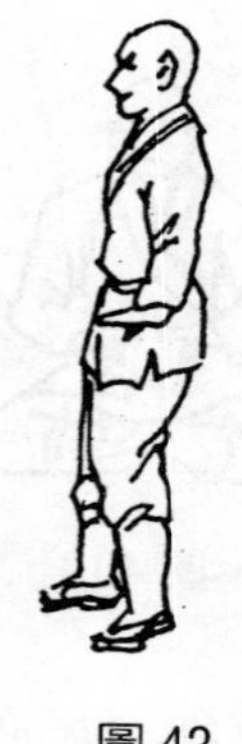

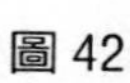

圖 42

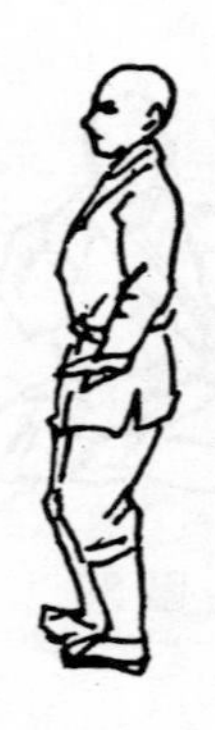

圖 43

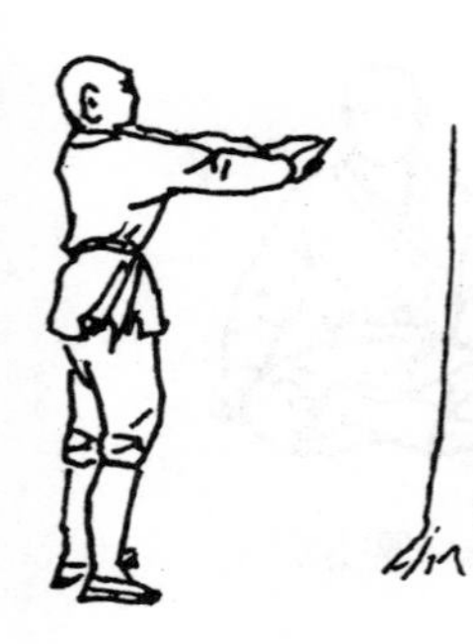

圖 44

【動作】：

接上勢。兩掌慢慢上提，同時腳跟微微離地且帶動身體重心稍前移（圖 42）。然後兩掌慢慢下按，腳跟著地，腳尖略抬起，身體稍後仰（圖 43）。如此前傾後仰交替練習。

【意念】：

行動時意想自己站在地河的水面上，吸氣時意想地河之水被兩湧泉穴、勞宮穴吸入並上升至腰間，呼氣時意想太空之氣由頭頂百會穴注入，並下行壓縮地河之水（從腰間到地心）。在整個行動過程中，人如騰雲駕霧一般。

3. 採花草樹木之鮮氣

「鮮氣」即清新鮮之氣，鮮氣出於大自然動植物之百竅，人體通過肺呼吸與自然界進行氣體交換，使自然之氣於人體之氣達到相對平衡。凡採花草樹木之鮮氣者，必於每日卯、酉兩時行之，因此時花草樹木水份充足，氣勢旺盛，生命力強，故此時練功效果最佳。具體功法有推拉法和開合法

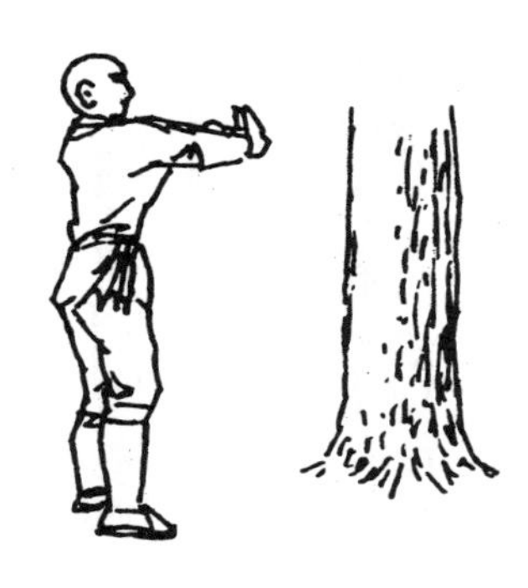

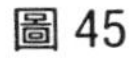

圖 45

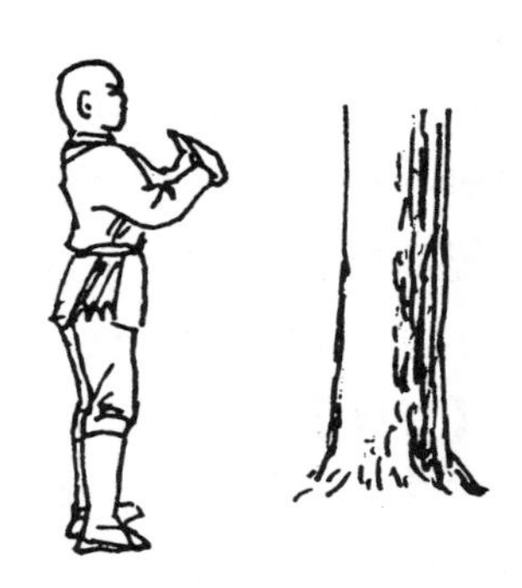

圖 46

兩種。

（1）推拉法

【姿勢】：

推法：面對花草樹木而立（人與花草樹木的距離約為 1 公尺左右，功力深者可適當遠一些），兩腳自然分開，略寬於肩，兩膝微屈。雙目平視，脊背直立，全身放鬆，兩臂由下向上抬起前伸，虛腋兩臂微屈，由兩手指尖與花草樹木相對（圖 44）。

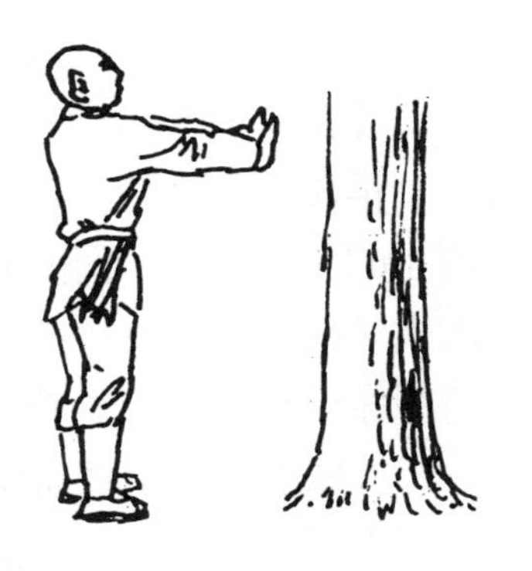

圖 47

拉法：同上。唯有最後是兩掌心與花草樹木相對（圖 45）。

【動作】：

推法：兩臂緩緩回收至胸前（圖 46）。兩拳逐漸放平，指尖向上，緩緩向前推出，全身放鬆（圖 47）。動作反覆做。

拉法：雙掌沿樹身上下平行拉動，兩腿配合手臂上下起伏，雙膝緩緩屈伸，全身放鬆（圖 48）。動作反覆做。

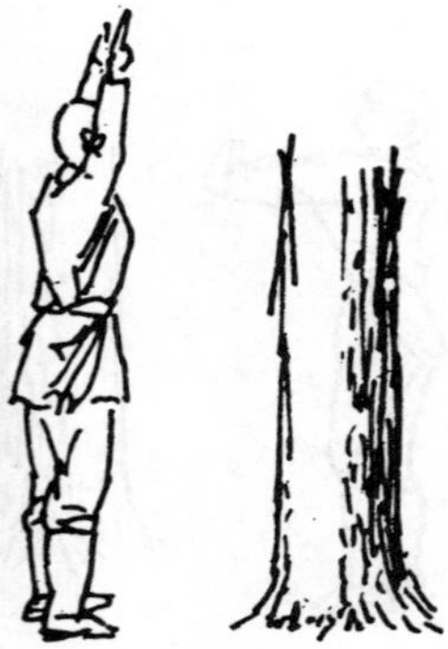

【呼吸】：

排法：呼吸要配合兩臂的推拉動作，前推時以口呼氣，回拉時以鼻吸氣。

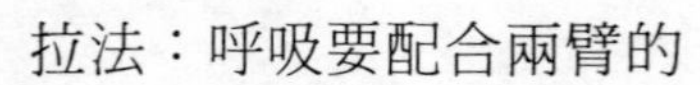

圖 48

拉法：呼吸要配合兩臂的上下拉動，上拉時以口呼氣，下拉時以鼻吸氣。

【意念】：

推法：行動時意念集中在雙掌勞宮穴上，根據面前花草樹木的顏色，想像面前的花草樹木是帶有與其具有相同顏色的大氣柱，推出時想像兩掌發出的氣體把大氣柱推彎，回拉時想像兩掌發出的氣體把大氣柱拉彎，意念集中在指尖。

拉法：行功時意念集中在雙掌，想像面前的花草樹木是一個大氣柱（具有一定顏色），同時雙掌發生與之相同色素的氣體，並與花草樹木進行氣體交換。

【說明】：

① 此功法的呼吸特點是：細、長、勻、緩。

② 根據意想氣柱顏色不同，可治療人體五臟的多種疾病。

③ 推拉法是氣功醫療者為患者治病的兩種不同方法。推法為按著一定的經絡和穴位推正氣把病氣壓走的一種醫療方法；拉法為把患者病氣按一定經絡和穴位將其拉出的一種

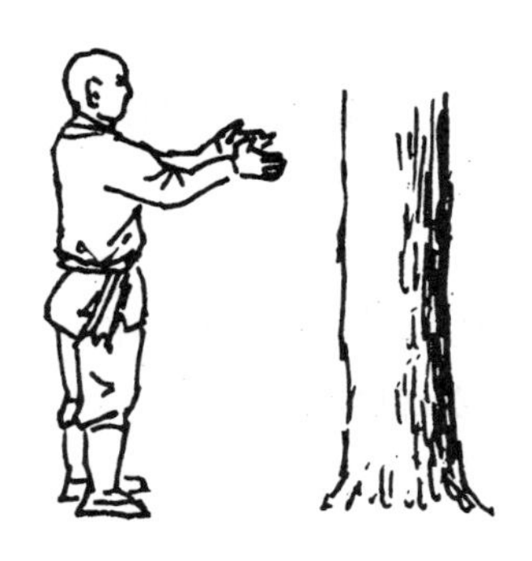

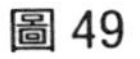

圖 49

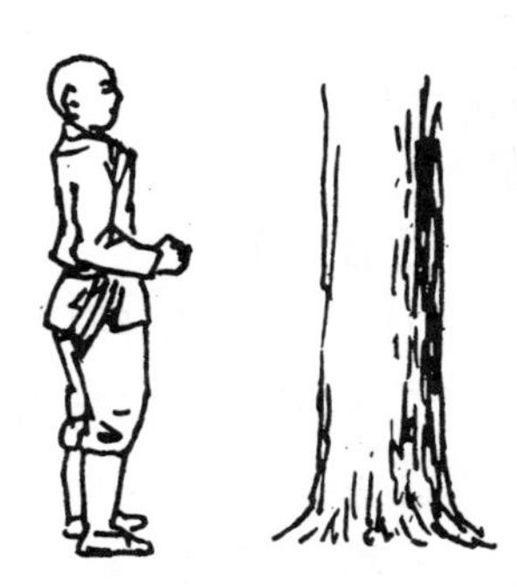

圖 50

方法。

（2）開合法

【姿勢】：

面對花草樹木而立，兩腳自然分開，略寬於肩，兩臂由下向上緩緩抬起前伸，掌心相對，兩膝微屈，雙目平視，脊背直立，全身放鬆（人與花草樹木的距離約一公尺左右，功力深者可適當遠些）（圖 49）。

【動作】：

兩掌相對如抱球狀，屈臂、掌心向懷裡摟抱（對下丹田外）（圖 50）。至距丹田處 3 寸左右，兩手分向兩側翻掌向前屈伸，於腹前成兩外交圓。如此反覆。

【呼吸】：

呼吸與兩臂前伸摟抱相配合。前伸時吸氣，回抱時呼氣（吸氣儘量吸滿，呼氣儘量呼盡）。

【意念】：

意念集中在雙掌與下丹田處，意想花草樹木之氣被雙掌抱成一個大氣球。呼氣時意想下丹田處自然開一個大洞，並隨回抱動作，將大氣投入下丹田中，吸氣時下丹田自然關閉。

【說明】：

① 此功法的呼吸為鼻吸口呼，呼吸方式為逆式呼吸。

② 此功法是培養丹田內氣的主要輔助功法。

③ 練習此功法可治肺結核、胸膜炎、氣管炎等。

4. 採人體之精氣

「精氣」是稟受父母的真元之氣，人生天地間主宰萬物，既能採天氣、地氣、花氣、草氣、樹木之氣，亦可採人體之內氣（即人體內氣為先天和後天的混合之氣，是人體內的精微物質，很難為常人所攝取）。大凡習武修煉之人，非具相當功力不能採也，而一旦採集到他人之精氣，其功力自然倍增（一般說來功力淺者易為功力深者所吸收，實乃武林豪傑之大忌）。其具體功法有吸陰精法、吸陽精法和陰陽交換法三種，這裡從略。

第三節　養氣培元

一、養　氣

養氣即養浩然之氣。為道家修心養性之法，醫家祛病延年之寶，佛家大慈大悲成佛，作祖之通衢，武家克敵制勝之法門……《少林拳譜》云：「養氣不離性，練氣不離命，欲要養氣修命，須使心意不動。心為君火，動為象火，心火不動，象火不生，氣念自平。無念神自清，清者心意定……。」養氣之法，靜功禪坐之根本，為諸多功法入門之關鍵。所以前人練功多從靜坐養氣開始。

養氣培元法又稱養丹田法。練功時注意選擇站、坐、臥三種姿勢中的一種。一般以坐勢效果為最佳。

【要領】：練功時思想意識集中，雙目垂簾，舌尖輕輕抵上腭，靜如睡眠狀，意念集中在下丹田處，意想丹田處有一「氣團」，隨著鼻吸鼻呼的呼吸配合。吸氣時意想天上日月星辰之靈——黃色光線，從頭頂百會穴徐徐下行並壓縮到丹田的「氣團」內部。呼氣時意想人　內的濁氣由會陰穴　呼氣動作排出　外，同時放鬆肛門和睾丸等部位。如此調息柔和自然，採用逆腹式呼吸，每次　功半小時至一小時即可收功。收功時慢慢散意，自由調息，並做揉腹、擦面等動作。

【正常反應】：　習此功百日內腹部發熱，全身溫暖舒適，唾液　多，精氣充沛，時而丹田內有跳動感，同時腹內還伴有「咕、咕……」的胃腸響動聲。　著時間推移，　內的「氣團」逐漸　大充實，並沿任脈線自由循環流動。

拳譜云：

靜養靈根氣養神，
養功修道見天眞。
丹田養就長生寶，
萬兩黃金不予人。

二、練氣

氣是將人　的丹田內氣通過規律性修煉，使之達到氣意念任意行走而不逆流。聚則氣滿，滿而不虛，放於瞬間而著實，能聚能放，收縱自然。如氣不能隨意收縱，想得到高深的硬功技術，實乃如蓋高樓大廈而無地基之理。

（一）氣聚丹田

每天早晨練氣功時，應先換氣吐納，然後站立成樁，如馬步樁、騎龍樁、三圓樁等，均無不可。以意領氣，將氣緩緩送入丹田，使心境不外馳，全神貫注於丹田。久而久之，氣就會自然聚攏在丹田內了。隨著站樁時間和增加聚氣的時間也就相應的縮短，最後隨意一動便可將氣聚滿丹田。

拳譜云：

丹田位臍下，三寸正中間。
換氣五七循，意守在丹田。
調息集關元，勁源在丹田。
意領發自梢，瘦漢擔泰山。
四兩撥千斤，丹田是力源。

（二）丹田內轉

丹田之法為氣功之母法，丹田之氣為虎力之源。內氣聚於丹田，只有通過規律性的意識轉動，才能通用自如，達到全身所用之處。內氣轉動之法有站樁勢、坐勢、揉腹，還可配動作。亦有通過演練太極拳用內氣帶動外形，調動丹田內轉（採用逆腹式呼吸）。這種丹田內轉功夫，可增強消化系統的吸收功能，培養真氣，增強內分泌活動，產生性激素，從而達到健美、健腦、嫩膚、延年益壽的效果。

1. 縱式循環

人體的丹田內氣通過呼吸、意念的配合，在丹田內部做

上提（先下後上）

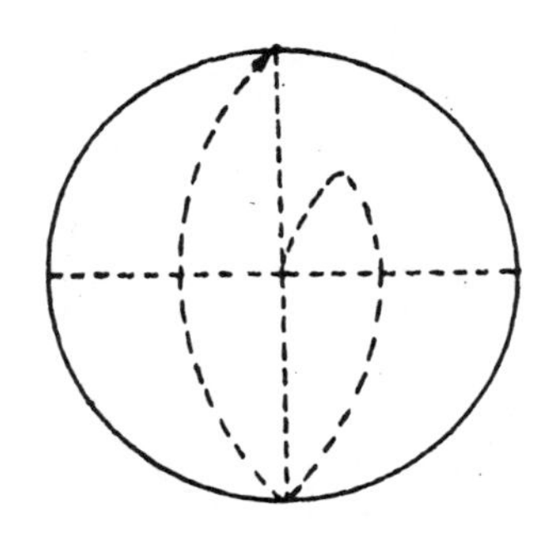

（由裡向上再向下一圈）

圖 51

下沉（先上後下）

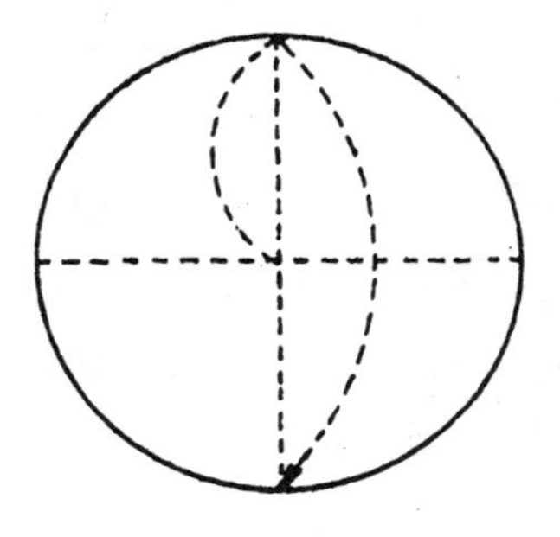

（由裡向下上一圈）

圖 52

縱向循環流動，以逆腹式呼吸為主，即吸氣時膈肌向下運動，呼氣時則膈肌向上提（圖 51）。

2. 橫式循環

人體的丹田內氣通過呼吸、意念的配合，在丹田內部做橫循環流動，以逆腹式呼吸為主。即吸氣時以意念向右導引，呼氣時向左導引（圖 52）。

左旋（先上後下）

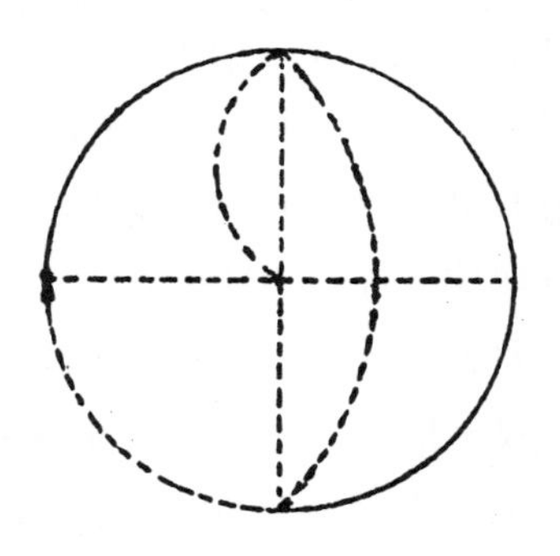

（由裡向上向下向左一圈）

圖 53

3. 順式循環

人體的丹田內氣通過呼吸、意念的配合，在丹田內部做順時針方向循環流動，以逆腹式呼吸為主。呼氣時氣向左旋轉一周，吸氣時氣上提（圖 53）。

4. 逆式循環

人體的丹田內氣通過呼吸、意念的配合，在丹田內部做逆時針方向循環流動，以逆腹式呼吸為主。呼氣時氣向左旋轉一周，吸氣時氣上提（圖 54）。

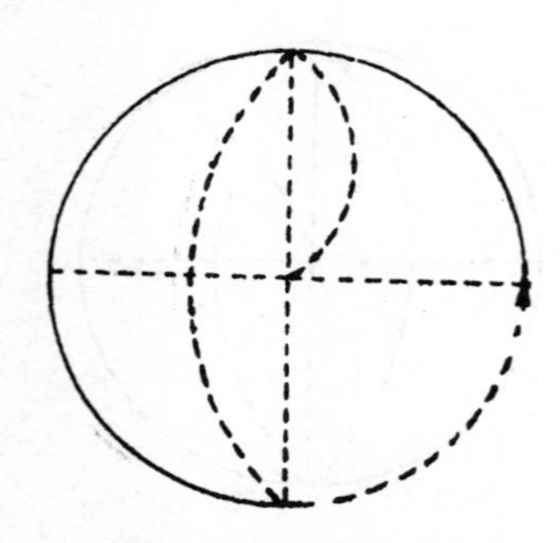

（由裡向上向下再向右一圈）

圖 54

（三）周天運行

1. 小周天運行

小周天是古代氣功內丹術中的練氣過程，內丹術認為：人到成年，由於物慾耗損，精氣已不充足，必須用先天元氣溫煦它，使後天精氣充實起來。它不僅可以防病祛病，它還要求內氣在身體內按經絡路線循環周轉。早期曾稱為「金液還丹」（宋・翁保光《悟真篇注序》），根據「天人相應」的觀點，採用了天文學上「周天」的術語（明・伍宗陽《天仙正理》），也有把轉的路線，稱為「天經」（元・俞玉吾《席上腐漬》）的。小周天的練功過程有直線運行和螺旋運行兩種。

（1）直線運行

直線運行是指內氣從下丹田開始，逆督脈而上順任脈而下，經尾閭、平脊、玉枕三關，上、中、下三田，上下鵲橋（上橋為印堂、鼻竅處；下橋為會陰、谷道處）做周流運轉（圖 55）。正如李時珍在《奇經八脈考》中指出的「任督兩脈，人身之子、午也，乃丹家陽火陰符升降之道，坎離水火交媾之鄉。」故小周天又稱子午周天。進行小周天的鍛

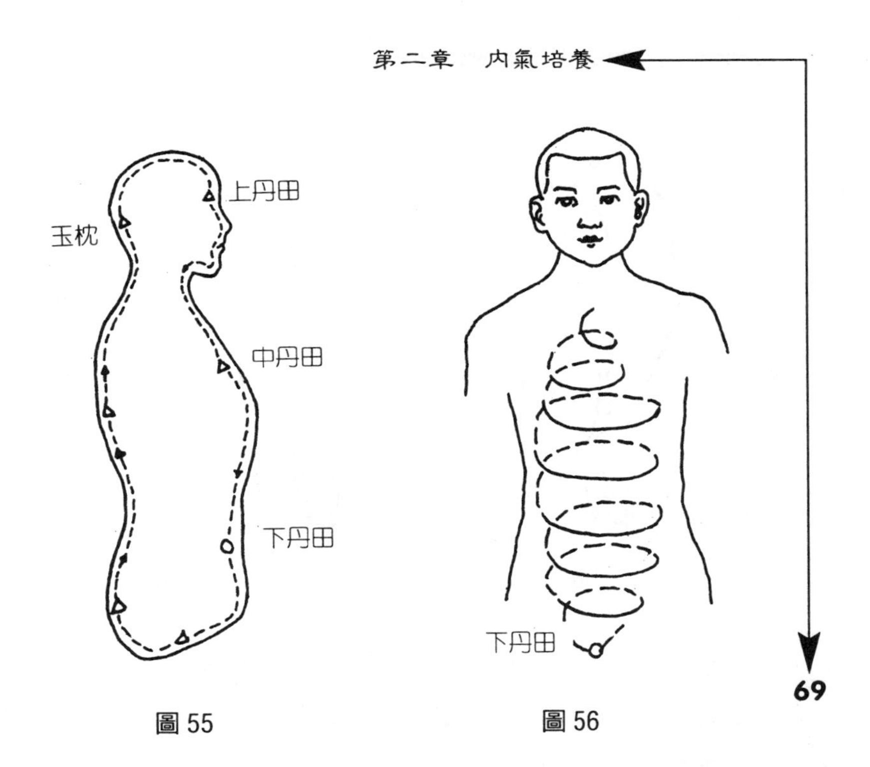

圖 55　　圖 56

鍊，內氣感覺在任督脈上流走，並通過規律性的循環流動，而後開始自由性流轉。

（2）螺旋運行

螺旋運行是指內氣從下丹田開始，意想內氣沿督脈線由左向右，從外向內做規律性的螺旋狀的旋轉（圖 56）。吸氣時氣經督脈，呼氣時氣經任脈，運轉時必須要意到氣到，氣隨意轉，運用自如。運轉速度由慢到快，切勿亂旋亂轉，以免造成氣機逆彎，採用逆腹式呼吸，呼吸要柔和自然，以求水到渠成。

2. 大周天運行

大周天是古代氣功內丹術中練氣的上乘功法。內丹術認

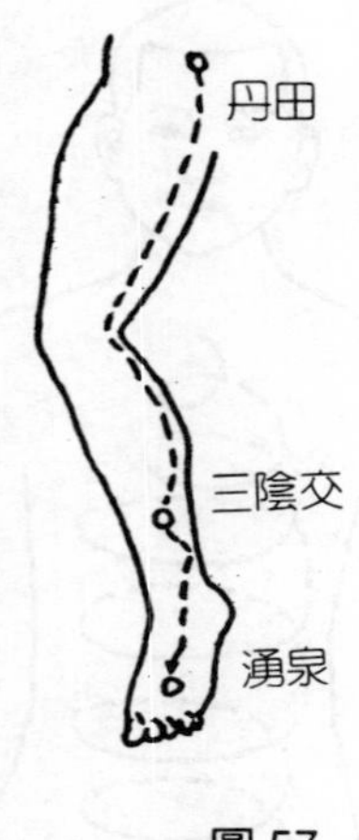

圖 57

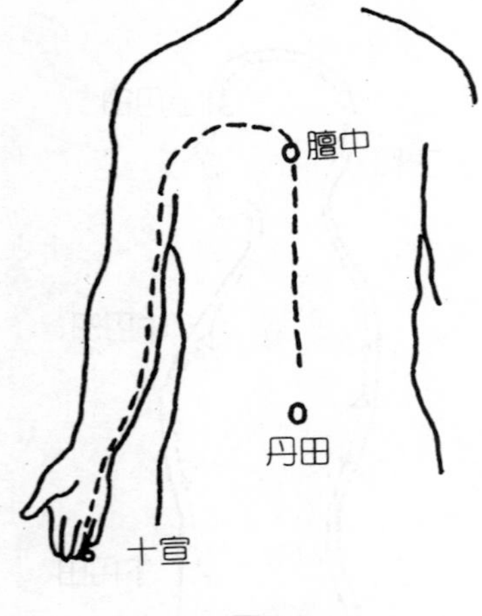

圖 58

為：「通過大周天使神和氣密切結合，相抱不離，以達到延年益壽的目的。由於內氣循行是按任督兩脈以外的其它經脈上流走，相對來說它的範圍大於小周天，故稱「大周天」。大周天的練氣過程有直線運行和螺旋運行兩種。

（1）直線運行

直線運行是指先將丹田內氣下沉到雙足湧泉穴，然後採用逆腹式呼吸。吸氣時意想內氣從湧泉沿足三陰經上升到會陰、丹田（圖 57）。

然後呼氣，並意想內氣由丹田呼至膻中穴，再分至兩側腋下，沿雙手三陰經下行至雙手的指尖十宣穴（圖 58）。

接著吸氣意想內氣從雙手三陽經上行至頭部印堂、百會（圖 59）。

然後呼氣，同時意想內氣由百會向背部下沉沿足三陽經下行至雙腳十趾（圖 60）。然後再吸氣意想內氣從湧泉穴

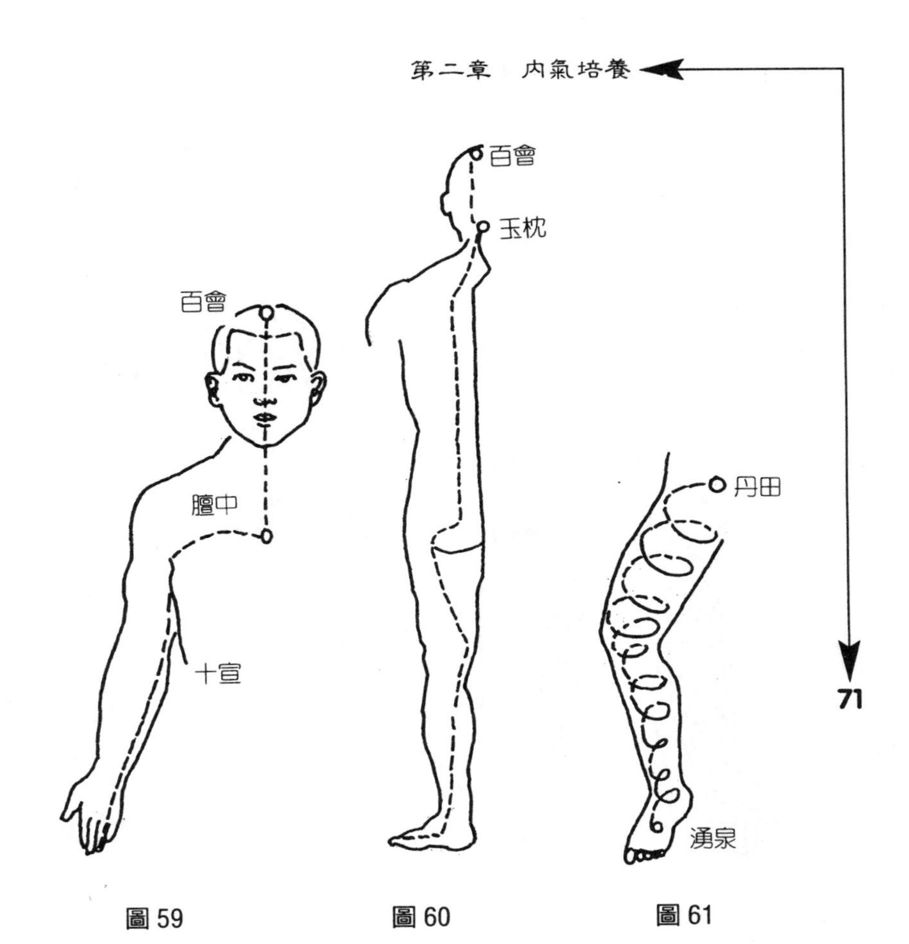

圖 59　圖 60　圖 61

上升到丹田如此反覆練習。

（2）螺旋運行

螺旋運行是指將丹田由內氣下沉到雙足湧泉穴，然後採用逆腹式呼吸。吸氣時意想內氣從湧泉沿兩腳的三陰經和手三陽經，從下向上做規律性的螺旋狀旋轉，匯聚於下丹田（圖 61）。

然後呼氣，並意想內氣由丹田呈螺旋狀呼出至膻中穴，

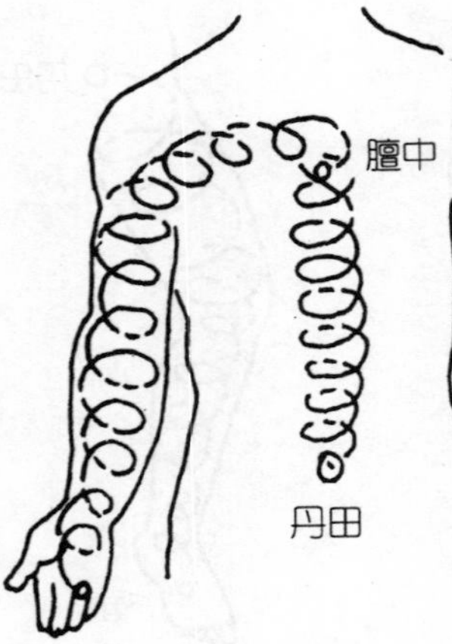

圖 62 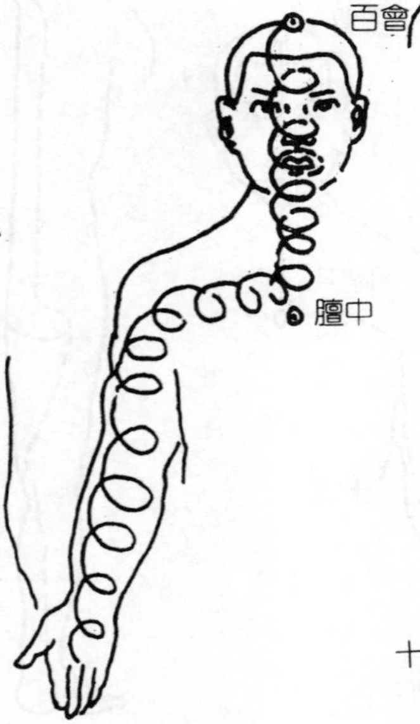　　圖 63 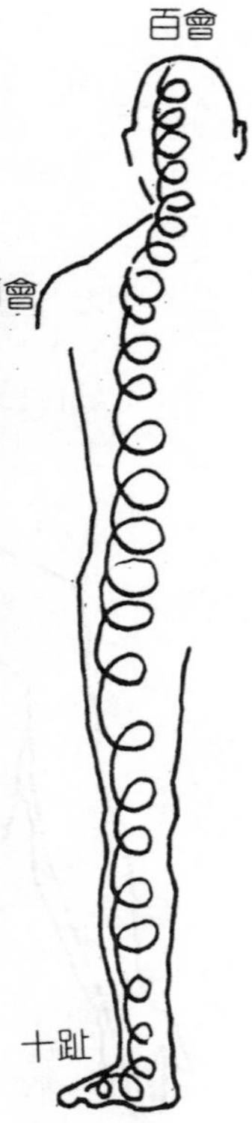　　圖 64

再分至兩側腋下，沿雙臂手三陰經和三陽經向手指十宣穴做規律性的螺旋狀旋轉，並匯集於十宣（圖 62）。

接著吸氣，意想內氣從雙手十宣穴按原路線做螺旋狀旋轉，並匯集於頭頂百會穴（圖 63）。

然後呼氣，同時意想內氣由百會沿脊柱下行做螺旋轉動至雙足的湧泉穴（圖 64）。

繼而再吸氣，意想內氣從湧泉穴上升到丹田。如此反覆練習。

（四）氣發丹田

氣發丹田也叫發氣，即用意帶領人體真氣。先將氣聚入丹田，漸漸聚攏在一起，收腹蓄之於內，然後配合各種動作驟然疾發，這種由丹田之氣所崩發的發力方法叫發勁。當遇敵時，是右動者，崩勁疾向右；是左動者，崩勁疾向左；是上動者，崩勁疾向上；是下動者，崩勁疾向下注；全身百節齊動者，崩勁如火山爆發，疾注百節，勢如劈雷，快如閃電。

動與崩同時發之，周密配合，久練方見成效。開始先動其手，再動其足，練到數月後，再動其腿、動其肘、動其膝。再練其身，練其躍，練久者力大，再逐漸練手插砂、掌分磚、指透牆、金剛拳、一指金等。繼而練足功、腿功，如帶鐵瓦、纏砂袋。躍而騰，縱而上房，騰而越澗，自然容易成功。

三、固　氣

固氣也稱為固精。精有先天和後天之別。

先天之精是稟受於父母，來源於先天，人出生以後，其精藏於腎中，是人類生殖繁育的基本物質，又稱為「生殖之精」（男子指精液，女子指排卵和月經等物質）。

後天之精是指人出生以後在飲食中吸收營養物質所化生，即「水谷之精」。藏於腎中，有滋養五臟六腑，產生生理功能的作用。

中醫和氣功學均認為「精」是化生氣的重要物質之一。

透過呼吸、意念、姿勢等練功方式，把精變化為氣，即練精化氣。進而為「練氣化神」和「練神還虛」的高級功夫打下堅實的基礎。其中練精化氣是練氣功的關鍵，是各類功法的入門之道，是比較難練的基礎功夫。因此，有些氣功愛好者在練功過程中，如果因精氣充足而出現遺精，是一種正常生理現象，亦有些因練功方法不當或出偏差而發生遺精等異常生理現象。如果遺精較多或過頻，則易傷元氣，使丹田空虛氣感不強，還會使練功者興趣下降，意志消沉而影響練功的信心，甚至半途而廢。因此，如何使練功順利，不發生遺泄，守住真陽，對練功者來講是十分關鍵的。下面介紹幾種常用的「固精法」以供參考。

（一）小便閉氣法

在小便前，先深深吸口氣然後閉氣開始小便。小便時上下牙齒緊咬，不得呼吸、講話，便完後呼氣。此法具有固精攝氣和健齒之效。要堅持使用，養成習慣，從而達到固攝腎氣，防止遺精之目的。

（二）閉氣固精法

兩腳靠攏站立，兩臂下垂兩手握拳，牙齒緊咬，舌抵上腭。吸氣，小腹向內凹（逆腹式呼吸），同時向上提睾丸、外腎和肛門，全身呈緊張僵硬狀態。

心中默數，數到 15 為止，開始呼氣，同時鬆拳，小腹向外鼓，放鬆睾丸，外腎和肛門。接著全身放鬆，恢復自然狀態。此法宜在練功前後各練一次，久練可具有固攝精氣，防止遺、滑精之功能。

（三）按摩丹田法

仰臥，兩手互相使勁搓熱，將衣服鬆開，先用左手托住陰囊，右手以肚臍為中心做環形按摩81圈。古人曰：「一擦、一兜左右換手，九九之數，真陽不走。」

（四）升降閉氣法

站立，兩腳與肩同寬，兩膝微屈，兩臂下垂。吸氣，用逆腹式呼吸，小腹內凹，同時，兩手的四指上托睾丸，隨著吸氣將睾丸送到兩側腹股溝（睾丸會有酸、脹、疼支撐感，日久自會消失）。然後，呼氣，小腹外凸，兩手將睾丸緩慢放回到原位。

此功法睾丸隨著呼吸升降，使睾丸受到按摩，具有補腎固精攝氣的功能，對於遺精、滑精、夢遺、早洩以及小便頻數，夜尿增多，前列腺肥大者有較好療效。每次應練15分鐘以上，一日2～4次。

（五）點穴固精氣

仰臥或站勢，用左手中指點按會陰穴（肛門與睾丸之間，點按時用力要適當，以局部酸痛為宜，先按順時針方向點按會陰36次）。然後換右手點穴，方法同左手。點按該穴有固精止遺的作用。

以上幾種功法可單獨練，也可以同時練幾種，其效果更好。

第四節　偏差處理

一、偏差的定義

凡在氣功鍛鍊過程中，出現了偏離正常的現象，甚至發展到不能自制，造成精神機體的痛苦，影響正常的學習、生活和工作，統稱為偏差。

偏差是練功者首先關心的問題。由於某些資料對偏差現象說得過於嚴重，使得初學者望而生畏，疑慮重重，往往中途退卻。

事實上，練氣功和學習游泳的道理是一樣的，不能因為游泳會淹死人而不去學游泳。正確的態度是在未掌握游泳要領之前，謹慎地去摸索游泳要領，掌握了它，自然就可以隨心所欲，當然在游泳中不小心喝幾口水是不足為奇的。

為了不出偏差，練功時最好有老師在旁邊精心指導，一出現偏差就能得到及時糾正。但老師不可能天天守在旁邊，還要靠自己潛心修練，佛家有言：「師傅領進門，修行靠個人。」道家也有「悟後言修道」之說。所以，學習氣功關鍵在於自己不斷探索體會，掌握練功要領，循序漸進。不能貪多求快，急於求成，違背自然規律。

二、產生偏差的主要原因

產生偏差的原因是多方面的，其主要原因有下列幾種。

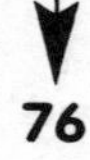

（一）為師不明，誤人子弟

有的教功師傅自己一知半解，甚至將錯誤的理論傳授給徒弟，以訛傳訛。也有的氣功師傅把氣功中出現的偏差當成正常良好反應，並加以追求，造成偏差現象日益嚴重。

還有的氣功師自鳴清高，故弄玄虛，將練功中的一些「幻覺」大肆宣傳，初學者想入非非，引入邪途，造成日益嚴重的後果。

（二）不求甚解，急於求成

修功者對練功要領理解不透徹，枉自研習，違反「循序漸進，順應自然」的原則，造成「拔苗助長」的後果。

（三）練功不專一，見異思遷

練功者好高騖遠，一次練幾種功法，亂學亂練，功法頻換，而且沒有固定的有經驗的老師指導，也容易出現偏差現象。

（四）墨守陳規，生搬硬套

沒有根據自己的身體素質狀況來選擇功法，甚至有的功法與本人素質條件相反，就會出現偏差。如患腦血栓疾病的人，選擇丹田內功的修煉方法是可以的。如果選擇「鐵頭功」，反而有損身體健康，還會造成腦震盪等病症。

（五）受外界因素的影響

如練功者已經入靜，內氣盈足，突然受到巨響的驚嚇，而導致氣機亂竄，心動過速，心律不齊，而使意念不隨內氣而動，在體內亂竄。

（六）準備活動不充分

練功時沒有很好地活動開身體，而盲目地蠻練一通，或者姿勢不正確，也會造成偏差。

（七）帶有恐懼心理練功

練功者帶有害怕出偏差的恐懼心理去練功，致使練功過程中始終不能做到放鬆入靜，而且一旦遇到練功中出現的某些正常的「異常感覺」，頓時驚慌失措，使自己處於不必要的緊張狀態，結果導致了真正的偏差。

（八）不明其柔，強練其剛

有些練功者盲目追求硬功的效果，急於求成，不知則柔之理。違反剛柔兼具，練柔為剛，化剛為柔，以意領氣，以氣拔力，內外兼修，半練半養，以軟兼硬，以內養外等修煉原則。

（九）不明其靜，強求其動

練功者首先要排除一切雜念，以靜為本，只有無欲才能靜，在內氣尚未充盈的情況下，片面追求氣盛，狂引氣機發動，導致氣行紊亂，也有練功者不明靜功之理，盲目追求其動。

（十）不知其意，只知其宜

多數練功者，認為不必避忌，殊不知天有六淫：風、寒、暑、濕、燥、火；人有七情：喜、怒、憂、思、悲、恐、驚。違反練功禁忌，不遵循練功原則和注意事項，這是最宜出偏差的。

總之，練功只要「順其自然，不知妄助」，遵守練功原則，循序漸進的學習，完全不必要去擔心所謂的「偏差」現象。

三、偏差的預防和糾正

（一）預防偏差的方法

1. 練功者必須對氣功有一個比較正確完整的認識，抱著科學的態度去了解氣功。對所練的功法，要認真學習一些有關理論，不僅知其然，還要知其所以然。不要冒冒失失地亂學亂練。

2. 對不理解的問題，不要貿然以身試驗，更不可輕易授於他人，以免錯上加錯，誤人子弟。

3. 循序漸進，按練功原則一步一趨地練習，不可貪圖捷徑或求功心切，而違反練功原則。

4. 不追求氣感，保持氣功入靜狀態，對一些特殊的感觸反應和不適，不助長，不驚慌。

5. 保持身心愉快，不要在過驚、過悲、過喜、過憂的狀態下練功。

6. 樹立起只要按功法要求練功就不會出偏差的信念，對某些不良反應，不要過於驚慌，應該認識到在氣功鍛鍊中，或多或少都會有一些不適反應。

（二）糾正偏差的方法

1. 放鬆法

安靜地躺在床上或坐在凳子上，有意識地放鬆全身肌肉，同時呼出一口氣，然後把意念慢慢地轉移到體外的物質。如：起重機、小白兔、汽車、行人等等。如症狀未見明顯好轉，則多做幾次。

2. 拍打法

由本人或他人以掌拍打身體，可以從頭向下至腿部依次拍打。也可以按經絡的走向拍打，以震散瘀滯的氣機，疏通經絡，調節陰陽平衡。

3. 按摩法

由本人或他人按摩百會、太陽、大椎、膻中、命門、會陰、湧泉、內關、肩井，以及其它穴位，使氣機流暢，陰陽調洽。

4. 蹬足法

將全身放鬆後，雙足分別連續蹬地，十幾下之後，便能震散聚集的氣機。

5. 動作導引法

自然站立，全身放鬆，然後自然地伸手踢腿十幾下，亦可做體操、健美操和跳舞等。

6. 藥物糾偏法

按偏差所出現的症狀給以對症處理，西醫或中醫均可。

四、常見的偏差現象及處理

練功出現偏差的基本原因在於練功者體質對所練功法的不適應，對功法要領和要求掌握不得當，或者對練功注意事項和禁忌事項執行的有問題。常見的偏差有下列幾種：

（一）頭昏、暈、脹疼

這是練功中出現最多的不良反應。是由於練功中情緒緊張，用意太過，「硬守」、「死守」造成的。也可能是由於意守上竅（多為意守上丹田）所引起，在呼吸不當，特別是在閉氣時也常發生。由於以上原因，可以造成氣機紊亂，用現代科學原理解釋，是由於用腦過度而發生了神經系統的紊亂。或者由於用腦不當而發生能量消耗增加和呼吸不當造成供氧不足，使二氧化碳排出減少，堆積在體內造成神經系統的一系列反應。

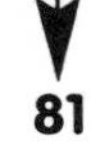

【糾正方法】：

1. 意守要做到：「似守非守」、「若有若無」。要自然，能守住則聚，不能守住則散，特別是初學練功而意念還不能很好的集中者，不能急於求成地守。意守的時間由短到長（由幾分鐘到幾十分鐘），循序漸進。

2. 變換意守部位，改守上丹田為中丹田或下丹田或湧泉穴，改守內為守外。

3. 糾正錯誤的呼吸。

4. 搭鵲橋（舌抵上腭，接通任督二脈），以利真氣運行。

5. 呼氣時，氣從口出，並收口念「噓」字共 36 遍。

6. 在太陽、印堂、頭維、風池、曲池、合谷等穴作指揉法和按壓法的按摩。

一般由糾正錯誤動作和採用以上措施，可使上述不良反應消失，症狀得以消除。

（二）前額凝貼

這是由於意守上竅和意守太死而形成的額部感覺麻木和似受冷以後而發生的木僵狀態。

【糾正方法】：

此現象一旦出現，在練功中可以緩緩作一下皺額和擠眼動作，這樣一般都可以使反應消除。如不能消除，在練功中和練功後可用兩手拇指在印堂、太陽和頭維穴上作揉按，大都可以解除反應。

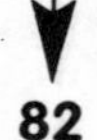

（三）泰山壓頂

這是在練功後頭頂出現的沉重的壓抑的感覺，猶如泰山蓋頂或頂天立地之重，或是呈戴頂瓜皮小帽之緊箍。這是意守太重和意守上竅所形成的氣聚頭頂的結果。

【糾正方法】：

把功法改為三線放鬆法或用手向下作導引就可以消除。對於感覺較重採用上述方法不能消除者，可以用兩手中指在百會、頭維穴處作按摩，也可以讓氣功師發外氣給予疏導。如果施術得法，會有立竿見影的效果。

（四）失　眠

練功後睡眠質量提高，睡眠的時間（數量）可能減小，但有的人練功後會失眠，這兩者是完全不同的。失眠一般是由於夜間在床上練功，意念不集中或意守的事物使練功者情緒高漲產生興奮，也可能是由於練功中經常變化意守的事物或意守太濃、太生硬引起的，這是一種異常的反應。

【糾正方法】：

改變硬守為「似守非守」，改換意守事物為聽息、數息或意守腋部、晨曦之景色等。對於從功法方面改善還不能將其糾正者，可以停止練功，必要時給以鎮靜安神的藥物，以糾其偏。

（五）昏沉嗜睡

練功中，特別是在練臥功和坐功時，會出現昏昏沉沉，打盹思睡的現象。這是由於練功的意守太薄弱或守了昏暗低沉的事物造成的，也有把練功和睡覺混為一體而造成的。

【糾正方法】：

1. 增強意守，而且意守明亮、活潑有生氣的事物。
2. 疲勞時不要練臥功和坐功。
3. 瞌睡時就去睡覺，等睡醒後再練。
4. 可以改閉目練功為目露一絲之光練。
5. 暫停練功或改練站功和行動。

（六）精神失常

這是由於練功中失去自我控制能力而引起的，症狀是肌肉不由自主的痙攣，性情暴躁，語無倫次，喊叫歌舞等。產生這種現象的原因主要是練功者的氣質類型屬多慮多疑、多愁善感、性情急躁，而不適宜練功者；也有在大怒和極度悲傷時練功而發生的；還有在練功入靜的情況下受到人喊、動物叫或其它不良刺激的恐嚇而導致的。

以上情況可以造成練功中發生情緒變化、大腦缺氧或大腦興奮與抑制過程的平衡狀態遭到破壞，從而引起意識活動紊亂。

【糾正方法】：

1.學練氣功前應了解練功者的氣質情況，對於不適宜學練氣功的人，可勸其不要練氣功。對於不適宜練氣功而又非常想練和執意要練氣功者，首先應該做好思想動員，講明氣功理論，使其對氣功有個明確而科學的認識，從而解除顧慮，讓其有信心地參加氣功鍛鍊，以免發生異常反應。

2.對於練功中出現的反應，儘可能用科學的理論給以解釋。

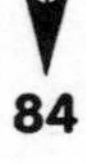

3.調整練功姿勢，呼吸和意守等，儘可能使其不出現不良反應。

4.給氧，以改變由於腦細胞缺氧而發生的不良反應。

5.用暗示或藥物療法解除顧慮和鎮靜安神。

6.一般情況下，應停練氣功，改用其它保健方法。

（七）咽喉乾癢

練功中有人會出現口乾、咽燥、嗓子難受等現象。除了鼻、咽、喉處有疾患處，大多數是由於張口呼吸和未搭鵲橋而引起的。如果能改為閉口呼吸，練功中以舌抵上腭（搭成鵲橋），口中唾液就會增多，然後將唾液分多次慢慢吞咽下去，此反應即可消失。另外，吸煙過多，喝水過少等也能造成口乾、咽燥等反應。所以練功者最好戒煙。

（八）大椎腫脹

大椎腫脹有兩個含義：一個是練功中出現了脖頸疼痛不舒，發僵不靈活；另一是在第七頸椎（大椎穴）處腫脹或出現局部性隆起。這是練功時，頭頸姿勢不合乎要求或完全放鬆而出現的反應。也可能是由於在自發外功時頭動的幅度過大，次數過頻引起了頸部勞損所致。也可能是由於氣循夾脊上行積於大椎穴所致。

【糾正方法】：

1. 糾正錯誤和頭頸姿勢，保證頸部在練功時仍然保持其內在的平衡關係。

2. 練自發外動時，適當控制頭頂擺動，不要使活動範圍過大，頻率過快。

3. 在擺正頭部練功姿勢以後做放鬆法，或在放鬆時有意抖動全身，以解除不良感覺。

4. 自己或請別人按摩頸部疼痛和不適之處，以緩解症狀。

5. 由氣功師發外氣疏導出偏聚集之氣，以消除不良反應。

6. 局部熱敷也能緩解症狀。

（九）胸悶氣憋

這是指練功中感到胸懣、胸脹、氣短、氣促和呼吸困難等現象。其產生的原因是練功中有意追求自己達不到的深長呼吸，或者由於憋氣不當而引起的，有時練功的功量和強度過大也能引起。

【糾正方法】：

改變不合理的呼吸方式，採取自然呼吸或行步呼吸，注意控制練功時的功量和強度，必要時給予少量吸氧或配合按摩和作「呵」字訣呼氣，便可使其消除得快些。

（十）心慌意亂

練功中由於呼氣太過、功量太大、憋氣、受驚、發怒、情緒不佳或過於激動等，引起心動過速、心率不齊和神經緊張所致。

【糾正方法】：

調匀呼吸，意守湧泉或中衝穴，自我暗示若無其事，淡然處之，控制六根（即耳不迷五官，眼不迷五色，鼻不迷五氣，舌不透五味，意不迷邪念，身不失其形），調節功量。

（十一）一時性視力模糊

練功後，一般應該是視力變得敏銳、視物清晰。但有些人練功後出現視物不清、視力模糊，儘管其在不長的時間內能恢復正常，對健康影響不大，但仍屬練功偏差，應該引起注意。練功後視力模糊的原因，是因為練功時閉目太緊（不是兩眼輕閉），或由於「內視」丹田時用意太濃，致使兩眼球也產生了閉目後向下持續轉動的動作而引起的。

【糾正方法】：

練功時不要閉目過緊，「內視」時不要用意太濃，一般即可得到糾正。如透過以上措施還不能糾正，可以做「運目入法」、「眼保健操」，或用兩手掌、手心輕輕按壓眼球和輕輕按摩眼球（在閉目的情況下進行）。

（十二）腹脹和腹肌發酸、發板

在練功中有人會出現腹脹，原因有二：一個練功到一定階段，丹田氣足而引起的，這是正常反應；另一原因是由於強制自己進行深長呼吸或在呼吸中有意鼓肚子，從而引起膈肌和腹肌疲勞所致。

【糾正方法】：

改為自然呼吸，如果能配合輕緩按摩腹部，則效果更好。

（十三）腹　瀉

有部分練功者，在練功中出現大便稀軟和排便次數增多的情況（但一般沒有腹疼等不適症）。這是由於呼吸深長使呼吸肌對胃腸的按壓作用增強，使其排洩時間縮短而造成的；也可能是由於向下導引的動作太多所致。

【糾正方法】：

改為自然呼吸，意守不要太重，要「似守非守」，改意守丹田為意守膻中或湧泉穴，少做或不做向下導引的動作。

還有部分練功者，由於練功後食慾旺盛，對飲食不加控制，暴食暴飲，吃油膩過多，飲酒過量，或吃大量其它有刺激性的食物，以致發生消化不良或胃腸炎症而引起腹瀉。這時除糾正功法外，最好請醫生配合藥物治療。

（十四）腰酸背痛

練功中有些人會出現腰酸、腰部發緊、發板及疼痛等不良反應。這是由於練功姿勢不對，功量過大或腰帶束縛太緊，影響姿勢的放鬆和自然，使腰部的肌肉鬆緊不一。肌肉張力大的一側發生疲勞，肌肉張力小的一側得不到鍛鍊，或由於功量過大引起了背部肌肉負擔過重而引起的。另外，腰帶束縛太緊，影響姿勢的放鬆和妨礙局部氣血運行，也能引起這種反應。

【糾正方法】：

除了糾正練功姿勢、調節功量、寬衣鬆帶外，可以改練放鬆或在練功中穿插進行三線放鬆法，也可以施用按摩。

（十五）四肢重、沉或麻木

在練功的過程中，練功者的四肢遠端易出現重、沉、麻木的感覺。輕者可能是「八觸」的表現，重者可以使練功者感到不舒服或難受，這主要是練功過程中呼吸不合要求、姿勢不準確、坐臥練功時間太長，長時間壓迫了四肢等原因所致。

【糾正方法】：

糾正練功姿勢，練坐功、臥功的時間不宜過長。對於已經發生不適者，可以在練功中稍微移動一下發沉、麻木的肢體，就可消除。對於反應重者，藉由以上措施還不能糾正的，可以停止練功，起來踱步，或改練行步功，也可以按摩發麻的肢體。

（十六）全身或局部過熱

練功中全身、局部或某個穴位過熱，如果熱不過份，熱得舒服，這是「八觸」的表現，屬正常現象。但如果發熱過度，會有熱氣上沖或身心煩躁等不舒服反應，這就屬於不良反應了。其原因主要是練功中意守太重、太死、或在呼吸中有不適當的憋氣所引起的。過度以意領氣時，也可能會發生。

【糾正方法】：

改變練功中不適當的意守的呼吸。對於不能消除者，可用「哈」字訣予以消除，也可以用按摩法減輕或消除不良反應。

（十七）全身或局部發冷

練功中，特別是在炎夏練功時，可能在全身或局部出現清爽的涼感，這是正常反應。但有時其涼可以達到冰冷、發僵以至顫抖等，達到影響練功姿勢、呼吸節奏的強度，這就是異常的反應。發生涼感的原因是多方面的，最多見的是由於練功環境較冷和練功者的體質較弱，氣血不足，體內熱量產生較少造成的。也有的是在饑餓時或精神狀態不佳時練功引起的。

【糾正方法】：

選擇舒適的練功環境，不要在過冷的地方練功，更不要在寒冷的環境中練靜功。體弱多病者選用動靜結合的方法。在練功前，做好練功的準備工作，如喝些開水或糖水，衣著適當，準備活動充分等。如果已經發生了發冷反應，可以變靜功為動功，呼吸完全改用鼻孔進行，或者用按摩法、擦法，就可以消除這種不良反應。

（十八）氣團纏身

練功中自覺氣聚成團，結於某處不能舒展，或氣團纏身，猶如火烤，使練功者欲練不得、欲罷不能，難以分解，全身不適。這主要是意守太強或過份以意引氣而形成的不良反應。也可能是練功中的情緒變化（如發怒、受驚等造成氣機障礙引起的）。

【糾正方法】：

去掉練功中的意守，排除練功中追求「動觸」的意念，一般就可以消除。但是氣團纏身到嚴重的程度，一般措施是難以解除的，此時應用氣功按摩或以外氣順脊椎向下作導引，可以使其順勢下降而感覺消失。

（十九）氣機衝竄

有的人在練功時，特別是在練坐功時，自覺有一股氣流隨呼吸而動，呼氣時從口中噴出，吸氣時竄入丹田，從而造成氣機運行路線紊亂，使練功者產生一些心慌、氣促、不適等不良反應。

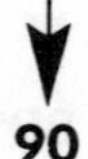

【糾正方法】：

改變練功姿勢或停止原來所練的功，改變長呼吸為自然呼吸，這樣就能逐漸使息息歸根、氣息歸元，使氣機亂竄的反應消失。也可以用氣功的外氣沿脊椎作導引，使氣機活順，消除氣機亂竄的不良反應。

（二十）漏氣遺精

部分男性患者，練功意守會陰時，自己會感到在前陰或陰部有氣溢出，長此以往，在不練功時也會有這種感覺。有些練功者，可能出現遺精現象，其原因是意守太重或在練功前心理方面就存有漏氣或遺精而影響練功效果的顧慮。

用現代科學觀點看，由於懼怕漏氣或遺精，就會在大腦皮層中形成一個優勢灶，這個優勢灶在人睡眠時仍可能處在活動狀態，從而導致遺精。也有人認為是在練功中產生的二氧化碳使勃起中樞中毒，產生了多發性和持續性勃起而引起的。

【糾正方法】：

首先從精神和心理方面解除不必要的顧慮，正確對待練功，使意念和呼吸符合功法要求，這是防止漏氣、遺精的根本措施，對已出現漏氣、遺精現象者，可以自我按摩腎俞穴和丹田部位，使其感到微熱過度；或者請氣功師對練功者神厥、關元、氣海、腎俞等穴發放外氣，就可以使這種偏差得以糾正。

對於採用以上措施，仍不能見效者，可以停止練功，採取針灸、藥餌治療。

（二十一）興陽衝動

這是男性練功者在練功中產生的陽氣勃勃，性慾衝動，舉陽不倒等異常反應。主要是由於意守的部位不妥當引起的。也有一些青年人對靜功有錯誤認識，即誤認為練功使人元氣充足，精液盈溢，因而雜念叢生，就在練功中或練功後，發生頻繁的興陽衝動現象。

【糾正方法】：

首先對氣功應該有正確的認識，而且一定要有純樸的練功指導思想，排除練功中的不良雜念。凡練功中已發生這種反應而且用意守不能控制者，應改練其它功法或停止練功。

此時還必須指出，除了上述情況以外，練氣功到一定階段，由於氣血充實，體質增進，人的精力必然充沛，性機能增強，在這種情況下，練功者更應慎重對待生活，千萬不可縱慾行事，否則不僅不能取得練功效益，還可能使你的體質「賠上老本」，連練功前的水準都不如，所以縱欲行為列為練功的禁忌事項的一條。

氣功家認為，人皆有情，如佛、道兩家所主張的戒慾大可不必，但精屬人體三寶之一，損耗太多會損壞健康，故對其以節制為好。

《備急千金要方》中云：人年二十者，四日一泄；三十者，八日一泄；四十者，十六日一泄；五十者；二十日一泄；六十者，閉精勿泄；若體猶壯者，一月一泄。」一般來說這是一個不高的要求，如能按此行事，不僅不會影響練功效果，對於增強體質將會獲得良好的作用。

有關房事問題氣功家特別重視，作為練功者，無論是體弱多病還是年富力強，都應注意。

（二十二）不良幻覺

練功中產生幻覺，其表現形式是多種多樣的，有些是良好反應（如幻聽美妙的音樂，幻感自體增大、縮小、騰空，幻觸口水的甘甜等），但有些幻感是極其害怕的不良反應（如幻聽鬼、神言，紀視神、鬼，幻感自己缺胳膊少腿等），都能使練功者產生驚恐、害怕等心理，也能使練功者感到全身或某個部位不舒服，從而導致失眠，心情抑鬱、心事重重等一系列不良反應。

幻覺大都在形成「無我狀態」（即大腦皮層陷於高度的安靜狀態）之前產生。根據實驗證明機體在安靜狀態時，腦中血液逐漸注入四肢。據前蘇聯 B·H 克蘇索夫斯基教授在實驗室進行研究指出，睡眠時腦中血液量由原來的數量約減少40%，因此在氣功狀態下（入靜狀態時）腦的血液流率就低，氧的供應就減小，從而可能出現功能紊亂，導致出現幻覺（這種情況在登山運動員高山缺氧的情況下是常見的）。

【糾正方法】：

首先使練功者對幻覺產生的機制有個正確的認識，一旦產生不良幻覺，也能正確對待。解除思想顧慮，避免不良後果發生，特別是應該糾正那些帶有迷信色彩的各種理論，產生不良幻覺後只要多做幾次深呼吸大都可以消除。對於反覆出現而無法消除者，可以停止練功，對已經出現了精神病症狀者，按精神失常處理。

第三章
基礎訓練

硬功的基礎訓練是十分重要的。我們通過內氣的築基培元，使體內真元之氣得以充盈飽滿，並得到了規律性訓練。但要想練好硬功的專項特技功法，除了加強內氣培養以外，還必須加強基礎訓練。

第一節　呼吸練氣

呼吸者氣也，動靜者心也。心意一動而氣一吸，則無力而勢虛矣；心一動而氣一呼，而有力而勢實矣。人體氣為肺之府，氣乃力之君。故言力者，不能離氣，此乃古今武術之定理。大凡肺強之人，其力必強；肺弱之人，其力必弱。何則？其呼吸之力微也。北派練軟硬功及柔術，很早即有專練呼吸者，以增益其氣力，成功之偉，頗可驚異。其初本為寡力之夫，因十年呼吸練習之功，有增其兩手之力，能舉七百斤以上者。

呼吸之術，古來名稱各異。而實則無甚差別。其法為直身，兩足平立，先呼出濁氣三口，然後屈腰，以兩手直下，而後握固提上，其意以為若攜千斤者然，其使氣貫丹田臂指間，迨腰直時，急將手左右次第向前衝出，而氣即隨而出，不可遲緩。惟手衝出時，需發聲喊放，方可免意外之病。自此以後，則手或向上衝，或左右手分提（仍須屈腰與前同），總之以氣血能貫注流通為要。

又向上衝時，覺得氣滿腋肋間；左右分提時，乃伸指出而握拳歸，儼如千萬斤在手，則丹田之氣，不期貫而自貫矣。但提氣時，需漸漸而近有恆不斷，為成功之效，所以，練硬功必須從呼吸開始。

一、呼吸練氣法

我國古代有關氣功的呼吸方法有 118 種之多。其中涉及到靜功、動功、軟功、硬功、輕功，以及特異功能等。並針對各種功法均有其具體說明和特殊的訓練方式。所以說，每種功法都有著自己特定的呼吸方法和培訓方式。

筆者曾親眼目睹一練功者將其靜功的呼吸方法，強加於硬功蠻練，未及半載竟至咯血而亡，實乃痛哉！亦有追求特異功能者，以硬功的呼吸方法來加以意識訓練，結果非但沒有出現特異功能，還造成胸悶、嘔吐、鼻口流血。因此，希望練功者切勿雜亂無章，隨心所欲，最好在有經驗的老師指導下練功。當然，精讀名師專著，活學活用，一般說來是可以無師自通的。

（一）沉　氣

沉氣是用意念把人體的脈內之氣，通過脈外之氣的調和補充，並配合特殊的動作將氣由口鼻或通過任脈線，如石沉大海一樣沉入丹田。同時以鼻或口呼氣，小腹略外鼓，全身放鬆。

（二）閉　氣

以鼻或口通過吸氣以後，閉口、舌頂上腭，將吸入的自然界精微之氣，瞬間儲存於丹田。身體肌肉自然繃緊，有待一觸即發之勢。吸氣後身體百脈閉合，脈外之氣得以隨意識思維運行周身，透於筋膜間，達到內練精氣，外練形神之目的。

（三）提　氣

把已經沉入丹田內部的混元氣，意想的瞬間提至身體的所需部位。同時提肛收腹，以鼻或口吸氣，且相應地配合手腳動作。如此反覆練習。

（四）崩　氣

這是硬功鍛鍊的主要手段。透過閉氣以後，往往配合手腳的特殊動作，把意念導引至身體的某一個部位，以丹田內氣為基礎瞬間爆發抖放。同時以鼻或口開音。

（五）噴　氣

閉氣以後，以意領氣用口或鼻以丹田內氣為基礎，猛噴一口氣，吸必緊急，呼必怒發，同時把內氣迅速隨意念送至身體的某一部位。噴氣是練功者吸氣後的瞬間爆發，肌肉剎那間緊張用力，由於丹田的翕張作用，此時可達到並超過理想效果。

（六）頂　氣

把人體內氣通過任督脈，以意領氣上頂到人體百會穴，似頭上頂著很重的物體，此為虛領頂勁，又稱頭頂懸。頂氣時，要揚眉怒目，提耳根勁，意想內氣由丹田向百會穴衝頂，這種頂法是純的意識訓練，功深者可見氣貫血梢。

（七）吞　氣

採用深呼吸，深吸一口氣以後，將其如吞咽食物一樣送入丹田，這一過程約為常人的三次呼吸，吸畢稍停片刻，再施以用氣。吞氣時頭不可仰俯，張口不可太小，頭俯則下陷，頭仰則上伸。張口太小則有風吸入，風能傷人。起初吞氣無聲，習之日久，腹內就會有「咕咕」的聲音，此為正常現象。

（八）蓄　氣

指蓄集人體脈內之氣。若內五行不足，可以用外五行脈外之氣作補充，事實上蓄氣的過程也是蓄勁的過程，它不需要提肛收腹，只需把意念收斂到人體的所需部位。

（九）貫　氣

指用鼻或口的瞬間吸氣並配合意識活動，象貫入東西一樣貫入丹田，貫氣時小腹略內收。

以上幾種呼吸練氣法，可單純亦可連貫練習，不可強求一致。初練時若有不舒服的感覺應該停幾日再練，以免造成氣機凝滯，如有氣行不順，要自然調息，以調身體平衡，切勿盲目追求，有損身體健康。

二、發聲練氣法

發聲是硬功發勁的催化劑，《少林武功》中談到硬功排打時說：「聲、力、勁是排打的秘訣。」意思是說硬功藉發聲以貫氣提勁，使聲、力、勁合一而行。因此，發聲的作用能夠激發人體潛在能力的超正常性發揮，同時，也可以振奮精神，增強肌肉的緊張能力，從而增加人體的抗擊能力。

《少林氣功》講：「呼吸則風雲變幻，開拳則山岳崩頹。」八卦拳訣有：「吻唇閉口舌抵腭，呼吸全從鼻孔進，力用極時哼哈泄，混元一氣此為得。」據《少林拳譜》有關發聲方面的材料記載：《……虎嘯嘯，龍吟吟，一呼一嘯驚雷聲。」所以說，少林硬功的發聲是仿生型發聲。現就少林三大強身發聲法作一介紹。

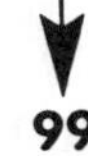

（一）虎嘯發聲法

虎嘯之聲猶如猛虎在山林中咆哮迴盪山鳴，震人膽寒。這種發聲要蓄內氣於丹田，通過丹田內氣的口音呼吸，撞擊聲帶，引起胸腔、腹腔、口腔產生共鳴，使腹部最大限度放鬆，發出圓整洪亮、威而幽遠的聲音，要求在蓄氣過程中提氣與貫氣協調一致。

發聲時口要張大聲帶不振動，疾吸疾呼，洪亮有力，發音多以平、去聲為主。

常用的虎嘯音字為：啊（ā　à）、哈（hā　hà）、呵（hē　hè）、嘿（hēi　hèi）、嗨（hāi　hài）、豁（huō　huò）、呼（hū hù）等。

（二）龍吟發聲法

龍吟之聲猶如蛟龍出水般吟鳴。這種發聲先凝神蓄氣於丹田，通過丹田內氣的喉頭呼吸或鼻音呼吸，撞擊聲帶，引起胸腔、腹腔、口腔、鼻腔產生共鳴，發出清脆綿長的聲音，猶如在水中傳播一樣，使人不寒而慄。但有時也不一定發出聲音，要求在蓄氣過程中，提氣與調氣要協調一致，發音口鼻微開或不開，聲帶振動，發音以陽平為主。

常用的龍吟音字有：喉音字：嘶（sí）、咿（yí）、耶（yé）、嘻（xī）、哼（hé ng）；鼻音字：姆（m）、嗯（n）等。

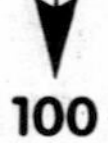

（三）獅吼發聲法

獅吼之聲猶如雄獅怒吼一般。這種發聲聚內五行之氣於丹田，通過丹田內氣的口音呼吸，撞擊聲帶，引起胸腔、口腔共鳴而發出的陽平、陰平、上音的組合音變。

常用的獅吼音字有：呀（yǎ）、哈（hǎ）、呼（hǔ）、嗨（hǎ i）。

怎樣才能練好這三個大強聲呢？

首先必須練好丹田內氣，因為內氣是發聲的動力和基礎。如果一個人沒有雄厚的內功功底，他所發出的聲音與沒有練過功的人一樣，都是一般呼吸肌運動、胸腔縮小、肺氣排出撞擊聲帶而產生的。因此，內功的功力深淺是發音大小的關鍵。發聲在某種程度上講，可以檢驗內功功力的大小。比如：大成拳將發聲作為檢驗內功，鍛鍊發力的一個先決條件。所以說要想練好發音，就必須練好內功。

內功深厚者在技擊中發出的聲音本身就具有戰鬥性。這些人在技擊中的發音，不是以一般的肺氣作動力，而是以具有巨大的能量的內氣作動力，這種聲音極易引起其他人的身體感應，從而影響其氣血的運行和各器官系統的正常代謝。這樣的發聲也是內氣外放的一種形式。所以，一定要注意內能的節約，以免內氣消耗過度，影響戰鬥力。

發聲與發力的結合是硬功的重要問題。發聲圓整，勁力順達，氣、力、意合一，為硬功的一大特點。

硬功的發勁並非蠻勁，而是渾然一體之勁，此勁起於足底湧泉穴，會於膝胯，沉於丹田，透於腰背，而形於肢端。故拳譜說：「人之身，腿為根，脊背為枝，四肢為葉。人之下盤，腰為根，臀為枝，腳為葉。」

硬功中的發音不同於一般的說話，它能激發人的全身細胞，調節人體潛能，能使人體達到心與意合、意與氣合、氣與力合的內三合，以及手與足合，肘與膝合、肩與胯合的外三合，從而使人體的抖放勁和爆發力更能產生巨大的威力，這方面武功精湛者體會深刻。

發聲有助於發力，在科學實驗上已經得到初步的證實。例如：國外一些生理學家和心理學家經過研究，發現「喊聲」能夠增加人體能量動員和能量動員速度（人的勁力大小由能量的動員量和動員速度所決定的）。爆發力（速度×負荷）由於「喊聲」而增加 14.6%（《國外體育科學》1982年第一期《喊聲對肌肉收縮速度和爆發力的影響》）。因此，對於我國古代武術來說，發聲能夠增強勁力的抖放，是有一定的科學道理的。

由於內氣由丹田吐出時，經過不同的發聲部位，會產生不同的聲音，所以不同的發音對不同的勁力起著重要的作用，如：「嘿」聲有助於點勁，點勁有神出鬼沒之變；「呀」聲有助於格勁，格勁有頂天立地之態；「咿」聲有助於踩勁，踩勁有以柔克剛之巧；「哼」聲有助於合勁，合勁有驚心動魄之狀；「陡」聲有助於拿勁，拿勁有顯赫震敵之威；「啾」聲有助於捽勁，捽勁有橫掃崑崙之力；「㖿聲有助於整勁；「吶」聲有助於崩勁；「哈」聲有助於斬推之勁；「咳」聲有助於崩勁；「喝」聲有助於衝動；「哎」聲有助於截勁。

所以有的師傅要求：向上發勁時，意欲將對方擲向屋頂，發「哼」音；向下發勁時，意欲將敵人擊入地中，發「哈」音；自遠處打，意將對方拍透入牆壁，發「咳」音等。因此，不同的發音有有助於不同勁力的抖放。

硬氣功的發聲發力往往配合震腳動作，並通過震腳可以蓄全身之勁而發力，這不但氣勢旺盛，而且在精神上給對方以壓制。根據物理學中的牛頓第二定律來分析，當用力踏地震腳時，腳對地面施加了作用力，同時人也得到了一個相等的反作用力，有功力的師傅能夠自如地將獲得的反作用力，用於發勁增大爆發力，只要學習時用心體會，這種應用還是不難掌握的，但在做震腳動作時，不可用力過猛，以防腿腳的骨骼受傷。

總之，硬氣功的發聲、發力與震腳動作的配合協調，運用自如，對硬氣功的功力進展將起很大作用。

三、持磚練氣法

持磚練氣，是一種行之有效的練氣方法，其特點是簡單

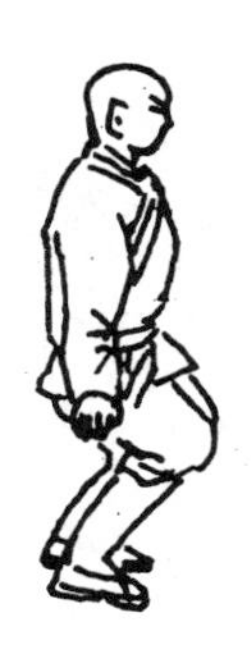
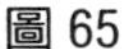
圖 65

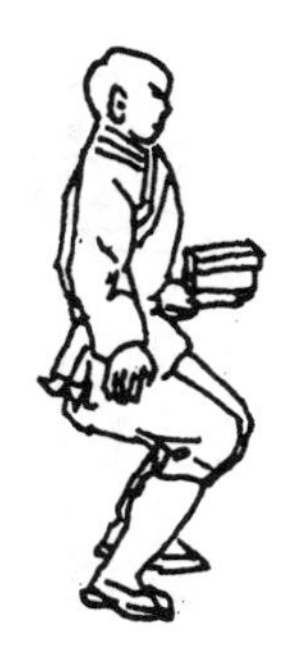
圖 66

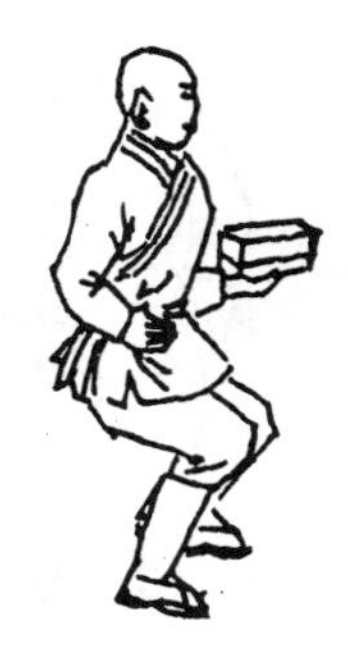
圖 67

易學，不分季節、不分場地大小，只要有一至兩塊 2.5 公斤重的磚，選擇一安靜的地方，思想集中、凝神調息，就可練功。

（一）馬步托磚

預備：兩腳開立，與肩同寬，屈膝下蹲成馬步樁，兩臂下垂。眼平視前方（圖 65）。

吸氣：左臂內旋，屈肘托掌，上提腹前，掌心向上，距丹田穴 4 寸，左掌上放置 1～2 塊磚（圖 66）。意念：以意領氣，引丹田氣上升膻中穴聚氣。

呼氣：右手叉腰，左掌托磚下移。意念：引膻中穴氣下沉丹田穴，經會陰穴、尾閭穴、命門穴、大椎穴，而後分至兩肩井穴，再經曲池穴、外勞宮穴、內勞宮穴，氣達磚面，暗示掌上發出的氣可將磚沖起，一呼一吸反覆進行。待累了再翻掌，掌心向下，用掌背托磚繼續練習；左掌累了換右掌練習，練習時間以能夠忍受為宜（圖 67）。

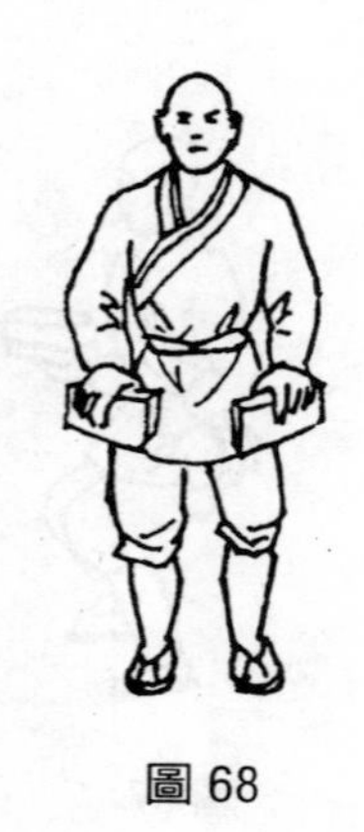
圖 68

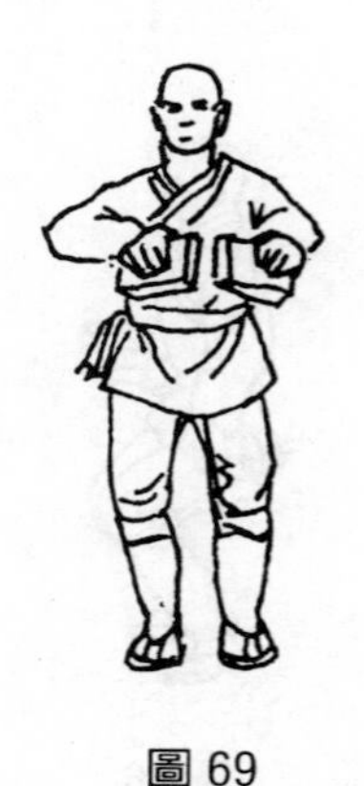
圖 69

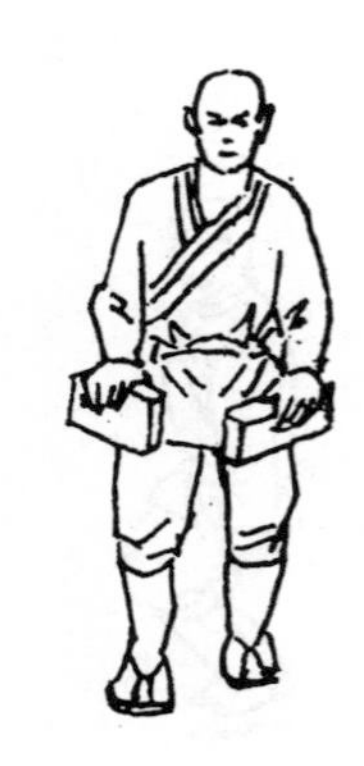
圖 70

（二）胸前旋轉

預備：身體正直，兩腳開立與肩同寬，兩手握磚於腹前，距丹田穴 4 寸，虎口相對，掌手向內（68）。

吸氣：上體微左轉，兩手握磚，從腹向左、向上旋轉到胸部膻中穴。意念：引丹田氣上升至膻中穴聚氣（圖 69）。

呼氣：兩手握磚，繼續由膻中穴向胸右、胸下至腹部丹田穴旋轉。意念：引膻中氣下沉丹田，經會陰穴、尾閭穴、命門穴、大椎穴，而後分兩肩井穴，經曲池穴、勞宮穴，氣至手心，力達磚面，一呼一吸反覆練習（圖 70）。

（三）單臂掄磚

預備：兩腳併立，身體正直，右手握磚，臂下垂，磚放在右大腿外側，左臂自然下垂。雙目平視前方（圖 71）。

吸氣：拔頂提肛，左腳向前一步，成左弓步。左手插

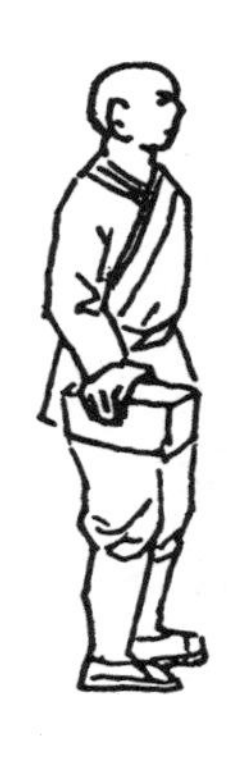

圖 71

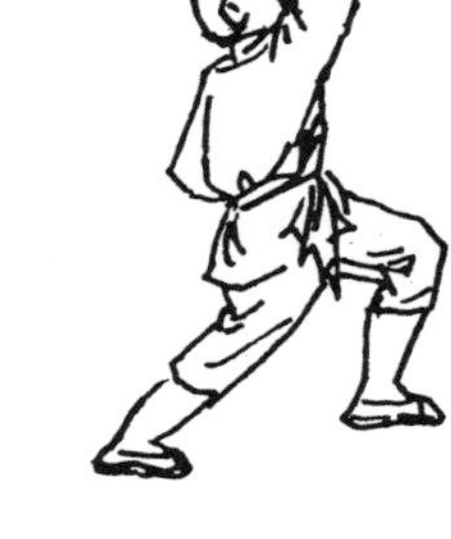

圖 72

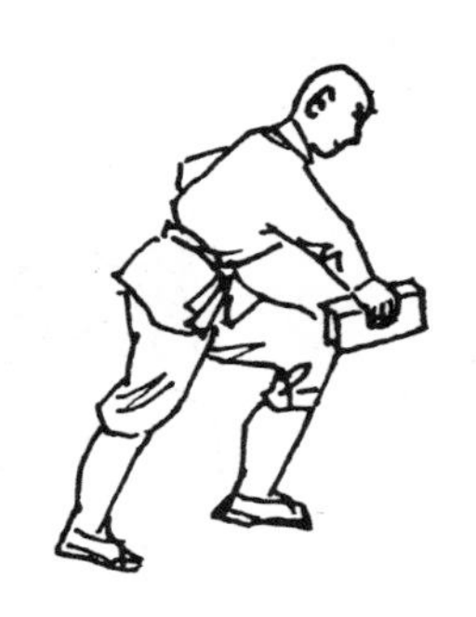

圖 73

腰，右手握磚，臂微屈，由下向後畫弧至頭頂。意念：引丹田氣上升膻中穴聚氣，稍停閉氣（圖 72）。

呼氣：右臂微屈，向前後下掄砸，虎口朝前，離地面一拳，立刻制動。意念：以意領氣，氣下沉丹田，經會陰、尾閭穴沿夾脊到大椎穴，再經右上肢到手心，力達磚面（圖 73）。

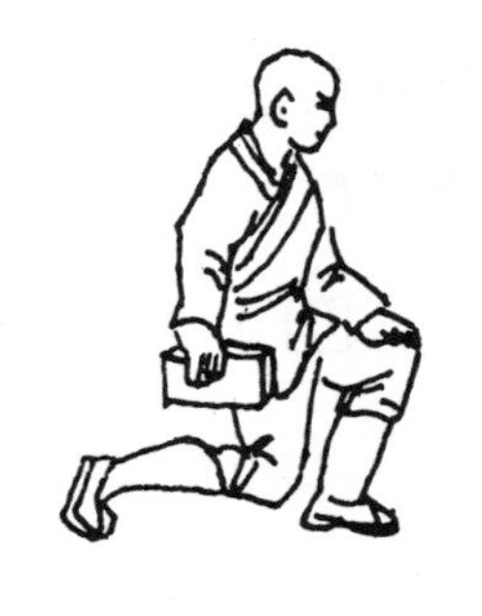

圖 74

（四）跪步掄砸

預備：左腿在前成弓步，右腿在後跪在地上，右膝與左腳跟相距一拳，左手扶壓在左膝蓋上，右手握磚下垂（圖 74）。

吸氣：上體不動，右手握磚由下向上掄至頭頂，大臂靠近頭側，虎口向後，手心向左。意念：以意領氣，引丹田氣上升至膻中穴聚氣，稍停（圖 75）。

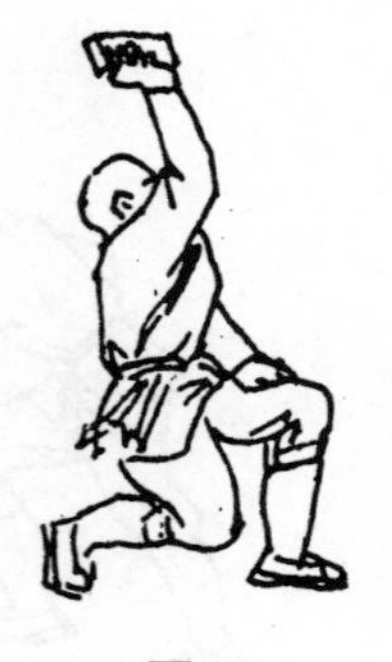

圖 75

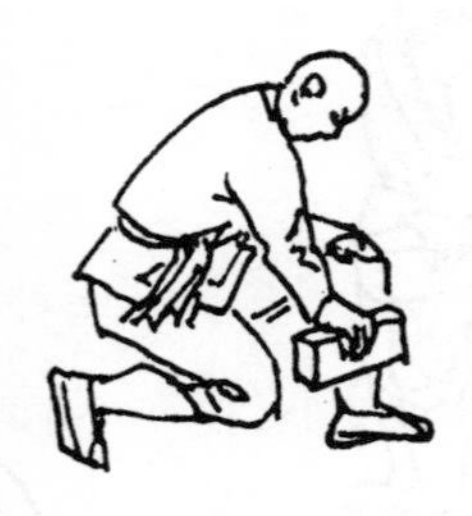

圖 76

呼氣：上體前俯，右臂屈肘猛向前下方擊劈，掌心向內，磚距地面一拳立刻制動，力達磚面。意念：以意領氣，引膻中氣下沉丹田穴，經會陰穴、尾閭穴沿夾脊到大椎穴，沿上肢到手心，暗示手心發出氣將磚沖開（圖 76）。

四、呼吸練氣四忌

北派歷來重練呼吸。南派則練運使之法多，練呼吸之法少。蓋呼吸之功，雖能擴加血氣，時或不慎，反而傷身。後以慧猛禪師南來，傳授呼吸之妙訣，於是，南派始有練習之者。未幾斯術大行，遂於動使之時，兼習呼吸，而南派拳術，亦為之一變。茲將慧猛禪師之口傳呼吸秘訣，記之如下：

呼吸四忌：

（1）忌初進時太猛。初時以呼吸四十九度為宜，後乃緩緩增加，但不可一次呼吸至百度以外。

（2）忌塵煙污染之地。宜於清晨或曠寂幽靜之所在行之。晚間練習宜在戶外，不可緊閉一室之中。

（3）忌呼吸時以口出氣。初呼時，不妨稍以口吐出肺胃之惡氣，以三度為止，向後之呼吸須使氣以鼻孔出入，方免濁氣侵襲肺部之害。又呼吸時，宜用力一氣到底，而後肺之脹縮得以盡吐故納新之用，而氣力以生。

（4）忌呼吸時胡思亂想。大凡人身之氣血，行於虛而滯於實。如思想散馳，則氣必凝結，發生障礙。久之，則成氣痞之病。

以上四忌，須謹慎避之，自無後患。迨至成功時，則周身之筋脈靈活，骨肉堅實，血氣之行動，可以隨呼吸以為貫注。如欲運氣於指尖、臂膊及胸肋、腰際之間，意之所動，氣即赴之。倘與人搏，則手足到處，傷及膝裡（即皮膚與筋肉之間），不可救療。

洪惠禪師曰：呼吸之功，可以使氣貫周身，故有鼓氣胸、肋、腹、首等處，令人用堅木鐵棍猛擊，而不覺其痛苦者，此乃由於氣之鼓注包羅故也。但有一處，為氣之所不能到者，即面部之兩頰也。擊他部雖不痛，唯此部卻相反爾。

第二節　運氣發勁

練功者通過採氣、練氣等階段以後，身體會出現如下異常感覺：手掌微微發脹、發熱、手心似有吸引力；頭部、胸部、腹部感覺氣脹充實，力量充沛；胸部、腹部有願意讓別人擊打才感到舒服，或想切磚破石等感覺。這時，我們就可以調和運動真氣，進行專項運氣發勁的規律性訓練。

全身發勁的特點：

勁路暢通：勁路不暢，就會影響內氣的傳遞，這是練氣功的大忌。要做到勁路暢通，就必須力量順達。因為力是一段一段傳遞，力發於根，輸於枝，達於梢三段貫通。

鬆緊交替：在不該發勁時，肌肉相對放鬆，該發勁時，肌肉突然加劇收縮緊張，而且該收縮的部位緊張，不該收縮的部位放鬆，一張一弛，既省力，又能將內氣集中發揮，否則影響肌肉收縮，難於發勁。

動作準確：如果姿勢不正確，動作不準確，配合不協調，都會直接影響勁的發揮。

一、全身運氣法

（一）頭部頂氣

1. 坐　勢

預備：兩腿相互交叉坐定，兩手相互重迭，按壓在丹田上（男左掌在上，右掌在下，女左掌在下，右掌在上）。雙目內視丹田（圖 77）。

吸氣：吸氣時，雙掌輕輕按壓丹田，同時以意領氣上升膻中穴。

呼氣：呼氣時，雙掌輕輕離開丹田，同時以意領氣使之充頂到頭頂百會穴。

2. 站　勢

預備：左腳在前，右腳在後成左弓步，左手掌壓放在左膝蓋上，右手自然下垂。目視前方（圖 78）。

吸氣：右手立掌，由下向前、向上擺動至右肩上方，大臂靠近右耳部，手指朝天，掌心向左（圖 79）。意念：引丹田氣上升至膻中穴。

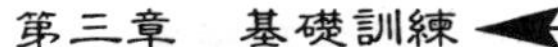

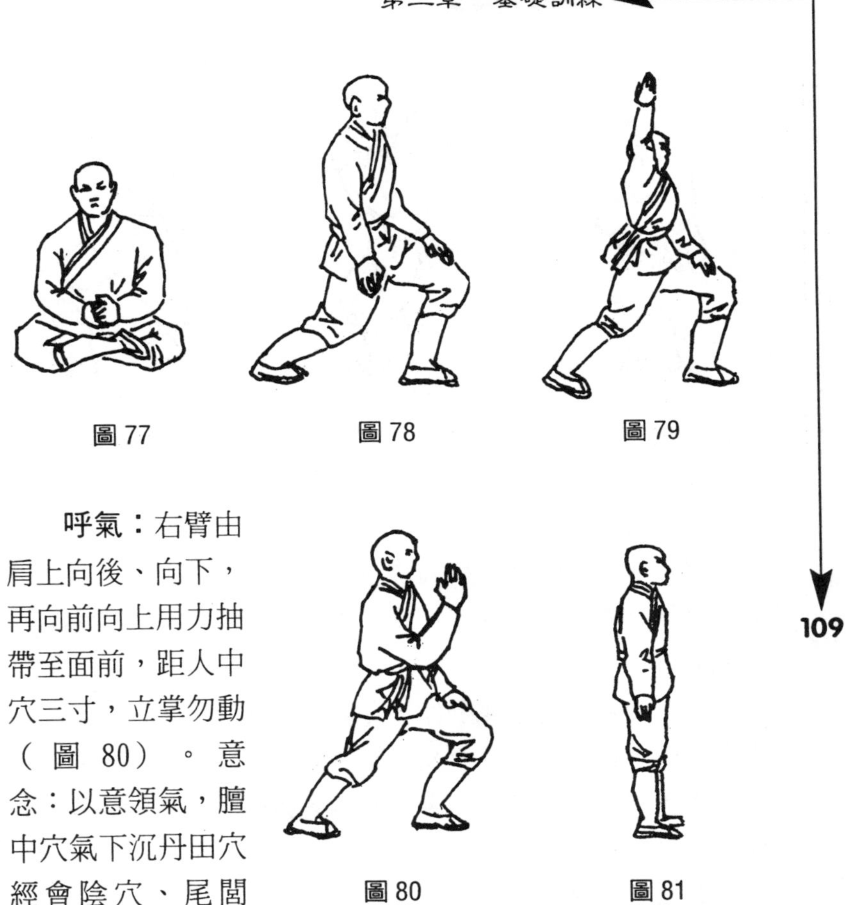

圖 77　圖 78　圖 79

圖 80　圖 81

呼氣：右臂由肩上向後、向下，再向前向上用力抽帶至面前，距人中穴三寸，立掌勿動（圖 80）。意念：以意領氣，膻中穴氣下沉丹田穴經會陰穴、尾閭穴、夾脊、大椎穴、玉枕穴，頂氣充滿百會穴，左右交替進行練習。

（二）掌指運氣法

預 備

兩腳自然併攏立正，兩臂自然下垂，兩手分別放在兩腿外側，全身放鬆，目視前方（圖 81）。

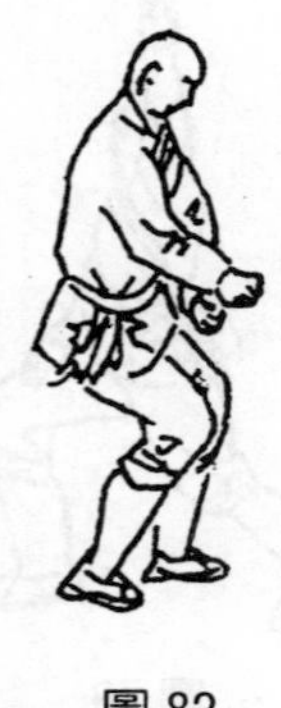
圖 82

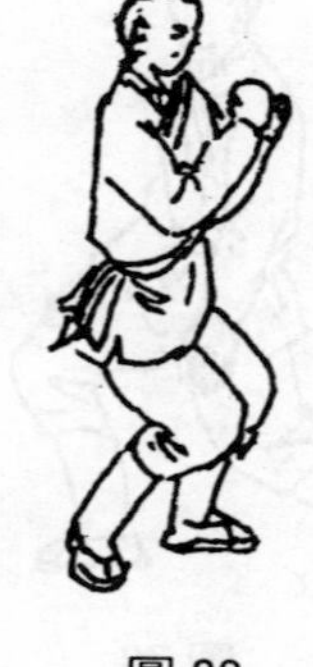
圖 83

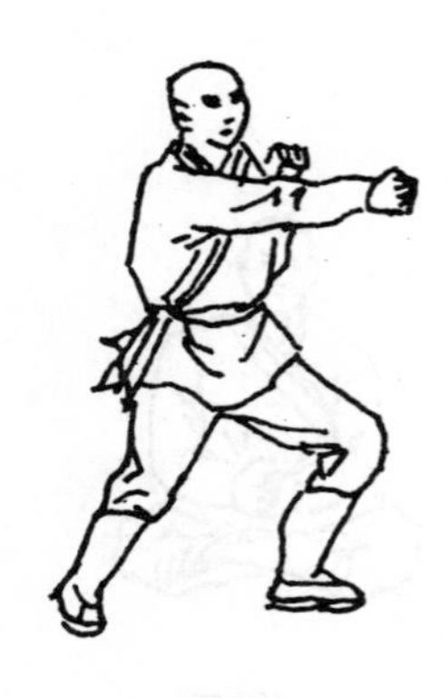
圖 84

1. 氣運丹田

接（圖 81）勢。左腳橫向開立，略寬於肩，膝蓋彎曲，雙拳在襠前相互交叉，拳心在內，右拳在上，左拳在下（圖 82）。

隨著提氣時的吸氣動作，左腳跟逐漸著地，同時兩拳分別向裡向上在胸前相互交叉，拳心向內，左拳在上，右拳在下，然後兩拳分別外旋，拳心向內高與肩平，並配合呼氣動作，全身放鬆（圖 83）。

2. 氣運雙拳

（1）氣動右拳：接（圖 83）勢。左腳向右腳靠攏，並向左前方畫弧線進一步，同時右拳由屈到伸，拳眼向上，高與胸齊。左拳拳眼向上，高與肩齊（圖 84）。

隨著右拳的前伸動作，配合以口呼氣，並隨呼氣動作，把內氣運至右拳。然後右拳回拉並外翻，拳心向內，屈臂高與肩平，並配合吸氣動作。同時左拳也外翻，拳心向內（圖 85）。

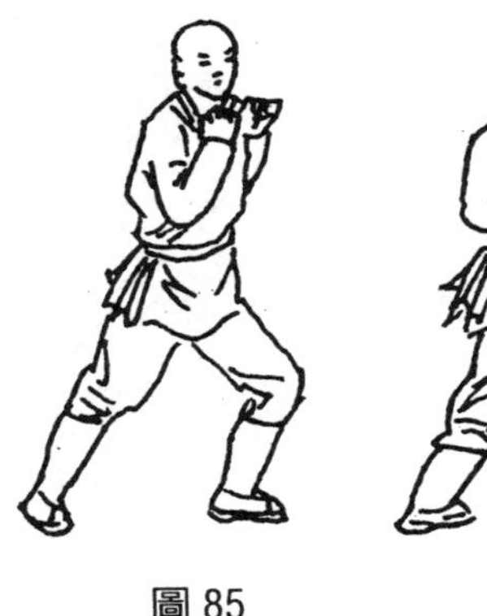
圖 85

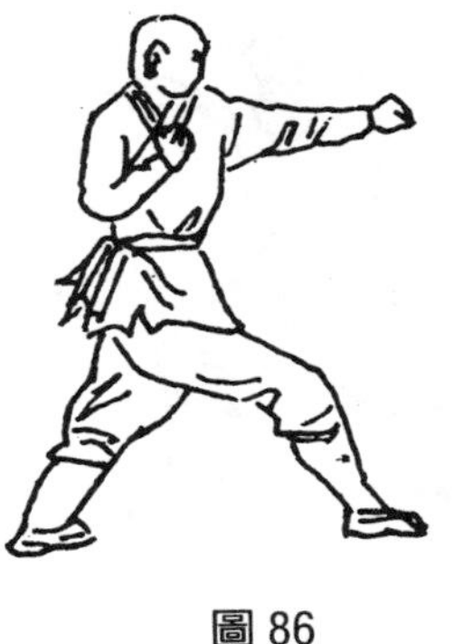
圖 86

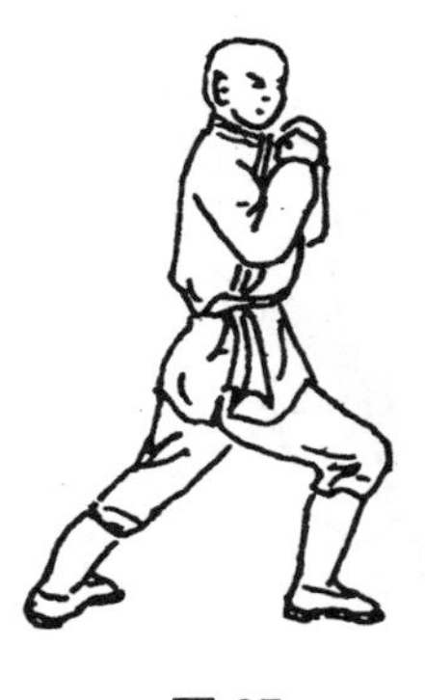
圖 87

（2）氣運左拳：接（圖 85）勢。右腳向左腳靠攏，並向右前方畫弧線進一步。同時左拳由屈到伸，拳眼向上，高與胸齊，右拳保持不變（圖 86）。

隨著左拳的前伸動作配合呼氣，並隨呼氣動作把內氣由丹田運至左拳，然後左拳回拉，拳心向內，屈臂高與肩平，並配合吸氣動作（圖 87）。

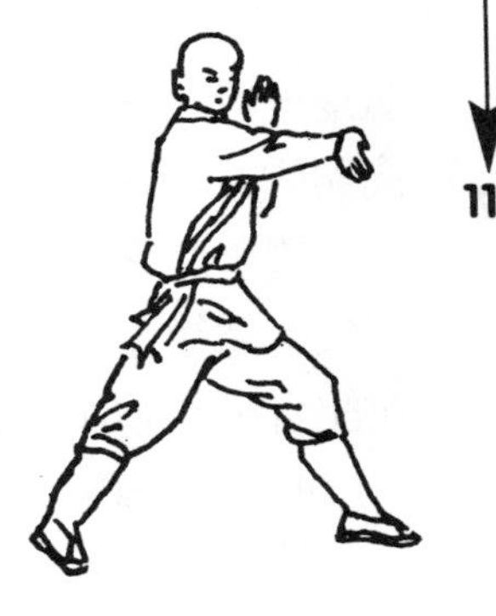
圖 88

3. 氣運掌尖

（1）氣運右掌尖：接（圖 87）勢。左腳向右腳靠攏並向左前方畫弧線進一步。同時右拳變掌，拇指彎曲內扣，小臂由屈到伸，高與胸齊，掌指外側邊緣與小臂約成 120°（圖 88）。

隨著右掌的前伸動作，配合呼氣，並把內氣由丹田運至掌尖，然後右掌回拉外翻，掌心向內，屈臂、高與肩平，並配合吸氣動作，左掌保持不變（圖 89）。

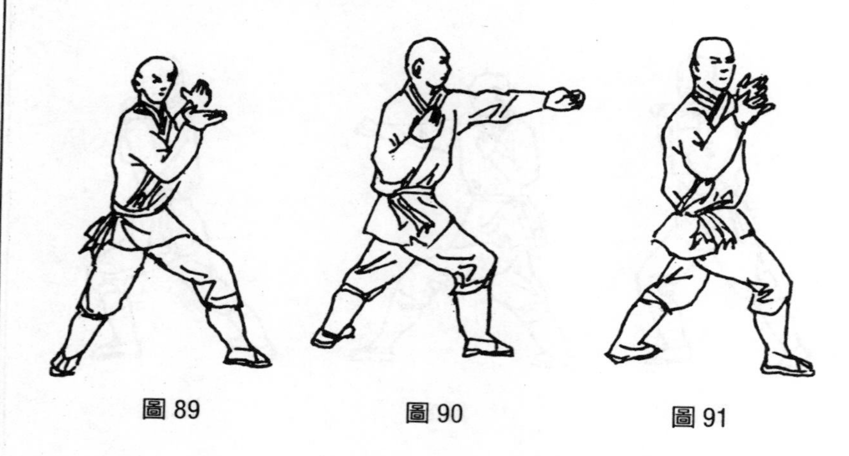

圖 89　　圖 90　　圖 91

（2）氣運左掌尖：右腳向左腳靠攏，並向右前方畫弧線進一步。同時左拳變掌，拇指彎曲內扣，小臂由屈到伸，高與胸齊，掌指外側邊緣與小臂約成 120°（圖 90）。

隨著左掌的前伸動作，配合呼氣，並把內氣由丹田運至掌尖，然後左掌回拉外翻，掌心向內，屈臂、高下與肩平，並配合吸氣動作，右掌保持不變（圖 91）。

4. 氣運劍指

接（圖 91）勢。雙掌分別內翻下按，掌心向下至丹田處，隨著吸氣動作將內氣沉入丹田（圖 92）。

然後雙掌變成劍指，手心向下，隨吸氣動作怒發內氣，並以喉頭開音，發龍吟之聲，同時劍指向前伸出（圖 93）。

5. 氣運雙掌

接（圖 93）勢。雙手劍指分別變掌，由體前向腰間畫一個立圓，掌根相對。右腳隨吸氣動作向後退一步成左弓步（圖 94）。

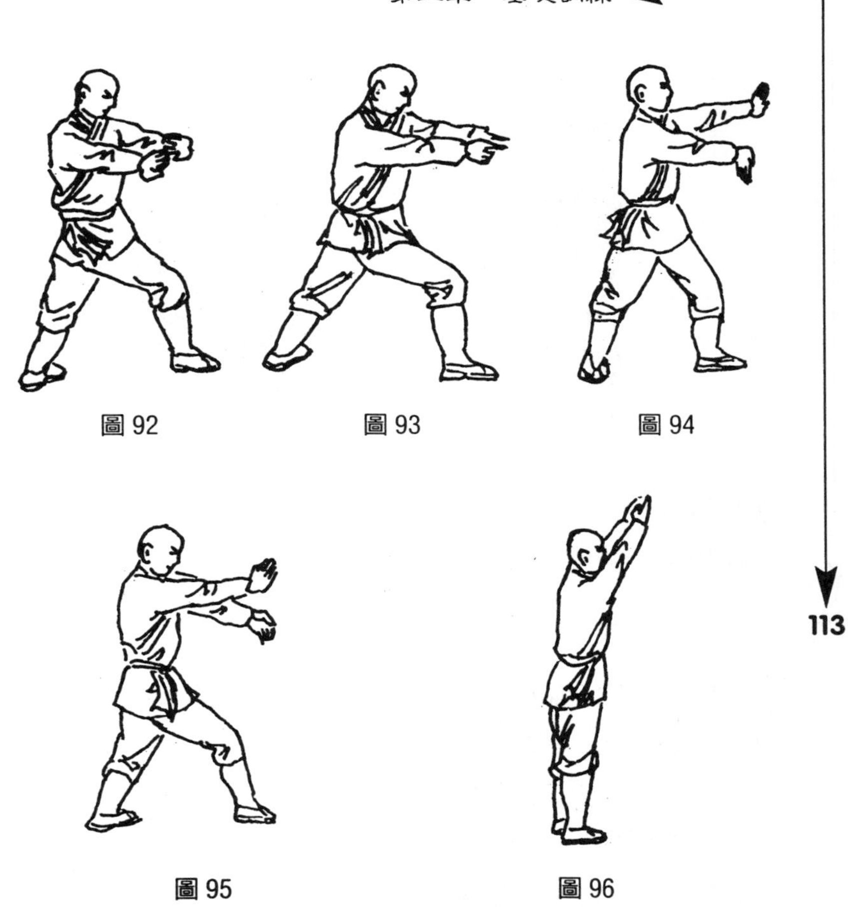

圖 92　圖 93　圖 94

圖 95　圖 96

然後雙掌分別慢慢向前推出，並伴隨呼氣動作。左腳向後退一步成右弓步。重複上術動作。（圖 95）。

收　勢

雙掌相互重疊，掌心斜向上，左掌在上，右掌在下（圖 96）。

然後右腳後退一步與左腳併攏成立正姿勢。同時以左掌

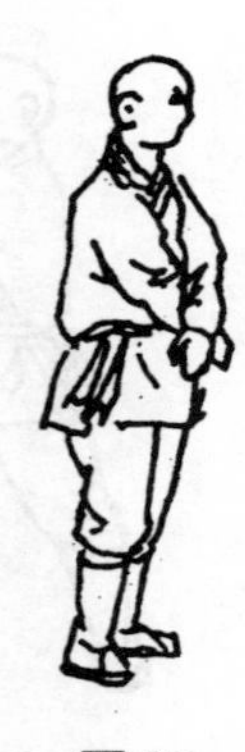

圖 97

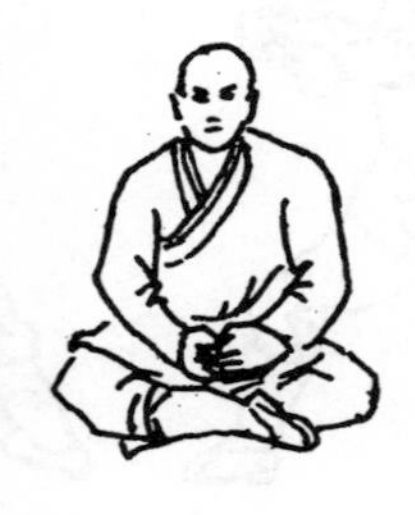

圖 98

掌背為軸，向內翻轉並按壓在丹田上，右掌在上，左掌在下（圖 97）。調息揉腹。

（三）說　明

1. 這一套運氣的呼吸方式是鼻吸口呼。吸氣時全身肌肉放鬆，呼氣時全身肌肉緊張。

2. 運氣過程的呼吸速度要求均勻、緩慢、細長。

3. 發氣時面部肌肉要緊張，以氣催力。

二、按揉活身法

（一）練　法

練功者將兩掌相互擦熱後，按壓在丹田上（圖 98）。自右向左按順時針方向均勻地揉，手掌的力量不可太輕，以免脫離皮膚，也不要太重，以至觸及骨頭，更不要隨意移動雙掌，應根據練功者的自身素質，以自我感覺能承受為宜。

按揉時要全神貫注地注意按揉部位，心意不得外馳。每日起床後、臨睡覺前各行一次，每次 20 分鐘。也可以請助手幫助。

(二) 說　明

1. 先由丹田起逐漸沿著任脈線上行再由任脈兩側分別向下至兩肋，以至擴散到整個前胸。

2. 從大椎沿著督脈線下行至尾閭，再從督脈兩側分別向上至兩肩，以至擴散到整個後背。

3. 從兩肩沿著大臂經小臂到手指，再由腰胯、大腿下行至腳趾依次揉之。

4. 初練揉法以輕為主，一個月後逐漸加力，切勿推移，以免傷皮膚。

5. 按揉活身由局部逐漸擴散到整體，鍛鍊人體之潛能。為練氣、練膜、舒筋活血的重要方法。

三、循經拍打法

(一) 練　法

1. 取小細竹條 20 根左右，一般直徑在 1 分公即可。將一端用麻繩捆緊，另一端散開（圖 99）。

練功者手持散竹棒沿人體經絡輕輕敲打，由輕到重，依次拍打，以自我感覺能承受為宜（圖 100）。每日早起後，睡覺前各行功一次，每次 20 分鐘。

2. 取粗電線或鐵絲 20 根左右，長約 45 公分左右，將一端用火燒熔焊接成一體，另一端散開（圖 101）。

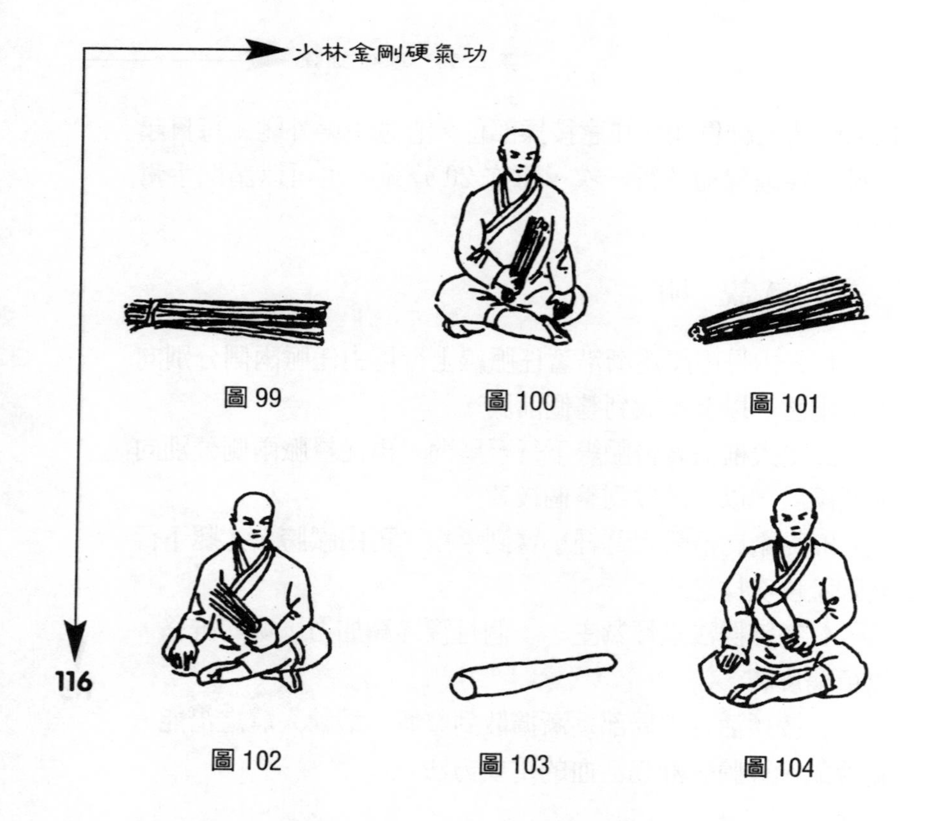
圖 99　圖 100　圖 101

圖 102　圖 103　圖 104

練功者手持焊接之外沿經絡依次拍打（圖 102）。每日早晨兩次，每次行功 20 分鐘，以自己的體力能承受為宜，切忌憑一時熱情蠻力行之，也不可一曝十寒，時斷時續。

3. 取帆布縫一圓筒形如木棒，長約 30 公分，內裝滿河沙，用線縫好（圖 103）。

練功者手持沙棒，由輕到重逐漸循經拍打（圖 104）。

（二）説　明

1. 同按揉活身（1）、（2）、（3）。

2. 切忌用竹棒和鐵絲棒的端點觸擊，以免傷及皮膚。

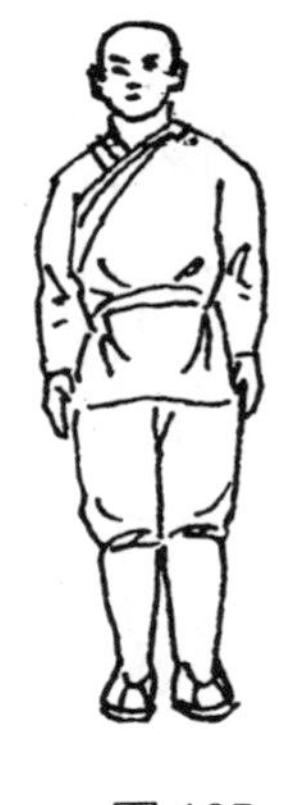

圖 105

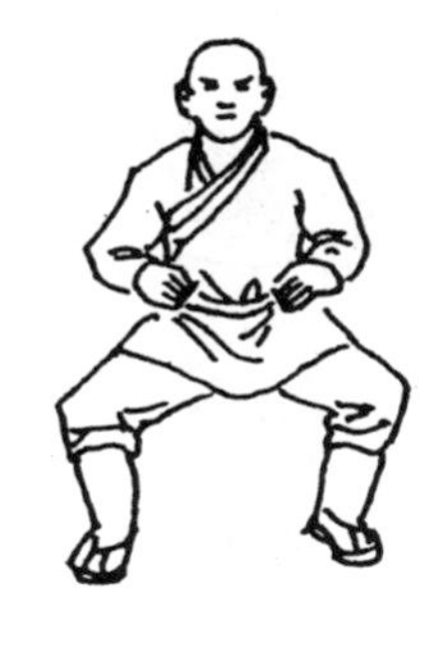

圖 106

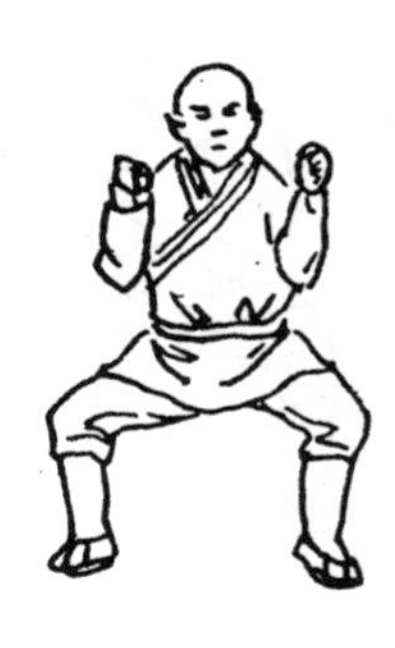

圖 107

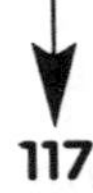

四、全身排打法

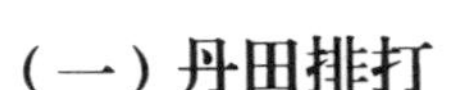

（一）丹田排打

1. 兩腳自然併攏立正，全身放鬆（圖 105）。

2. 左腳向左側橫向開立出一步，略寬於肩，屈膝下蹲成馬步樁。雙掌掌心向下，按氣於丹田。以口呼氣（圖 106）。

3. 雙掌變拳猛然翻拳，屈臂上提，拳心向內，高與肩平，同時以鼻吸氣，並配合雙足的震腳動作（跺步）（圖 107）。

4. 雙拳變掌以掌側向下猛然砍擊小腹丹田處，同時發虎嘯音「嘿」聲，緊縮肛門，氣從神厥迸發而出，並鼓腹抵抗雙掌的擊打（圖 108）。

5. 如此排打 49 次後，左腳向左腳併攏立正，雙掌重疊

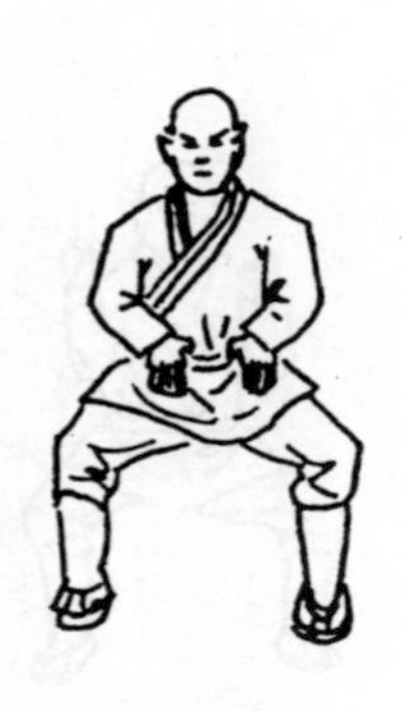

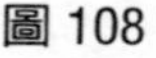

圖 108

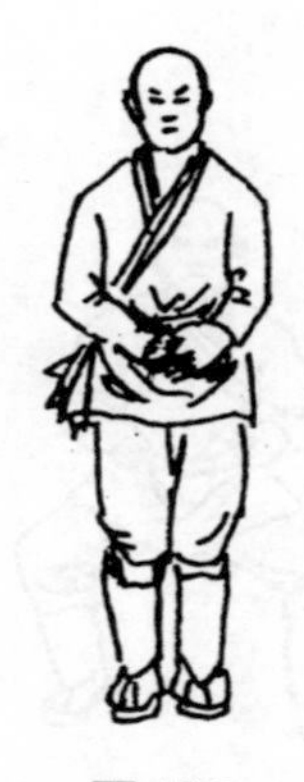

圖 109

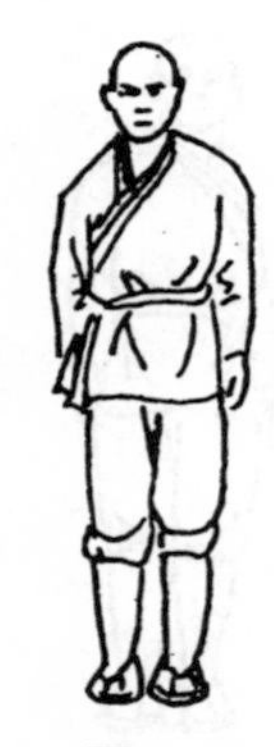

圖 110

按壓於丹田處，調息揉腹（圖 109）。

先從丹田開始排打，然後逐漸向四周排打擴散到全腹，繼而以掌側換為拳面排打，最後易為拳輪排打，直至以拳猛烈擊打腹部的任何部位均無痛感為止。

（二）肋部排打

1. 兩腳自然併攏立正，兩臂自然下垂，兩手分別放在兩腿外側，全身放鬆。目視前方（圖 110）。

2. 左腳橫向開立，略寬於肩，屈膝下蹲成馬步樁，雙掌掌心向下按氣於丹田，以口呼氣（圖 111）。

3. 雙掌變拳屈臂上提，拳心向內，高與肩平，然後雙拳向兩側平伸，同時以鼻吸氣，揚眉怒目（112）。

4. 兩拳猛回收向肋部擊打，並配合雙足的震腳動作以鼻噴氣，不發聲，力發於腰，緊縮肛門，氣從丹田迸發而出，並鼓肋抵抗雙掌的擊打（圖 113）。

5. 如此排打 49 次後，左腳向右腳併攏立正，雙掌分別

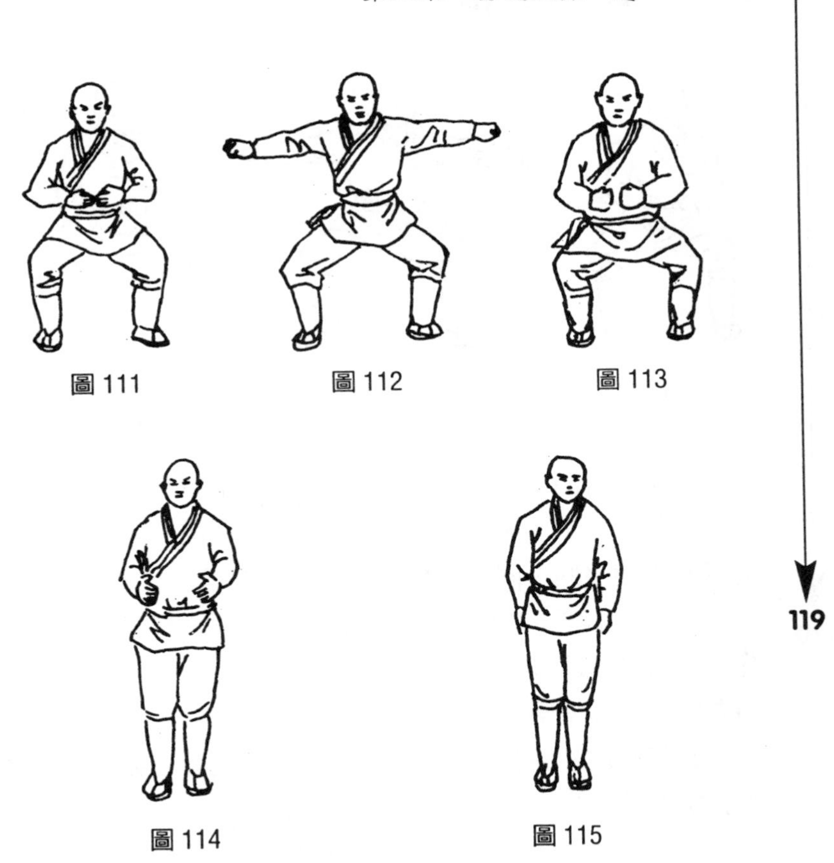
圖 111　圖 112　圖 113

圖 114　圖 115

按壓於兩肋處，調息揉肋（圖 114）。

先從章門開始逐漸向四周擴散到全肋。

（三）胸部排打

1. 兩腳自然併攏立正，兩臂自然下垂，兩手分別放在兩腿外側，全身放鬆，目視前方（圖 115）。

2. 左腳橫向開立，略寬於肩，屈膝下蹲成馬步樁，雙掌

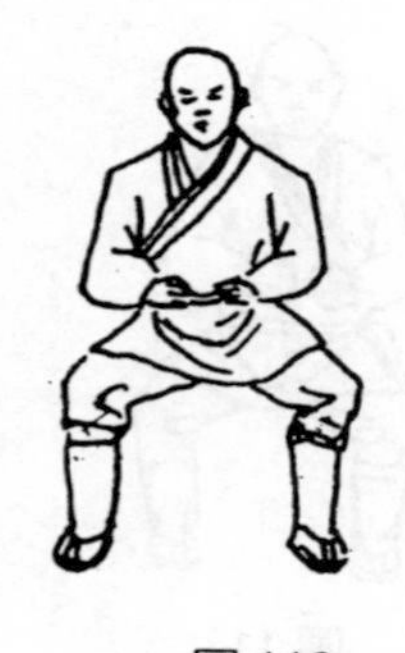

圖 116

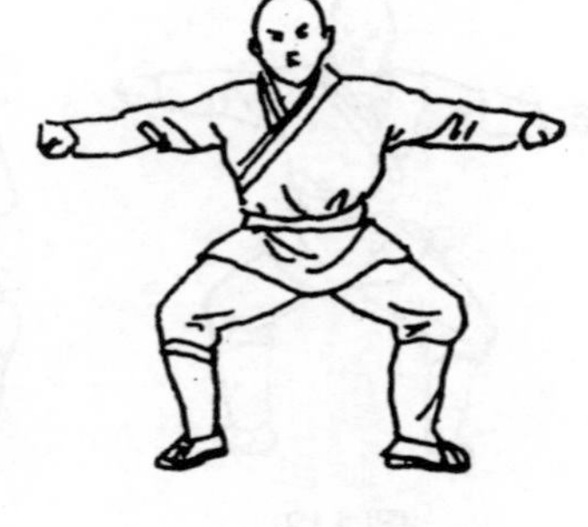

圖 117

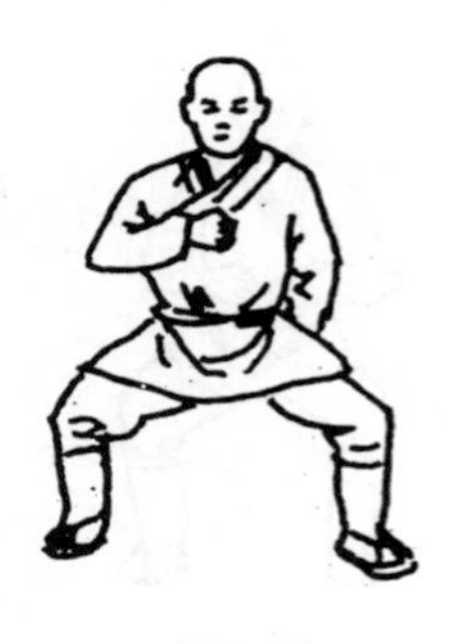

圖 118

向下按氣於丹田，掌心向下，以口呼氣（圖 116）。

3. 雙掌變拳，屈臂上提，拳心向內，高與肩平，然後，雙拳向兩側平伸，同時以鼻吸氣，揚眉怒目（圖 117）。

4. 右拳猛然回收向左胸部擊打，並配合雙足的震腳動作，同時發虎嘯音「哈」聲，力從腰間起，氣從丹田發，並抖左胸向右迎拳擊打（圖 118）。

5. 如此左右輪換排打 49 次，左腳向右腳併攏立正，雙掌分別按於兩胸，調息揉胸（圖 119）。

先從一點開始，逐漸向四周排打擴散到全胸。

（四）頭部排打

1. 兩腳自然併攏立正，兩臂自然下垂，兩手分別放在兩腿外側，全身放鬆，目視前方（圖 120）。

2. 左腳橫向開立，略寬於肩，屈膝下蹲成馬步樁，雙掌掌心向下按氣於丹田。以口呼氣（圖 121）。

3. 兩手經體前向兩側自然分開，並由上到下、由內到外成弧線擺動，同時以腰為軸，並配合腰、臂的協調擺動，使

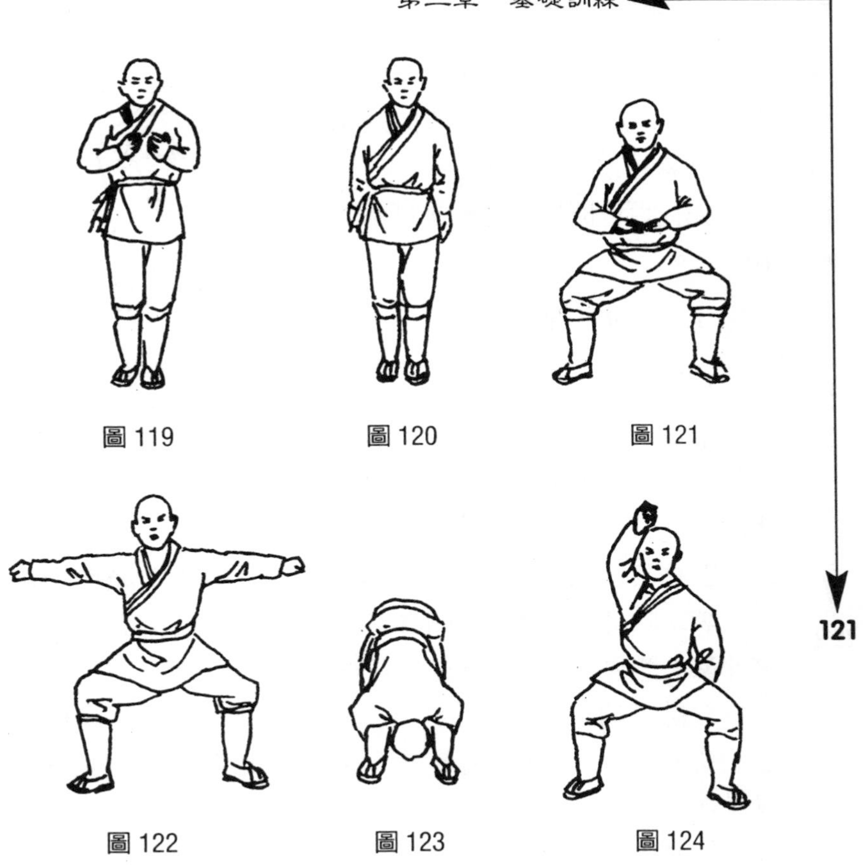

圖 119　圖 120　圖 121

圖 122　圖 123　圖 124

全身各關節放鬆（圖 122）。

4. 兩腿逐漸直膝，上體前屈，雙手分別握住兩腳的後跟部，挺胸直背，頭置於兩腿之間，合以鼻噴氣十餘次（圖 123）。

5. 吐畢，以口吸氣貫於丹田，上體猛然直起，氣貫百會，同時以右拳配合馬步跺腳猛擊頭頂，並發龍吟「嗨」聲（圖 124）。

6. 如此排打 49 次後，左腳向右腳併攏立正，雙掌分別按於頭部，調息揉頂（圖 125）。

先從百會開始，逐漸排打到前額。

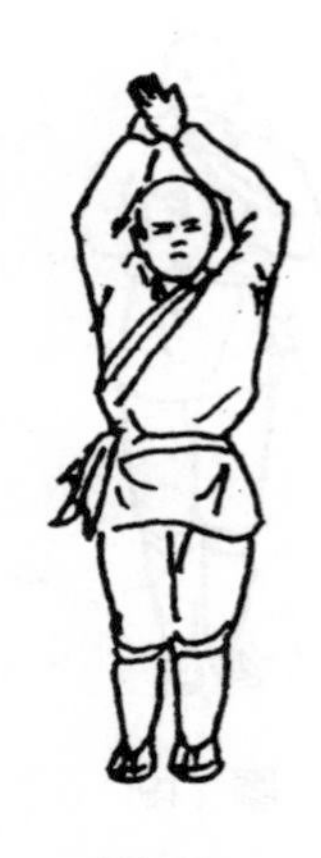
圖 125

（五）說　明

1. 全身排打法每次練功的時間不少於 20 分鐘，一般來說必須練到筋疲力盡為止，儘量發揮人體最大的潛能。

2. 排打的力量由輕到重逐漸增大，因每個人承受力不一，練功時必須根據自己的身體情況來排打，絕不能以蠻力來沖擊人體要害部位，應以自我感覺能承受為度。

3. 排打的年齡以青少年為宜。因為老年人的骨無機質多，功夫不易長進，很容易發生骨折，練功時要特別注意加以保護。

4. 練功 3 個月內戒煙、酒、色。因為頻繁吸煙影響練功者氣的質量，酒的暴飲影響練功者的運行，色的縱慾損傷練功者的真元（即真元之氣）。

五、全身發勁法

力猶如鐵，勁猶如鋼。力不練則不能成功，鐵不煉則不能成鋼。列子云：「煉鋼赤刀，用之切玉如切泥焉。」故古有削鐵之利劍，而無切玉之鐵刀，何也？因為劍經過冶煉，而鐵未經過冶煉。俗話說：「拳打力不開，力打勁不開。」

說明只掌握方法而無勁則不能匹敵，而掌握方法又有勁，則任彼力大如虎，亦無以施展，故勁可以克力，而力不能克勁，猶如鋼可以克鐵，而鐵不能克鋼。

發力之際，手臂肌肉收縮，全身血管膨脹，血液循環加快，用之過當，且可致傷。而勁則不然，一戳指一按掌，瞬間即可中傷敵人，無須牽動全部肌肉，所以勁優於力，習武者務須把練功置於首要的位置。

覺遠上人曰：「力以柔克剛，氣以運而實，力從氣出，氣隱力顯，無氣則力至何來？俗家之力，其來也猛，而其著實多浮，柔則沉實。習之既久，自能知曉，蓋一掌或一拳之打出，手一著力，則氣有三停：一停於肩穴，二停於拐肘，三停於掌根，如是而求力能貫透指顛或掌心難矣。至於柔運之力，則與此不同，一舉手，則全身之力奔赴於氣之所運，所謂意到氣隨，速於聲響，其精確之功，學者不可以悟也。」

從此觀之，斯道以剛柔變化能達於極品者為上乘；剛多柔少，謹守師法者為中乘；至於一拳一技之微，有剛而無柔，專從事於血氣之私者於斯為下矣。

勁之種類有剛與陰之分，猶如鋼有堅與柔之別，鋼粗練之則堅，精煉之則柔。古人曰：「百煉鋼化為繞指柔」。所練之愈精則愈柔，勁亦如此。

（一）陽　勁

陽勁即陽剛之勁。硬而猛，變化多顯粗獷。

1. 每日晨，面對東方太陽，心平氣和，雙手抱拳立正，做三呼三吸吐納術，意想自身血脈百竅與宇宙相合，一呼一

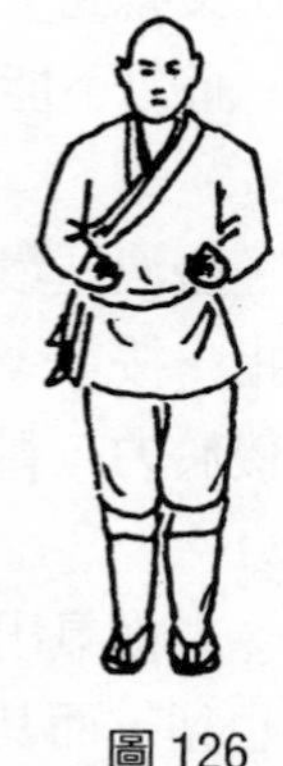
圖 126

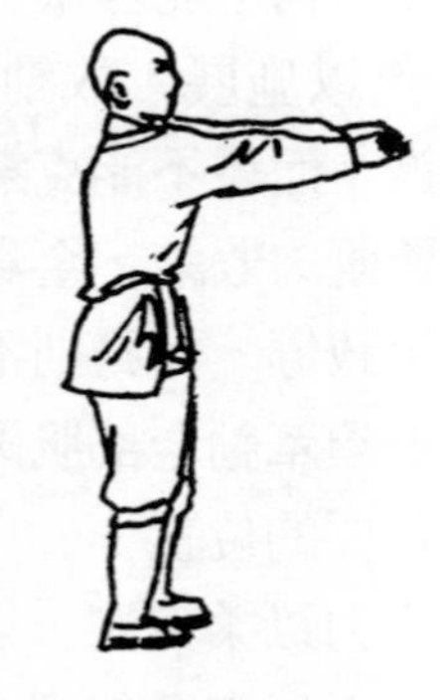
圖 127

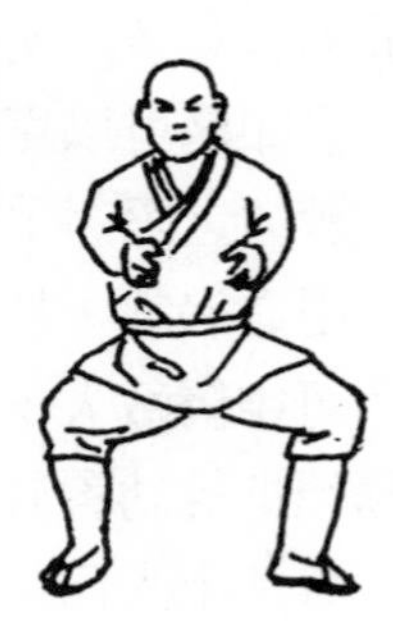
圖 128

吸無處不相通。吸者吞鮮也，呼者吐濁也（圖 126）。

2. 左腳橫向開立，略寬於肩，同時雙拳變掌由腋窩處向前探伸，四指併攏，拇指彎曲內扣，拳心向下，配合發龍吟「嗞」聲。意想體內濁氣，隨雙掌的探插動作由指尖放出，並送至天邊無限遠處（圖 127）。

3. 兩掌外旋，指尖節節內扣，握拳如卷餅，同時屈膝下蹲成馬步樁。以鼻吸氣，意想將天邊冉冉升起的太陽抓在手裡，並送入口中（圖 128）。

4. 雙拳變掌，掌心向下，分別下按到下丹田處，同時，以鼻呼氣，意想把送入口中的太陽，配合動作按壓到丹田內部（圖 129）。

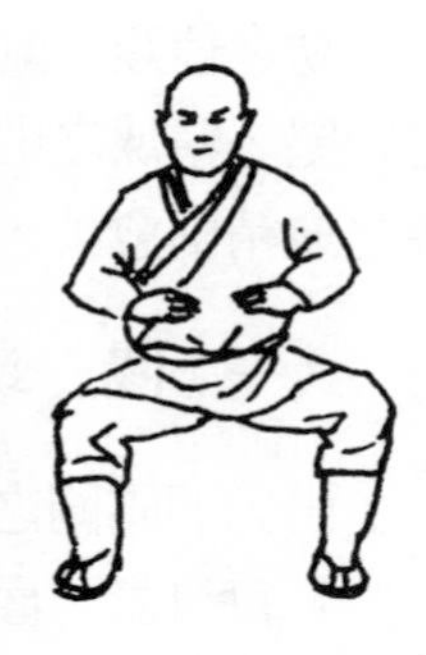
圖 129

5. 閉氣片刻，內氣突然崩發（這裡指與肌肉爆發相吻合），同時以虎嘯開音，或以足蹬木樁（圖 130），或以腳踹步樁，（圖 131），或以臂

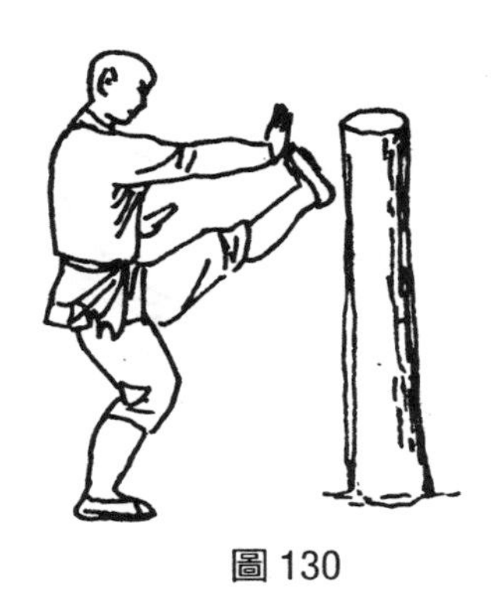

圖 130

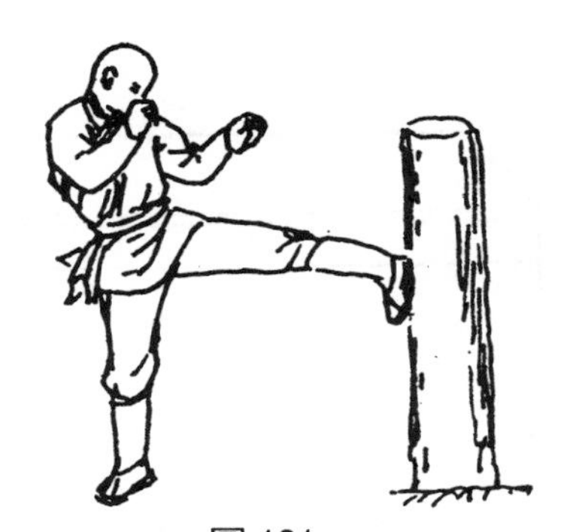

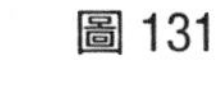

圖 131

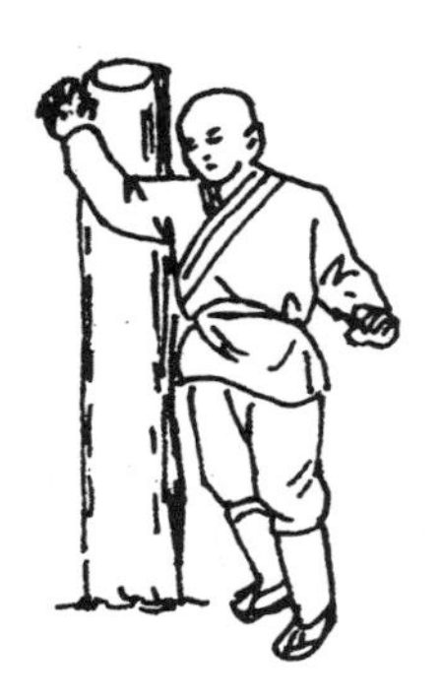

圖 132

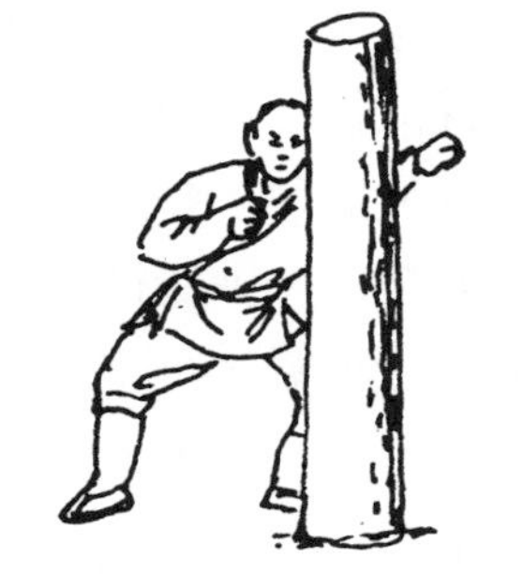

圖 133

格木樁（圖 132），或以頭撞木樁（圖 133），或以肘盤擊木樁（圖 134）等。渾身無處不可。久而習之，陽勁自生，揮手可使彪漢跌至丈外，所練愈久則效果愈佳。

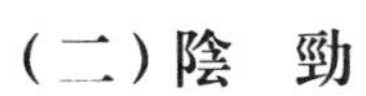

（二）陰　勁

陰勁即陰柔之勁。力發於無形，動作柔韌多變化。陰勁之運

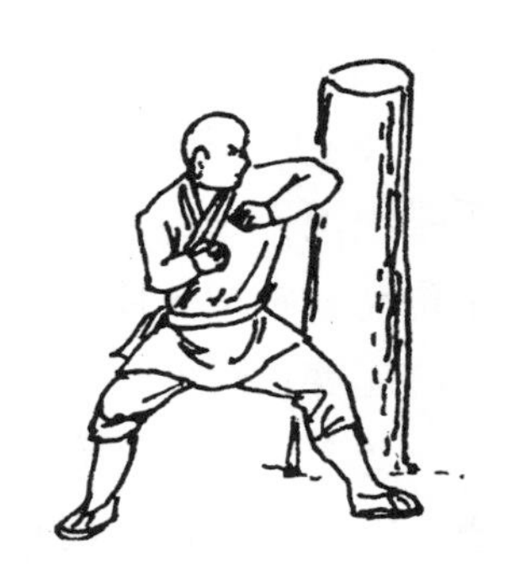

圖 134

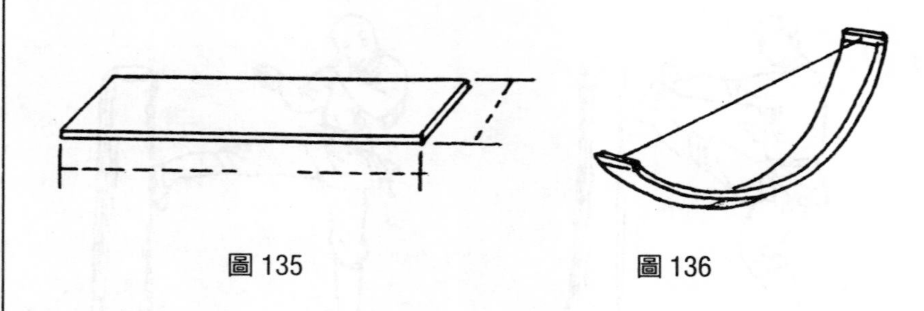

圖 135　　圖 136

行，起於何所，止於何處，心明神清。發陰勁時，筋脈緊張，其聲嘰咕，達於四肢，翕張作勢。陰勁來時，一線陰氣，可透木鐵，穿過皮棉，可入其經絡臟腑，而剛則不能。此勁練成後，以指頭放於陽光或燈光下照之，則見透明如黃蠟，毫無血色，勁愈深則透明之部愈長，若豎指於腿上，而運動於指末，則覺得指點之處有涼風一線，自上而下，穿腿而過，頓時麻木不仁，此種試驗是證明陰勁已練成功。此後，指頭不可亂著人身。其練法有抓繃子法和拍水法，現介紹如下：

1. 抓繃子法

（1）取長約 15 公分，寬約 1.5 公分，富有彈性的毛竹或牛角（有類似鋼片、彈簧片亦可）作工具（圖 135）。

（2）初學時，以線繫兩端略成弓形（圖 136）以防脫手彈出傷人，待此法熟練後，可不必繫之以線。所備竹片或牛角應有多塊，厚薄不同，待指力增強後，則換用較厚的，以增加練功難度。

（3）每日早晚練兩次，每次練到指酸為止，不可間斷，抓法是：以大拇指抵其一端，食、中二指合抵另一端，指與虎口必須成弧形，著力點在指端。初練時，繃子可貼著

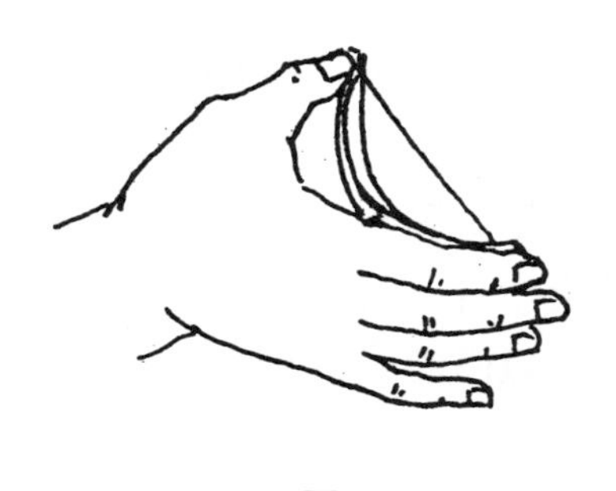
圖 137

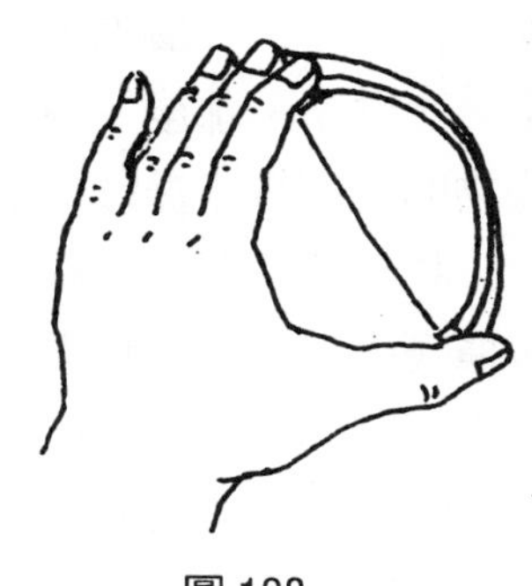
圖 138

虎口（圖 137）。熟練後，則反向而抓（圖 138）。如遇食、中二指難以併緊使勁，則可用另一手指助之。左右手輪換練習。

2. 拍水法

取一大容器盛滿水，要求有一定的深度。

（1）習者馬步立於容器前置身於湖泊中，初時把手指放至眼睛的高度，或比眼稍高處，手臂須放鬆上舉（圖 139）。

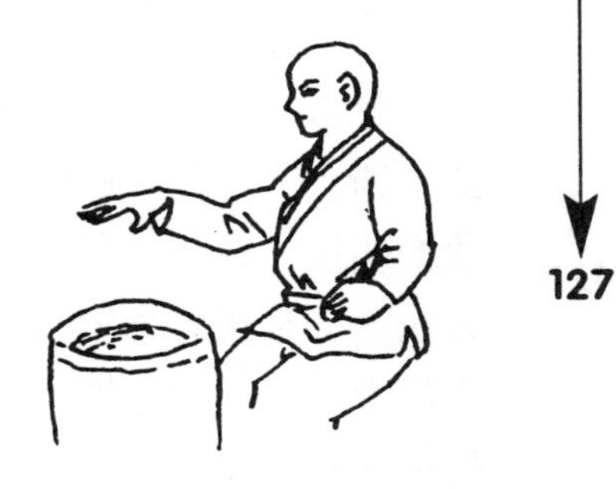
圖 139

（2）然後，將掌水平拍落。意想是一塊石頭懸於空中，向水面加速降落，切不可用力（圖 140）。

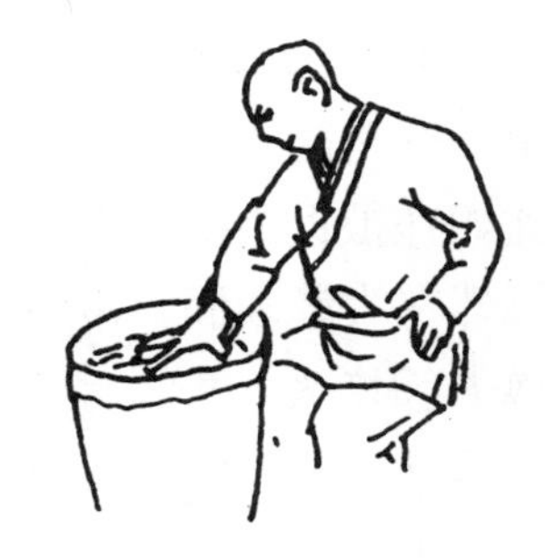
圖 140

從物理學的角度看，懸吊的重物在失重的狀態下，重物將加速下落，當與接觸物的表面發生接觸時，勁力集中，則會產生「透勁」。那麼，只憑一時的氣力擊打，其勁力則會在接觸物的表面發生擴散。這就是陰勁與陽勁的本質區別。

拍打時，背部、肩部、手臂、手肘等部位不可用力，好像揮鞭由上往下的打擊，打出時上半身不可前後搖擺、臂部突出、腰部和腿部彎曲會使全身之氣停滯。肩部、上臂用力則使背部變得空虛，同時臀部突出，勁還會從腰間消失，腰背部之勁自然練不好。

（三）寸　勁

寸勁即陽剛之勁與陰柔之勁的綜合，是勁力的最高形式。所謂的寸勁，即由近距離發出的勁力，力發機巧短促，收發明快。要想這種力侵透到人體內部，還必須學習其它的方法，即利用意念與精氣之間的關係，在對手處於空虛狀態下打進疾發，危險性很大，因此，知道這種方式的老師也不輕易傳授。如果使用這招得當，即使弱小的力也能對人體內部有一定的沖擊。一旦掌握或了解這種撞擊和寸勁，將意念、精氣合在一體，那侵透力的效果越發變大。

而作為真正的中國功夫不僅僅是把人撞飛、撞倒，而更重要的是給予人體的沖擊，具有打透護具傷其內臟的效果。比如在很近距離內發出的「寸勁」、「分勁」、「冷勁」，雖然在人體表面上沒有什麼沖擊力，但是，向人體內部的傳導力卻增大，能夠引起波紋，自然傷及內臟，這種力叫作「透勁」，即距離近易發出侵透力。

事實上，用掌比用拳更易產生這種效果。比如，雙掌同時發勁，無間隙連擊，都使體內波紋相互干擾而不規則，進一步增大了內臟的損壞程度。

寸勁可謂「絕招」，並不多見，會類似功夫的人很多，打法亦不少。為了能發出此力，有很多說法和要求。如太極拳講的「虛領頂勁」、「沉肩墜肘」等等，均是應掌握的要領。再如「三尖相照」、「上下相隨」、「虛實分明」等都是拳法中的共同要求，遵守這些要求，反覆練習，積少成多就能學到發力，也就能掌握好寸勁。那麼，寸勁具有哪些特點呢？

1. 持續時間的長短是寸勁的關鍵

由近距離發出的寸勁、毫勁的打法最大值雖然不高，但該比例力積（功率）非常大。這是因為它包含了有利的衝撞要素。在格鬥中，其它力只有掄臂才能放出能量，而寸勁不用掄臂就能將軀幹的能量通過臂傳到手上。這種放出的能量如果撞到人，就會撞擊軀體內部，它的關鍵在於持續力的不同。武術中有「不傷其表，傷之內臟」的技術，它的秘密就在於寸勁的持續時間長與功率大。武術術語中有「三尖相照」、「立身中正」等術語。仔細一想，那就是很好地利用體重發出很強的勁力的秘訣，如果按秘訣去做，將重心、拳、目標置於一直線上，便可發出最大的力。由此可以看出神秘的中國武術實際上有著驚人的內涵。

2. 破壞內臟的波紋效果和回聲效果

武術的寸勁，由於功率的總量非常大，所以它是典型的使對手易受內傷的攻擊手法。在普通的拳擊賽中，當打鬥到第三個回合時，肌肉中的疲勞物質增加到平時的 15～16 倍，其它的運動項目，無論如何增加，也就是平時的 10 倍以內，因此，拳擊運動中，被打致傷有很大可能。一旦受到

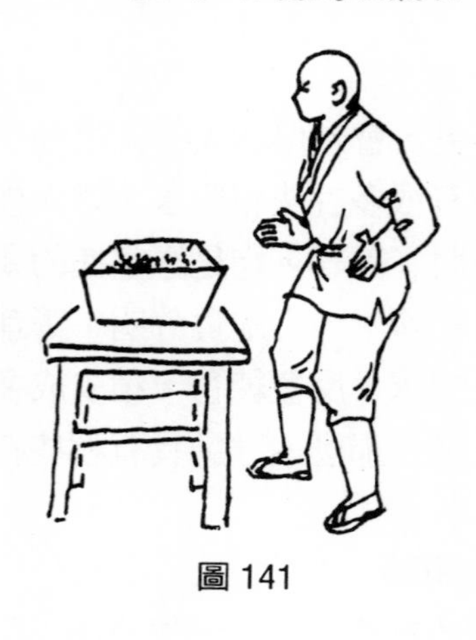

圖 141

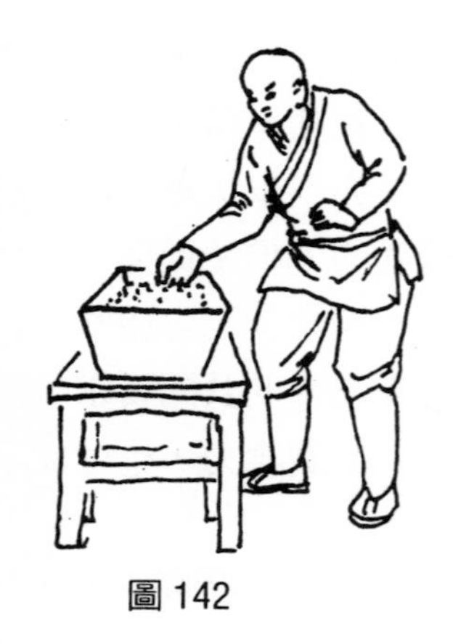

圖 142

宛如寸勁的打擊，可以想像損傷是相當大的。另外，寸勁最大值較低，但持續時間長，它能產生什麼效果呢?有穿透革製護具的效果。一旦被擊中打傷腹肌反彈仍然擴散，結局是本人挨打處於窘境中。

3. 內傷，恐怖的波紋效果

拳擊中一旦被對方擊中，被打者身體內便會引起波紋效果。就好似平靜的池塘一旦投入石塊，最初只是小的波紋，到達岸邊時形成大的波紋，在體內也是同樣。由於身體被擊中在腹腔內引起了波紋，該波紋一撞到脊椎骨上，進而產生回聲效果，拳擊賽後，有的選手尿血，就是因為波紋效果與回聲效果的復合，震斷了腎臟的毛細血管所致。腎臟位於脊骨側，被硬膜包裹，但即使面前被打，因體內震動傳導，外膜不見異常，而內部血管已被震斷。特別是武術中雙手齊打的技藝，它的回聲效果最高，震動幅度也很大。

4. 寸勁的具體練法

取一沙槽，內裝穀物、豆類、細沙等放置桌凳上。然後左腳開立略寬於肩，拔頂提肛，兩腿微屈，隨吸氣動作配合右掌上提，掌心向左，緊貼右肋，調息蓄氣（圖141）。

待吸氣蓄勁完畢後，突然兩腳掌蹬地，同時配合丹田內氣爆發和肌肉爆發，並開音助力，揚眉怒目，以右手掌指猛力向槽內插擊（圖142）。

【要求】：動作協調一致，以腰帶全身各部，一抖即發。如此反覆左右交換訓練。

第三節　綜合基礎訓練

一、沙包功夫

沙包功夫是古今武術訓練的重要手段。通過對沙包的規律性訓練，能夠提高人體自身的靈活性、力度感、反應能力以及抗震能力等，還可以增強人體的手、眼、身、法、步、肩、肘、腕、胯、膝的協調性，從而避免臨陣對敵時產生的緊張情緒和盲目亂踢、亂打等怯場現象，因此，沙包技術的訓練好壞，是取得戰鬥勝利的重要保證。

（一）沙包的製作與使用說明

1. 沙包製作

沙包有輕、重兩種，其製作方法基本相同。選用的外皮材料最好是皮革，如羊皮、豬皮、牛皮等，牛皮最結實。用麻袋、帆布人造革等代替也可以。沙袋為圓筒形。輕沙袋一般直徑15～20公分，長度為50～80公分。重沙袋一般直徑為30～35公分，長度為80～120公分。沙袋上部安裝金屬扣眼，用以穿過吊繩（或用繩將袋口進行捆紮）（圖 143）。沙袋內部充塞細沙，如果加入一定比例的髮毛、紡紗頭、鋸屑等效果更好。

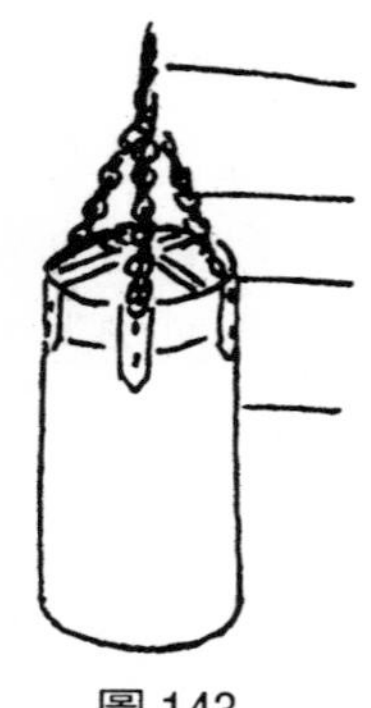

圖 143

需要注意的是，千萬不能在沙袋中充塞塊狀的硬物，破壞沙袋的平整和柔軟。或造成沙袋局部的過度堅硬，使拳法的發揮受到影響，且易發生創傷。輕沙包一般重量為 10～20 公斤，重沙包重量為 30～60 公斤。

2. 輕沙包的用法

輕沙包可進行手、腳、肘、膝、頭等專項訓練。一般高度應控制在沙袋吊離地面後，其底部與自己的胯部同高為宜。輕沙袋的練習，可使練習者逐步改善和提高運用拳、掌、爪、肘、頭等部位攻擊技術的正確性，同時也可逐步地學會肌肉放鬆，步法靈活。不斷的擊打搖擺中的沙袋，必須做到動作快速和判斷準確，這將有助於拳法的實戰應用。因此，打輕沙包也是體會拳法應用和鍛鍊速度、靈活性、反應能力的攻法，鍛鍊價值較高。

3. 重沙包的用法

重沙包是進行綜合性專門練習的沙袋。一般高度應控制在吊離地面 30 公分左右，基本與自己膝部同高。重沙袋的練習，可以進一步培養練習者正確地應用拳、掌、爪、肘、頭、肩、胯、指、膝、足等部位的攻擊技術。同時對合理地使用肌肉，估計力量和適應擊打的猛烈性，對發展進攻時的「重擊」和耐久力都有直接的幫助。在進行重沙包鍛鍊前，更要充分活動開關節部位，以免挫傷和扭傷。練習時可採用正面、側面和環繞式的轉身攻擊方法。練習重沙包對提高實戰能力，熟悉人體上、中、下的攻擊部位，充分發揮自身的整體力量，都有很大的作用。

無論是練習輕沙包，還要重沙包，一定要講究實效，不僅要有一定的負荷量，而且還應有一定的質量，才能收到預期效果。

（二）沙包練法

1. 定位打法

一般在初學或在適應性練習時採用，是沙包訓練的初級階段。它要求練習者運用踢打的技術性拳法、腿法、肘法、膝法等各種技術招法，專門進行定位反覆的攻擊練習。開始擊打時，要注意培養正確的姿勢、拳法、腳法、步法、發力、拳腳出擊時的動作路線、以及正確判斷所擊打的部位和距離。擊打時不要推擊，可在沙包上標出記號或畫上圓圈，有目標地擊打，以便鍛鍊準確性。同時要十分注意擊打練習的時間不能過長，要有間歇。

一般練習擊打2～3分鐘為一組，中間休息1～2分鐘再練，做3～4組即可，否則肌肉容易發生疲勞，不僅會影響速度的發揮，而且影響鍛鍊的效果。練功時要循序漸進，慢慢適應，以活打為主，切忌憑一時熱情蠻力亂打。

定位打法分單拍節奏和多拍快節奏兩種訓練法。

（1）單拍節奏訓練法

單拍節奏訓練法是從頭到腳逐漸適應的訓練法，以培養正確的發力姿勢。體會動作的合理打擊角度，力求動作完

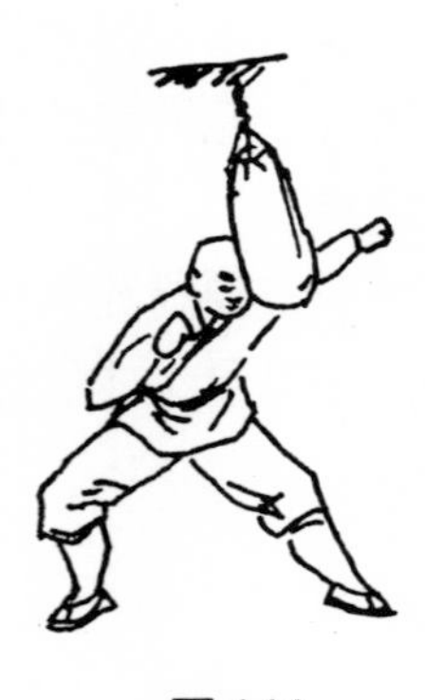

圖 144

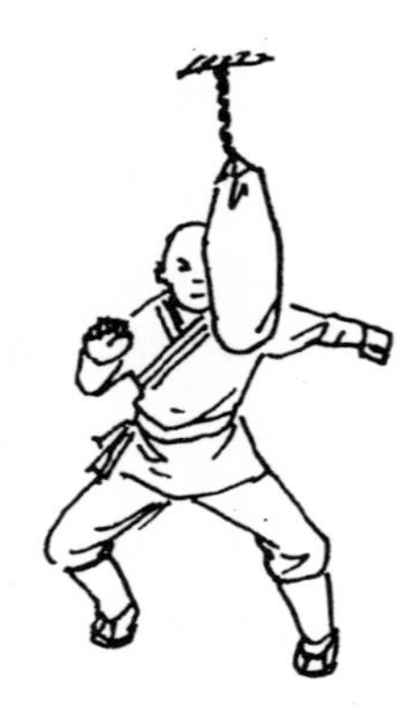

圖 145

整、協調，勁力順達，此階段經過 49 天後，身體各部位已經逐漸適應，再逐步增加打擊力量，提高擊打勁力。

①頭部訓練

撞法：當沙包運動到垂直位置時，練功者迅速低頭，下頜內收，用頭的頂部向前迎撞沙包的中心位置（圖 144）。如此反覆練習。

擺法：當沙包運動到垂直位置時，練功者迅速縮身讓過沙包，當沙包回盪時突然起身用頭的額外側由內向外磕擊沙包的中心位置（圖 145）。如此反覆訓練。

②身體訓練

胸撞：當沙包運動到垂直位置時，練功者迅速用前胸迎撞沙包的中心位置（圖 146）。如此反覆訓練。

肩頂：當沙包運動到垂直位置時，練功者迅速用肩峰向前頂擊沙包的中心位置（圖 147）。如此反覆訓練。

胯打：當沙包運動到垂直位置時，練功者迅速扭身用胯

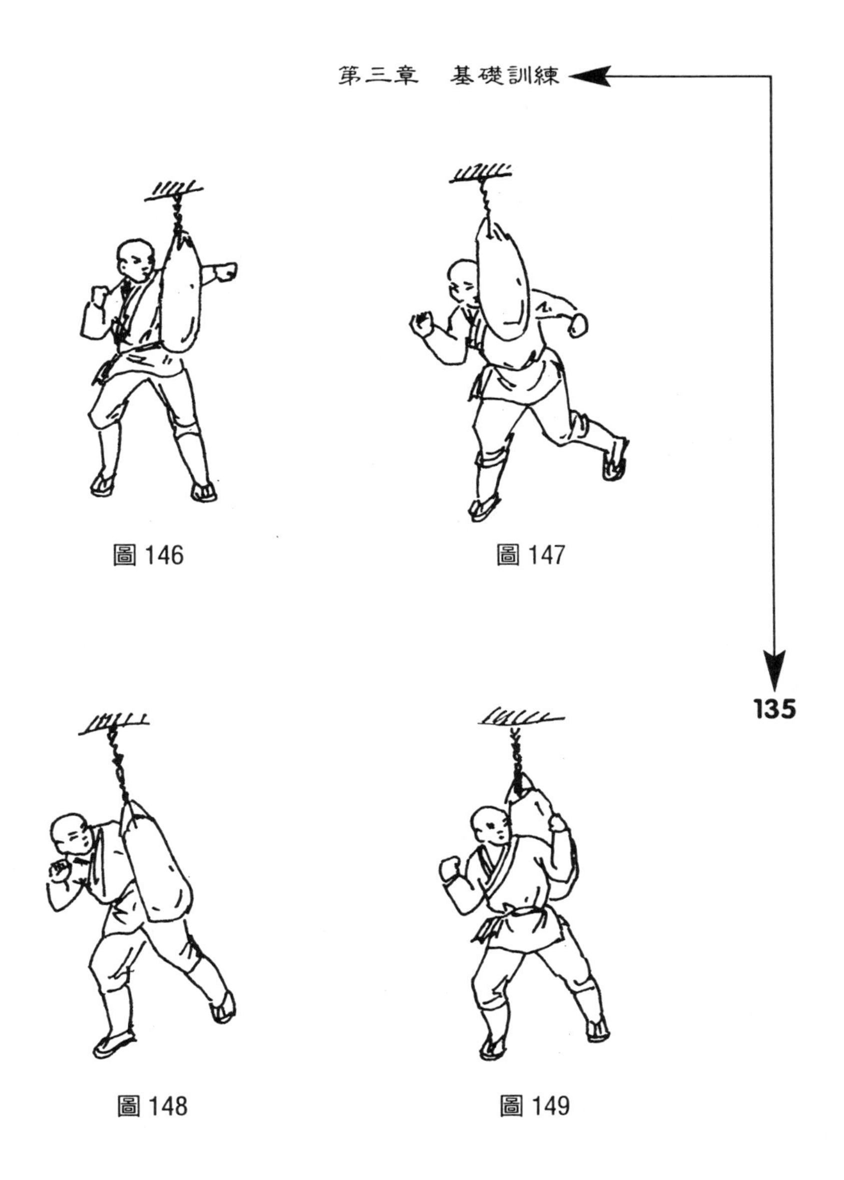

圖 146

圖 147

圖 148

圖 149

部向前迎撞沙包（圖 148）。如此反覆練習。

背靠：當沙包運動到垂直位置時，練功者以後背靠擊沙包（圖 149）。如此反覆訓練。

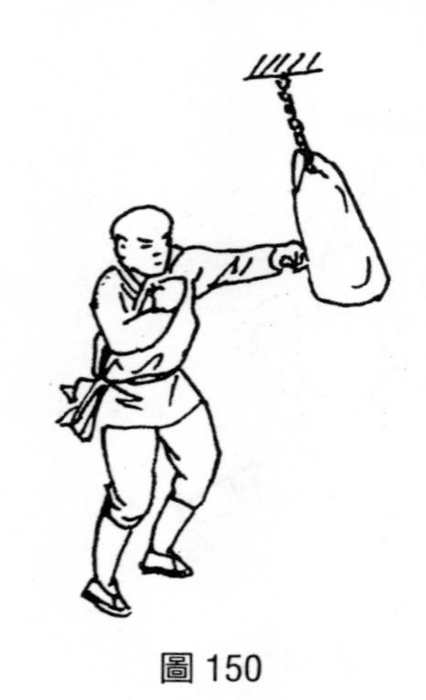
圖 150

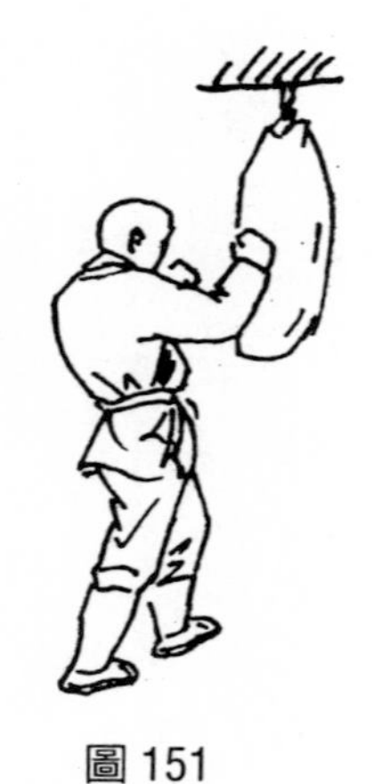
圖 151

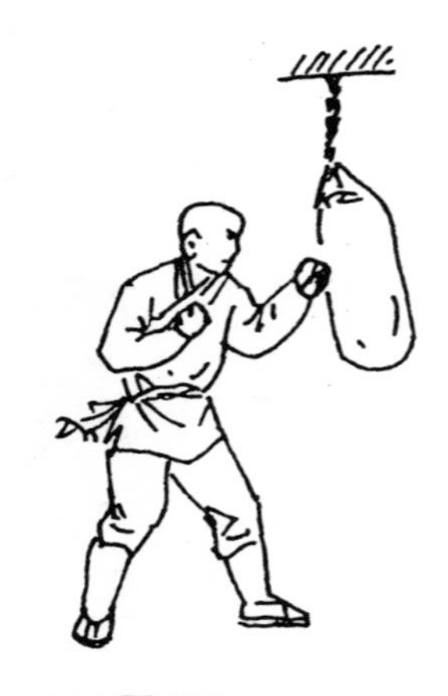
圖 152

③ 手部訓練

沖拳：當沙包運動到垂直位置時，練功者迅速順肩、轉胯、抖臂，用拳向前擊打沙包的中心位置（圖 150）。如此反覆訓練。

橫拳：當沙包運動到垂直位置時，練功者迅速以腰帶勁，順肩、以拳橫向擺擊沙包（圖 151）。如此反覆訓練。

勾拳：當沙包運動到垂直位置時，練功者順肩、轉胯、屈臂由下向前斜上方勾擊沙包（圖 152）。如此反覆訓練。

崩拳：當沙包運動到垂直位置時，練功者迅速以拳的指骨部位突然由內外崩擊沙包（圖 153）。如此反覆訓練。

鞭拳：當沙包運動到垂直位置時，練功者迅速插腿且身體向後轉體 180°，以腰帶動轉身，臂由屈到直，手臂像甩鞭狀擊出（圖 154）。如此反覆訓練。

推掌：當沙包運動到垂直位置時，練習者以掌根為力點，屈腕掌指向上成立掌，通過小臂的屈伸動作，以丹田發

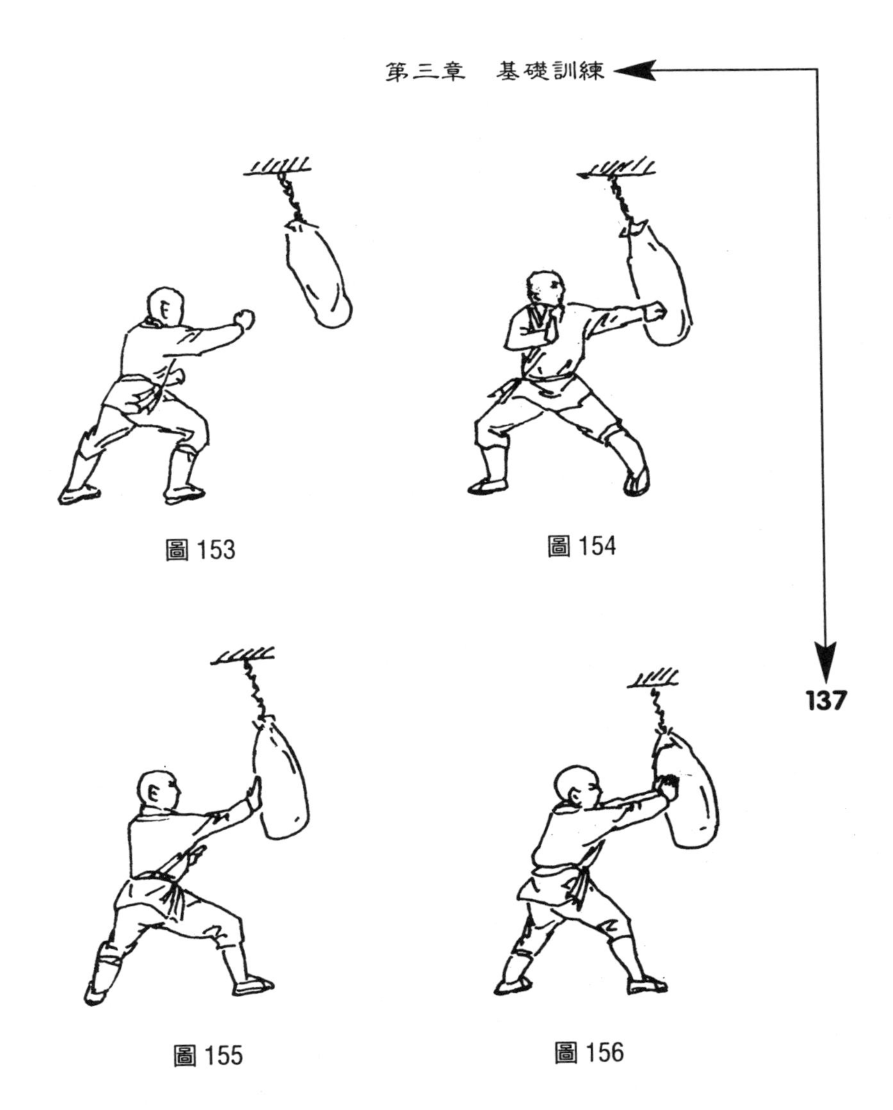
圖 153
圖 154
圖 155
圖 156

力推沙包（圖 155）。如此反覆訓練。

劈掌：當沙包運動到垂直位置時，練功者臂抬起，以小指一側為力點，由上向前斜下方如斧劈柴一樣，以丹田發力劈擊沙包（圖 156）。如此反覆訓練。

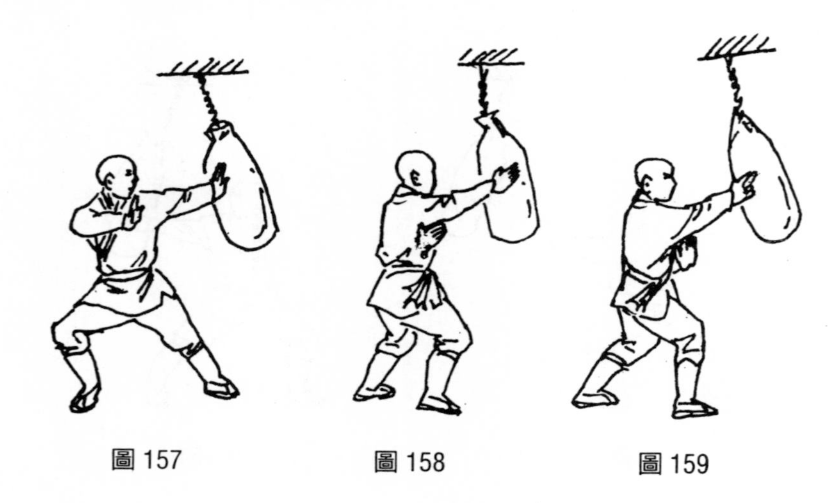
圖 157　圖 158　圖 159

切掌：當沙包運動到垂直位置時，練功者臂由屈到伸，以小指外側為力點向前切擊沙包（圖 157）。如此反覆訓練。

砍掌：當沙包運動到垂直位置時，練功者臂屈肘向外，以小指外側為力點，由外向內橫向砍擊沙包（圖 158）。如此反覆訓練。

插指：當沙包運動到垂直位置時，練功者屈肘掌心向內，以四指指尖向前插擊沙包（圖 159）。如此反覆訓練。

點指：當沙包運動到垂直位置時，練功者食指伸直，其它四指回握至掌心，以寸勁發力按點沙包（圖 160）。如此反覆練習。

④肘膝訓練

頂肘：當沙包運動到垂直位置時，右臂屈肘，肘尖由後向前直線頂擊沙包（圖 161）。如此反覆訓練。

擺肘：當沙包運動到垂直位置時，迅速左轉體，同時右

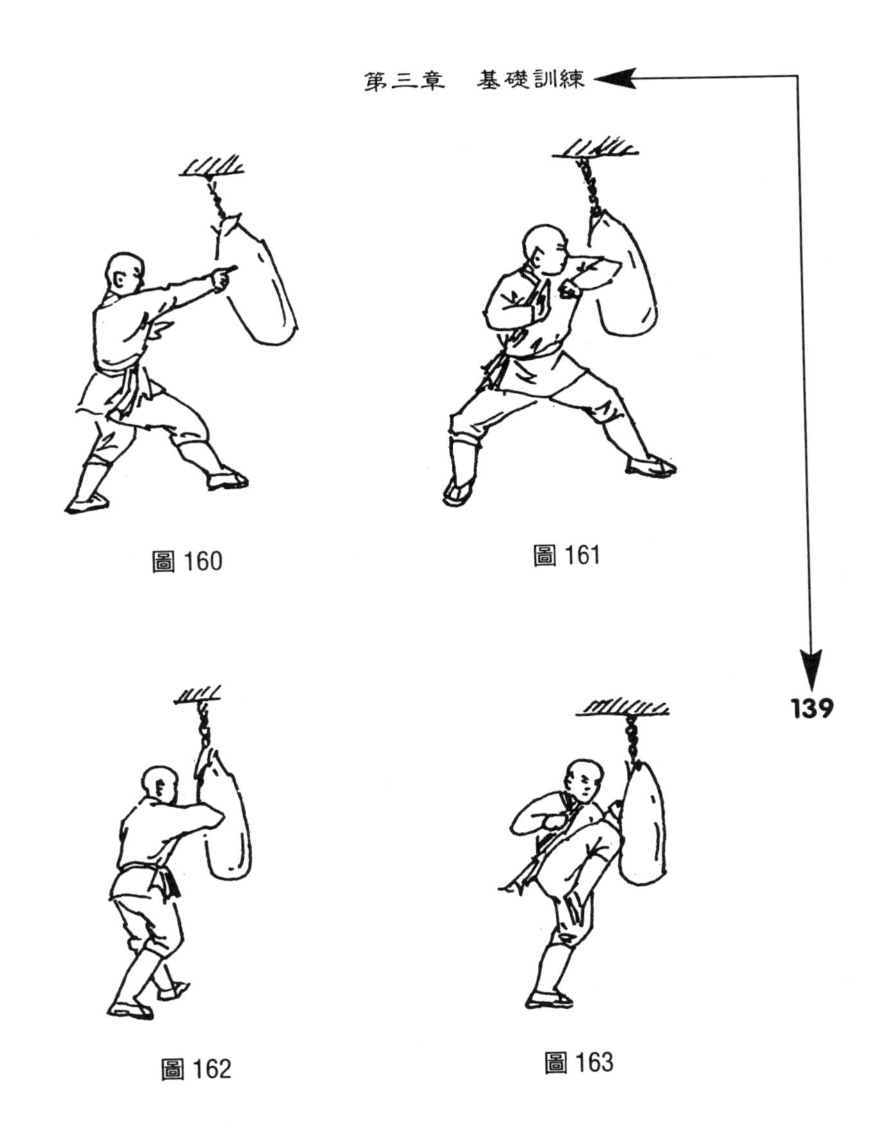

圖 160

圖 161

圖 162

圖 163

臂彎、抬平用肘尖由右向左前弧線擺擊沙包（圖 162）。如此反覆訓練。

沖膝：當沙包運動到垂直位置時，練功者以膝蓋向前上方頂擊沙包（圖 163）。如此反覆訓練。

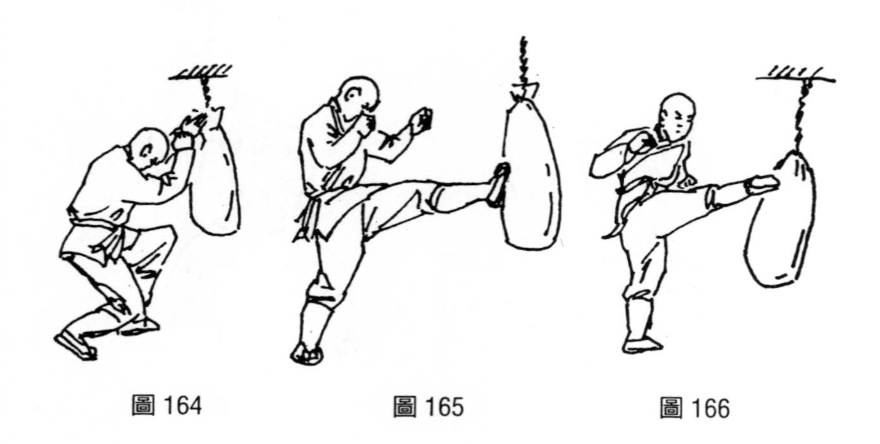

圖 164　　圖 165　　圖 166

飛膝：當沙包運動到垂直位置時，練功者以膝蓋向前上方頂擊沙包（圖 164）。如此反覆訓練。

⑤腳踢訓練

蹬法：當沙包運動到垂直位置時，練功者屈膝上提，重心前移，以腳跟猛力蹬擊沙包的中心位置（圖 165）。如此反覆訓練。

踢法：當沙包運動到垂直位置時，練功者一腿支撐，另一腿腳面繃直，由下向上向前弧形踢擊沙包，力達腳背（圖 166）。如此反覆訓練。

踹法：當沙包運動到垂直位置時，練功者一腿支撐，另一腿由屈到伸，同時順肩屈胯，抬腿踹擊沙包，力達腳外側（圖 167）。如此反覆訓練。

擺法：當沙包運動到垂直位置時，練功者一腿支撐，另一腿由屈到伸，由下向上向前向外弧形橫向擺擊沙包的側面位置，同時，順肩屈胯，力達腳跟（圖 168）。如此反覆訓

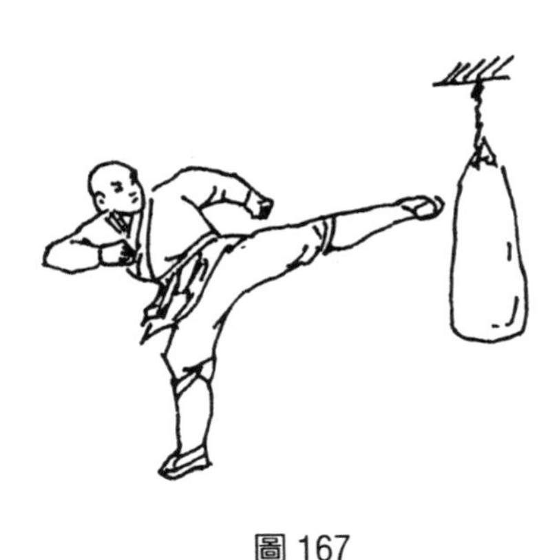
圖 167

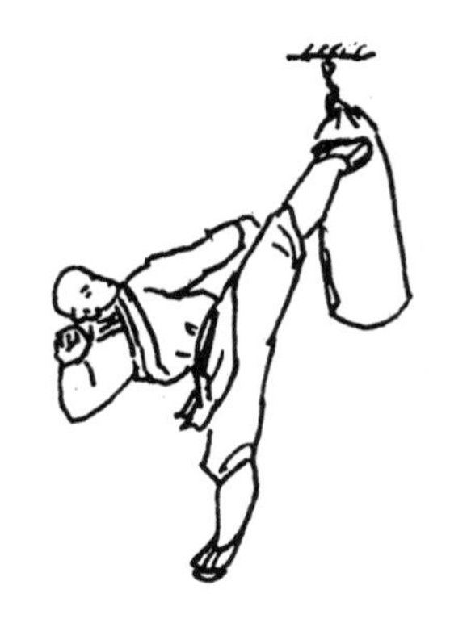
圖 168

練。

（2）多拍節奏訓練法

多拍節奏訓練也叫連擊訓練，它是在沙包運動到垂直位置時，練功者必須以兩個以上的動作快速連續性擊打沙包。目的是加快練習動作的速度以適應對抗實戰中連續進攻的需要，增強戰鬥意識。

① 手法的連擊訓練：當沙包運動到垂直位置時，練習者以同一手法或兩種以上的不同手法快速、連續的擊打沙包。由此可進行各種不同手法的組合訓練。

② 腳法的連擊訓練：當沙包運動到垂直位置時，練習者以快速、連續的腿法，踢、踹擊沙包，由此可進行各種不同腿法的組合訓練。

③ 手腳的連擊訓練：當沙包運動到垂直位置時，練習者以快速、連續的手腳組合動作，踢打沙包。

2. 移位打法

此打法供組合練習和模擬性實戰訓練時採用。屬沙包訓練的中級階段，它要求練習者在熟練掌握基本技術的前提下，通過快速敏捷的步法，移至沙包的周圍從不同的角度變換使用拳打、掌砍、指戳、肘頂、頭撞、身靠、腿法等各種技術招法，向沙袋攻擊。要求擊打時間 2～3 分鐘為一組，中間休息 1～2 分鐘，做 3 組即可。移位打法有直線進攻、閃躲反擊和反身轉打三種技法。

（1）直線進攻

練習者立於沙包的垂直位置前，全身放鬆、凝神蓄氣，當沙包運動到垂直位置時，練習者突然向沙包發起直線型進攻或退防反攻。要求每次進攻必須連續擊打三個動作，並以「一探、二擊、三加力」為原則。這種快速攻擊是以強勝弱的急戰方法。

透過對沙包的直線型攻擊訓練，培養技擊者在搏擊中以迅雷不及掩耳，霹靂般重擊打倒或生擒敵人的本領。所以直線型進攻為「勿求智取，只求力敵」。

（2）閃躲反擊

練習者立於沙包的垂直位置前，全身放鬆，凝神蓄氣。當沙包運動到垂直位置時，練功者前視沙包而做上下浮沉、左右閃躲等各種靈活的身法，並在閃躲後的瞬間，突然向沙包發起上下、左右連續性反擊。要求必須連續擊打兩個動作，以「一虛二實」為原則。這種虛實打法是以弱勝強的戰鬥方法。通過對沙包的閃躲反擊訓練，培養技擊者在搏鬥中，以柔克剛，以軟磨硬的戰鬥本領。所以說，閃躲反擊為「只求進取，不宜力敵」。

（3）反身轉打

練習者立於沙包的垂直位置前，全身放鬆，凝神蓄氣。當沙包運動到垂直位置時，練功者假想面前的這個沙包為敵人，已經把自己打得只有防守之機而無還手之地，在這種困境中我突然轉身，以頭撞、掌砍、拳打、腳踢等動作猛擊沙包，要求只須奮力一擊，以「一招制敵」為原則，給對方一個措手不及，從而改變自己的危險處境，力求「不擊則已，擊則必中」。

3. 組合沙包打法

組合沙包是用四方架等方法，將沙包吊起來，吊包底部與胸齊，練習者站在中間，可以運用拳打、腳踢、肘頂、膝頂等方法，依次將沙包向不同的方向擊出，當沙包回盪時，必須對準沙包將其重新擊去，必要時也可進行閃擊，當失去擊打節奏時，要迅速下蹲避開沙包的撞擊。

由於沙包多，運動的速度快，稍一遲緩就容易把擊打順序打亂，所以，一般情況下，練習者以單個沙包為宜，完全精熟後，再逐漸增加到 2 個、3 個、4 個……9 個（最多不能超過 9 個）。

組合沙包訓練對人體的心、肺、神經、肌肉和關節等，是一種較高程度的鍛鍊，通過這種鍛鍊可以培養技擊者迅猛的攻擊、準確的力點、靈活的身體和運用自如的招法，以及觀察周圍敵群的能力，為技擊實戰打下堅實的基礎。

二、木人樁法

木人樁法是少林硬功的根基樁功之一，凡習此樁者，或推或捋，或抱或擠，或以掌指點打，或以臀胯擠靠，或以腳

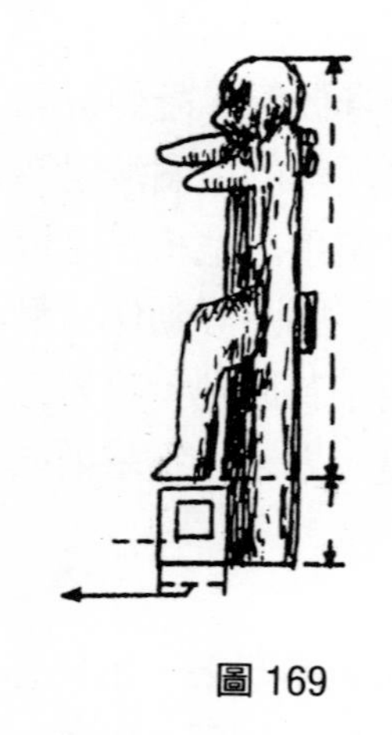

圖 169

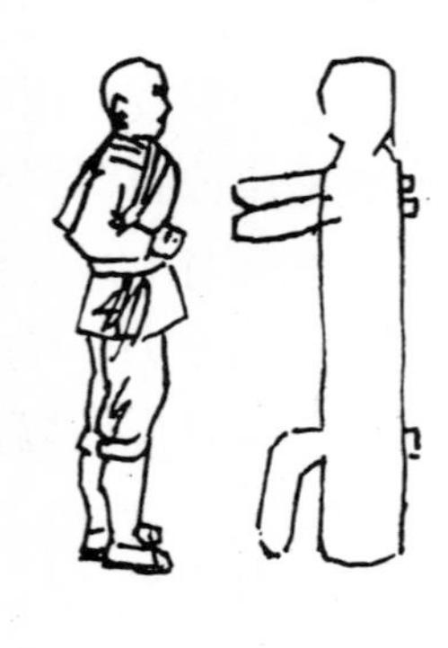

圖 170

踢踩……，均視木人樁如同活人一樣，施發各種剛勁圓整、柔脆寸彈之勁力。練此樁功切忌暴力，貴在持之以恆。現將少林木人樁的製法、練法介紹如下。

（一）木人樁的製作

取一圓木，其長 2.4 公尺，頭部直徑為 25～30 公分，下部直徑為 20～25 公分，埋於地下 60 公分倒入水泥沙漿、石料，使其緊固。頭部雕刻成人頭形象，兩隻手與人體乳房正對，在與人體膝部同一水平線上設一木腿，安 90°的腳撐著地面，手的長度為 25 公分，插入木樁內並穿過背後，用釘固定（圖 169）。

（二）木人樁練法

起　勢

面對木人樁站立，雙腳併攏。沉肩、兩手抱拳於腰間。

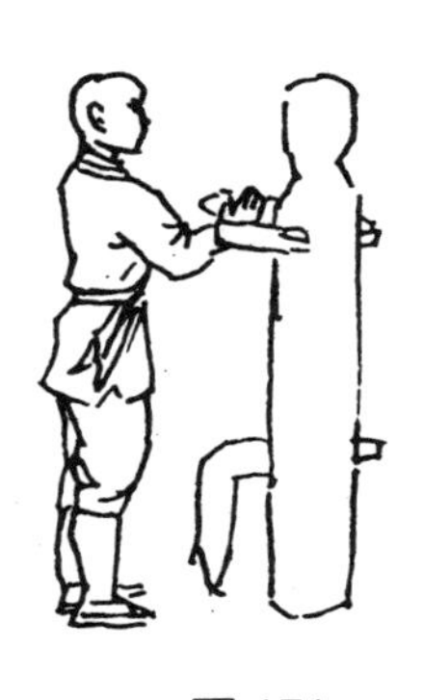

圖 171

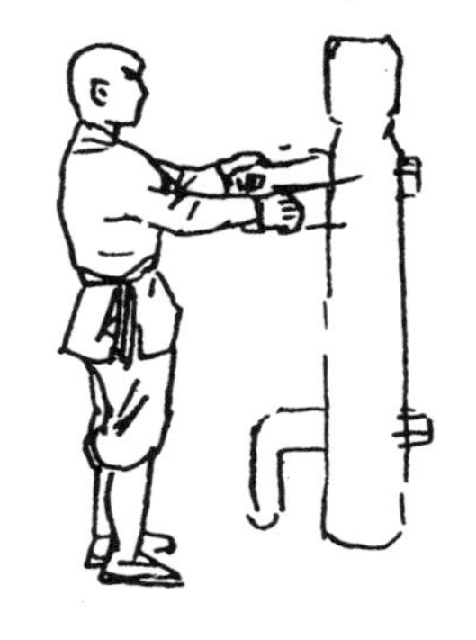

圖 172

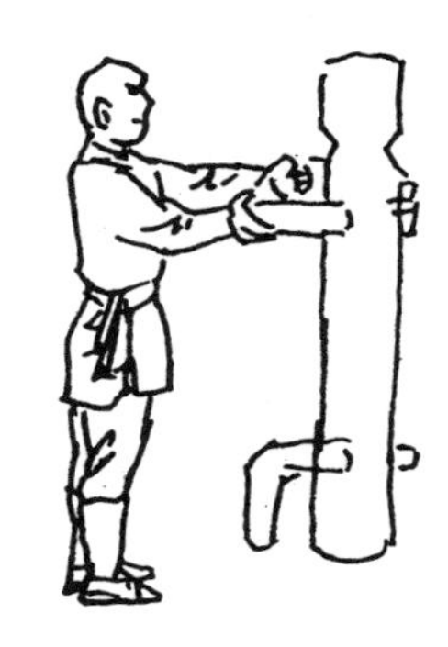

圖 173

凝神氣於丹田，然後，做三呼三吸吐納術。兩眼平視木人樁（圖 170）。

1. 童子拜佛

接上勢。兩拳變掌從腰間向前伸展，在腹前合十，由下向上立於木人樁胸前。同時，蓄氣，稍低頭，全身放鬆（圖 171）。

2. 刁手擊胸

（1）*左刁右打*：接上勢。左腳向前方邁出一步，左手刁握木樁右側手臂，並向懷裡帶拉，同時右掌變拳直擊木人樁胸部（圖 172）。

（2）*右刁左打*：接上勢。以右腳跟和左腳尖為軸，向右轉體 90°，右手刁握木人樁左側手臂並向懷時帶拉，同時左手變拳直擊木人樁胸部（圖 173）。

3. 格擊劈打

（1）*左格右劈*：接上勢。左腳向左前方上一步，左拳變掌由上向下順勢下格，右腳跟抬起，同時右拳由上向下斜

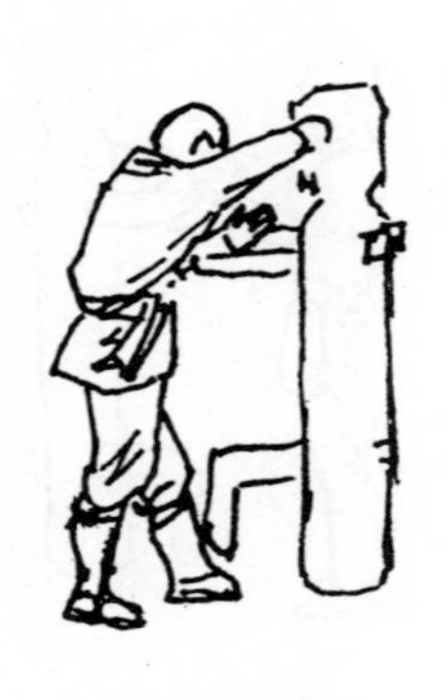
圖 174

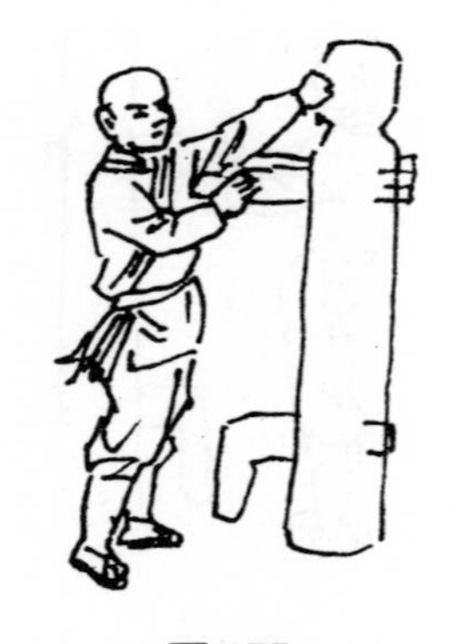
圖 175

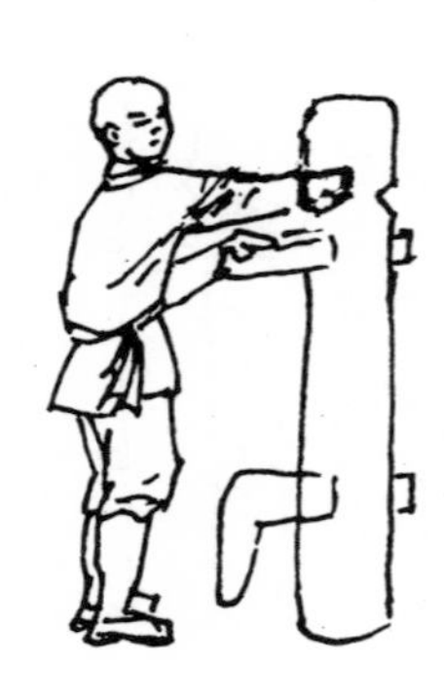
圖 176

劈木樁頭部（圖 174）。

（2）*右格左劈*：接上勢。右腳向右前方上步，右手由上向下順勢下格，左腳抬起，同時左拳由上向下斜劈木人樁頭部（圖 175）。

4. 壓臂卡喉

（1）*左壓右卡*：接上勢。左腳向左側方向跨步，左手屈臂蓋壓木人樁右側手臂，同時右手乘勢變成八字掌卡擊木人樁喉部（圖 176）。

（2）*右壓左卡*：接上勢。右腳向右側方向跨步，右手屈臂蓋壓木人樁左側手臂，同時左手乘勢變成八字掌卡擊木人樁喉部（圖 177）。

5. 格攔擊襠

（1）*左格右抓*：接上勢。左腳向左側方向跨步，左手屈臂向外格擊木人樁的右側手臂，同時身體乘勢左轉，右手由上向下抓擊木人樁襠部（圖 178）。

（2）*右格左抓*：接上勢。右腳向右側方向跨步，右手

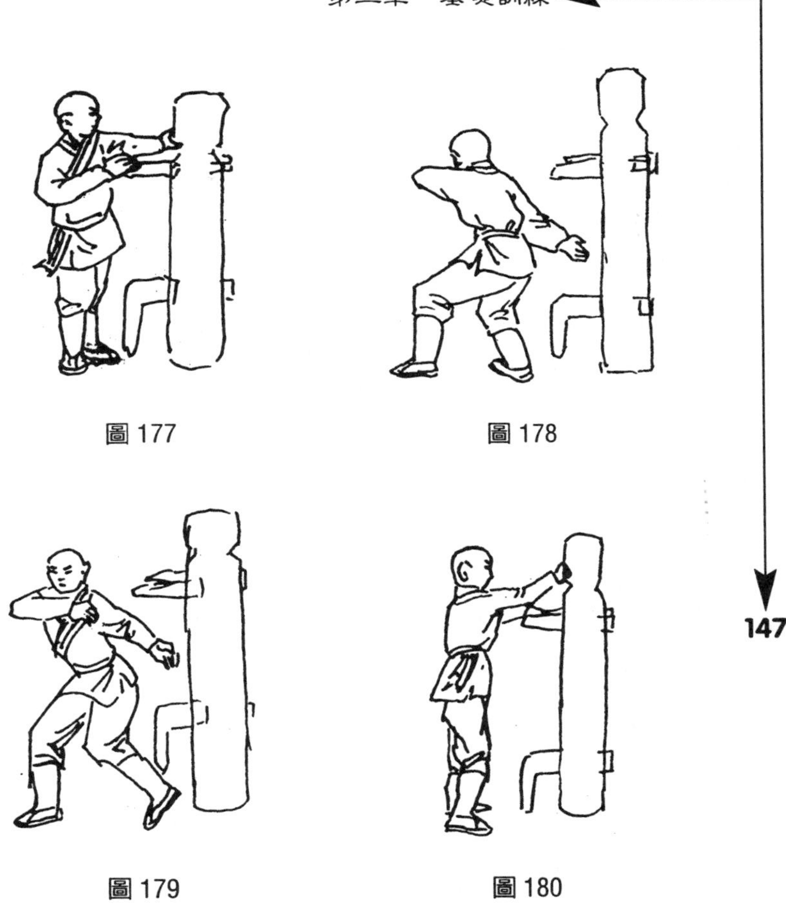

圖 177　圖 178

圖 179　圖 180

屈臂向外格擊木人樁的左側手臂，同時身體乘勢右轉，左手由上向下抓擊木人樁襠部（圖 179）。

6. 牽拉擺擊

（1）左拉右擊：接上勢。左腳向左前方邁出一步，左手屈臂由內向外牽拉木人樁右側手掌，同時身體乘勢左轉，右拳橫向擺擊木人樁的頭部（180）。

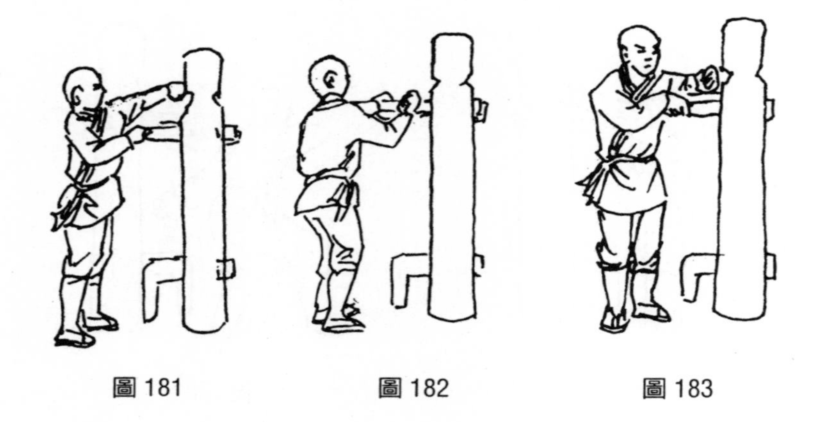

圖 181　　圖 182　　圖 183

（2）*右拉左擊*：接上勢。右腳向右前方邁出一步，右手屈臂由內向外牽拉木人樁左側手掌，同時身體乘勢左轉，左拳橫向擺擊木人樁的頭部（181）。

7. 摟抓崩擊

（1）*左摟右崩*：接上勢。左腳向左側方向跨一步，左手屈臂由內向外摟抓木人樁右側，同時上體乘勢左轉，以右拳向前翻崩木人樁頭部（圖 182）。

（2）*右摟左崩*：接上勢。右腳向右側方向橫跨一步，右手屈臂由內向外摟抓木人樁左側手臂，同時，上體乘勢右轉，以左拳向前翻崩木人樁頭部（圖 183）。

8. 按壓擊掌

（1）*左擊掌*：接上勢。左腳向左跨步，在左手由上向下摟抓木人樁左側手臂向懷裡帶拉，同時右臂屈肘按壓在木人樁的手臂根節上。然後，右腳向右跨步，右手由內向外抓木人樁左側手臂，同時左手變掌推擊木人樁胸部（圖 184）。

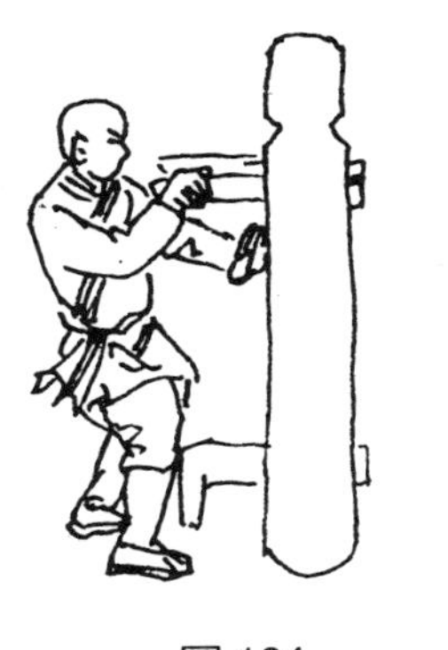

圖 184

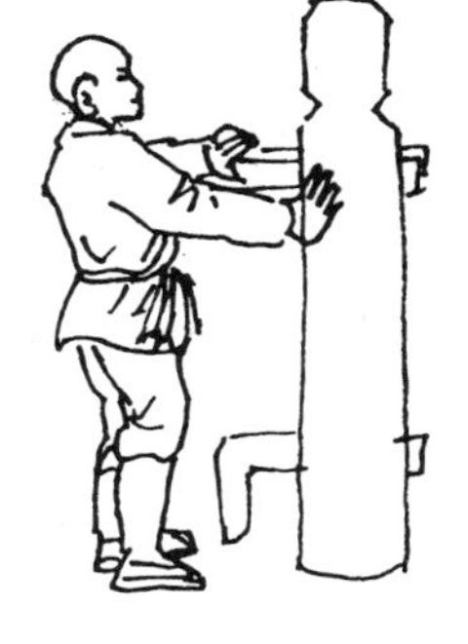

圖 185

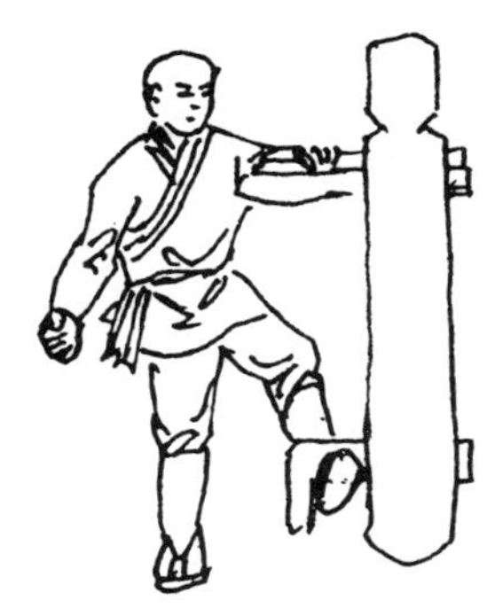

圖 186

（2）右擊掌：接上勢。左腳向左跨步，右腳緊隨，左手由下向上摟抓木人樁右側手臂並向懷裡帶拉，同時右手變掌向前推擊木人樁胸部（圖 185）。

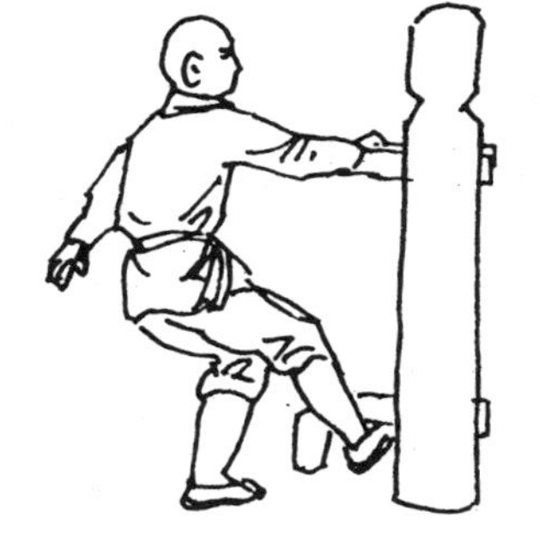

圖 187

9. 搭手勾踢

（1）左搭手勾踢：接上勢。體右轉，起左腳勾踢木人樁腳，同時左手向內搭勾木人樁右側手臂（圖 186）。

（2）右搭手勾踢：接上勢。體右轉，起右腳勾踢木人樁腳，同時右手向內搭勾木人樁左側臂（圖 187）。

10. 頂肘崩拳

（1）右頂肘崩拳：接上勢。右腳向右落回原地，身體下蹲，以右肘頂擊木人樁腹部，然後身體直起，右拳由內向

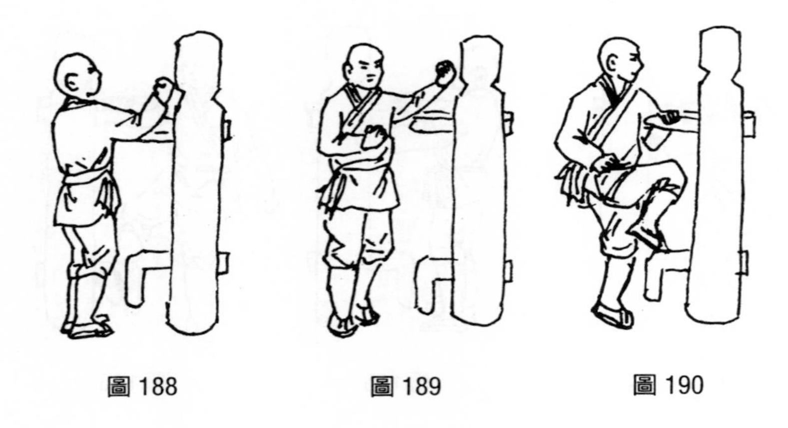

圖 188　　圖 189　　圖 190

外翻崩木人樁頭部（圖 188）。

（2）**左頂肘崩拳**：接上勢。左腳向前方跨步身體下蹲，以左肘頂擊木人樁腹部，然後，身體直起，左拳由內向外翻崩木人樁頭部（圖 189）。

11. 扣抓頂膝

（1）**左扣右頂**：接上勢。左手由上向下扣抓木人樁右側手臂，向懷裡帶拉，同時右腿屈膝上提，向前頂擊木人樁胸部（圖 190）。

（2）**右扣左頂**：接上勢。右手由內向外扣抓木人樁左側手臂，向懷裡帶拉，同時左腿屈膝上提，向前頂擊木人樁胸部（圖 191）。

12. 推撥抽掌

（1）**左撥右抽**：接上勢。左腳向左側方向落步，身體左轉，左手掌由外向內，右手背由內向外挾擠木人樁的右側手臂。然後，左掌成扣手向左撥拉木人樁右側手臂，同時身體稍向右轉，以右手背抽擊木人樁頭部（192）。

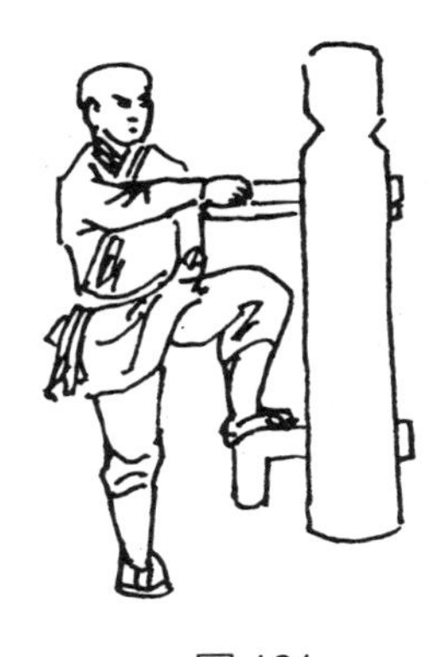
圖 191

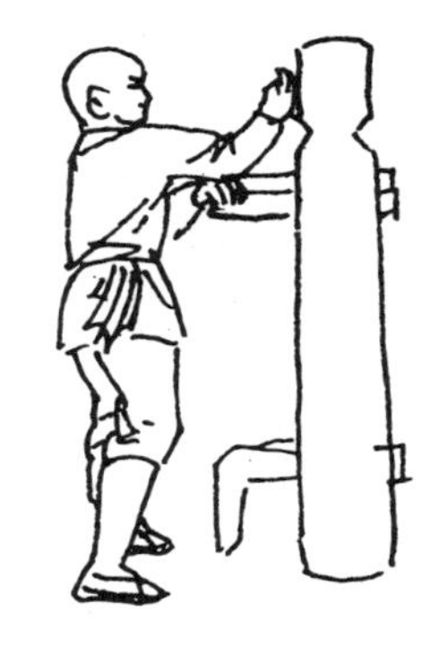
圖 192

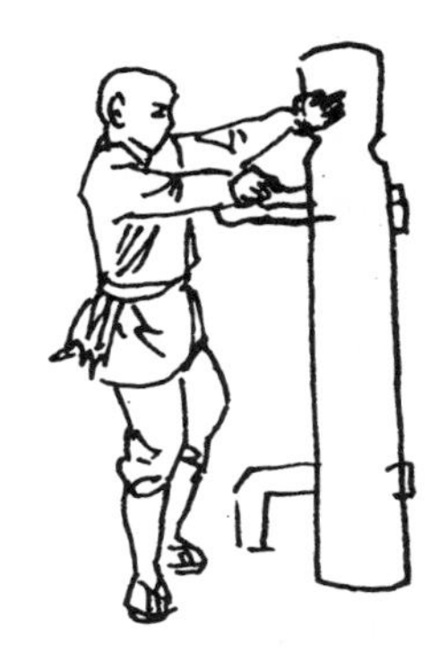
圖 193

（2）**右撥左抽**：接上勢。上體右轉，右手掌由外向內，左手背由內向外挾擠木人樁左側手臂。然後，右掌以扣手向外撥拉木人樁右側手臂，同時上體稍向左轉，以手背抽擊木人樁頭部（圖 193）。

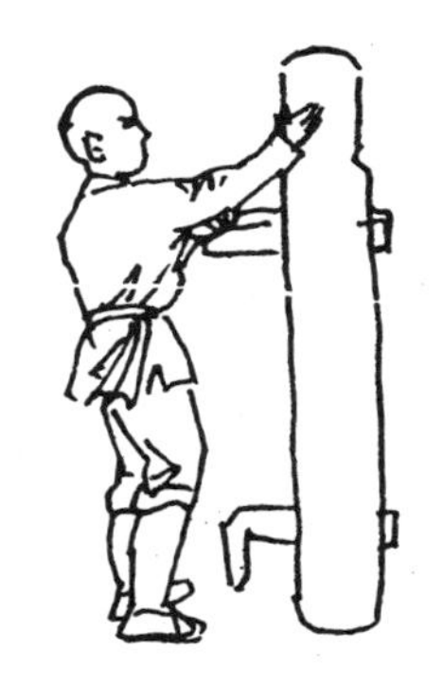
圖 194

13. 撥手推掌

（1）**左撥右推**：接上勢。左手由上向下向左成扣手撥拉木人樁右側手臂，同時，上體稍向左轉，隨勢右手變掌向前推擊木人樁頭部（圖 194）。

（2）**右撥左推**：接上勢。右手由下向右撥拉木人樁左側手臂，同時上體稍向右轉，隨勢左手變掌向前推擊木人樁頭部（195）。

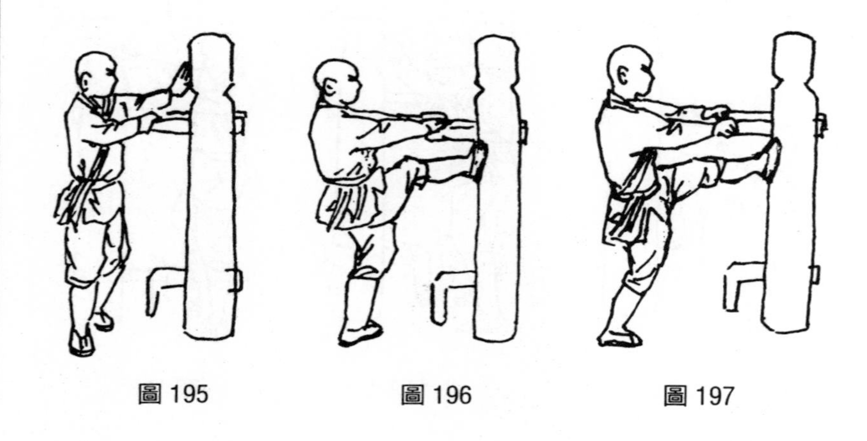

圖 195　　圖 196　　圖 197

14. 穿心腳

（1）*右穿心腳*：接上勢。右手抓握木人樁左側手臂，左手由內向外抓握木人樁右側手臂，雙手握樁臂同時向懷裡帶拉，起右腳用力向前蹬踢木人樁胸部（圖 196）。

（2）*左穿心腳*：接上勢。右腳落回原地，起左腳用力蹬踢木人樁胸部。（圖 197）。

15. 虎尾腳

（1）*右虎尾腳*：接上勢。左腳向後落步，體左轉 90°，右手由內向外抓握木人樁右側手臂並向懷裡帶拉，同時起右腳用力踹擊木人樁胸部（圖 198）。

（2）*左虎尾腳*：接上勢。右腳向後落步，身體向右旋轉 90°，左手由內向外抓握木人樁左側手臂並向懷裡帶拉，同時起左腳用力踹擊木人樁胸部（圖 199）。

16. 抓襠擊胸

（1）*右抓左擊*：接上勢。左腳落回地，體左轉 180°，右腳抬起向後落地，右手由下向上抄抓木人樁襠部（圖

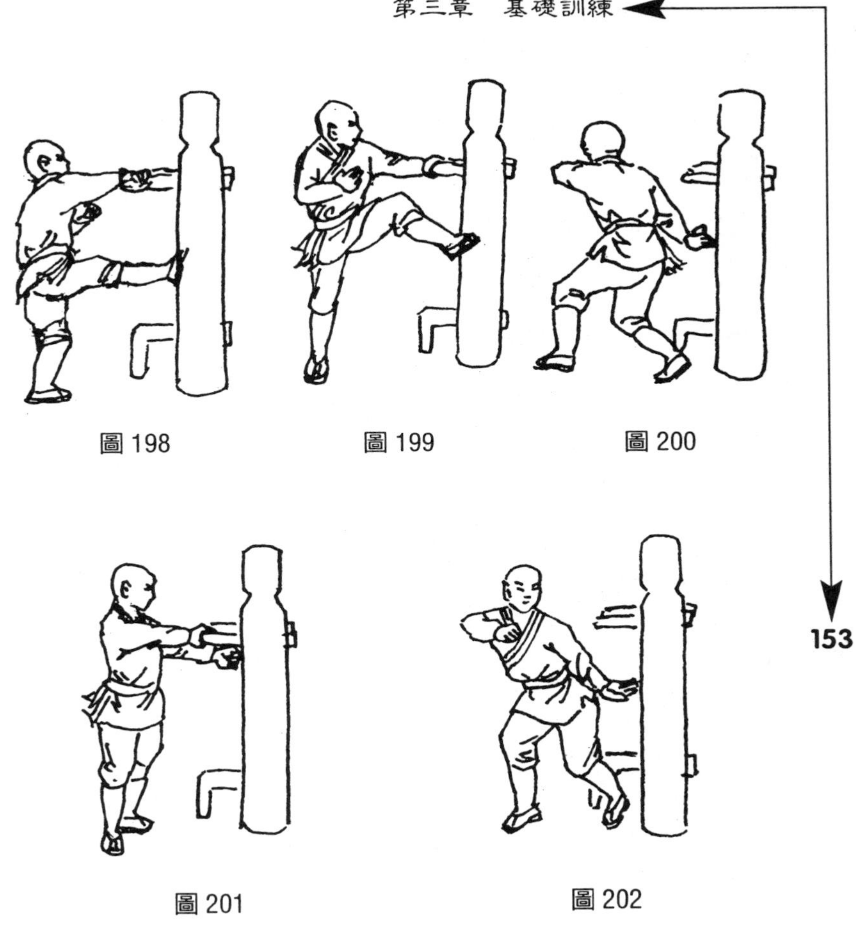

圖 198　圖 199　圖 200

圖 201　圖 202

200）。然後，右腳向右側前方跨步，體右轉 180°，右手由內向外撥拉木人樁左側手臂，同時左拳乘勢向前擊打木人樁胸部（圖 201）。

（2）*左抓右擊*：接上勢。右腳落回原地，體右轉 180°，左腳抬起向後落地，左手由下向上抄抓木人樁襠部（圖 202）。然後，左腳向左側前方跨步，體左轉 180°，左

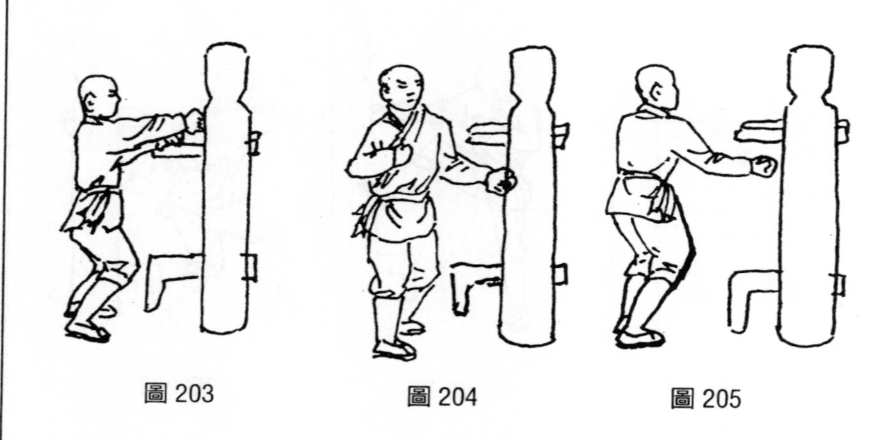

圖 203　　圖 204　　圖 205

手由內向外撥拉木人樁右側手臂，同時右拳乘勢向前擊打木人樁胸部（圖 203）。

17. 左右勾擊

（1）左勾擊：接上勢。體稍右轉，右拳收回，抱於腰間，左手變拳由下向上勾擊木人樁右側肋部（圖 204）。

（2）右勾擊：接上勢。身體稍右轉，左拳收回抱於腰間，右拳由下向上勾擊木人樁左肋部（圖 205）。

18. 左右擊頭

（1）左擊頭：接上勢。兩腳稍向後移動，右拳收回抱於腰間，左拳由腰間向前擊打木人樁頭部（206）。

（2）右擊頭：接上勢。兩腳稍向後移動，左拳收回抱於腰間，右拳由前擊打木人樁頭部（圖 207）。

19. 鴛鴦腳

（1）右鴛鴦腳：接上勢。左腳向右撤出一步，體左轉 180°，同時，右拳變掌抓握木人樁右側手臂，起右腳由下向上撩擊木人樁襠部（圖 208）。

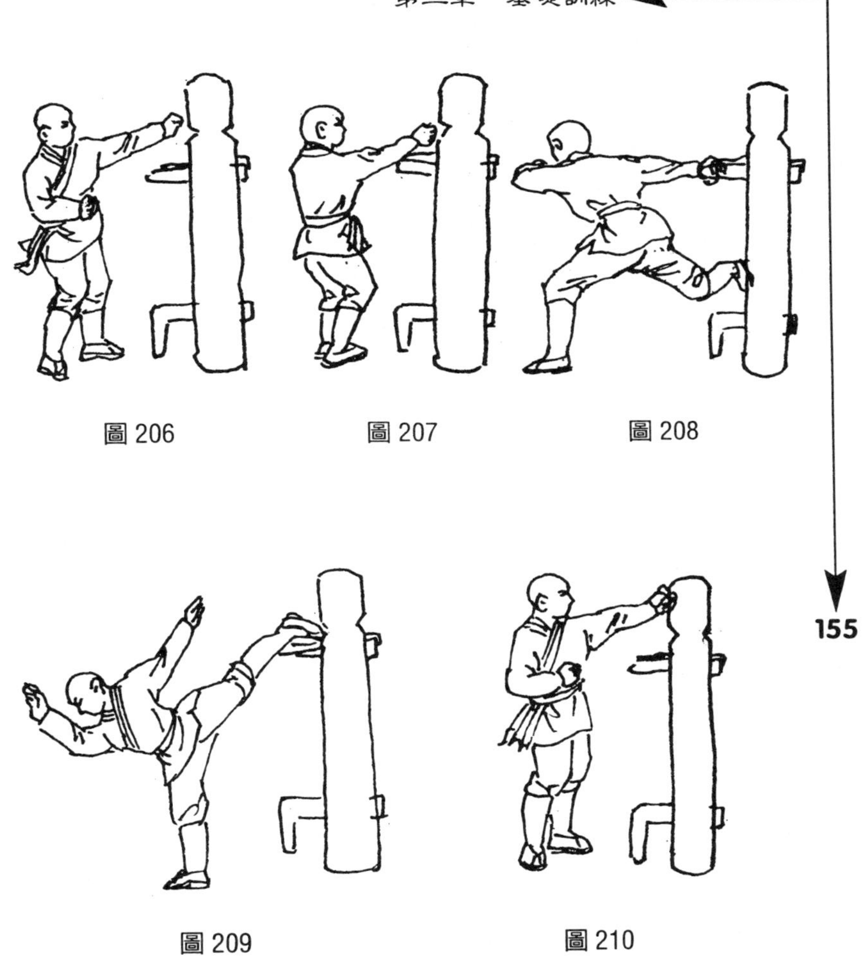
圖 206　圖 207　圖 208

圖 209　圖 210

（2）左鴛鴦腳：接上勢。右腳向前落步，右手放開木人樁手臂，起左腳撩擊木人樁頭部（圖 209）。

20. 右蓋打

（1）左手蓋打：接上勢。左腳向前落地，體右轉 180°，左拳由下向後、向上、再向下蓋打木人樁頭頂（圖 210）。

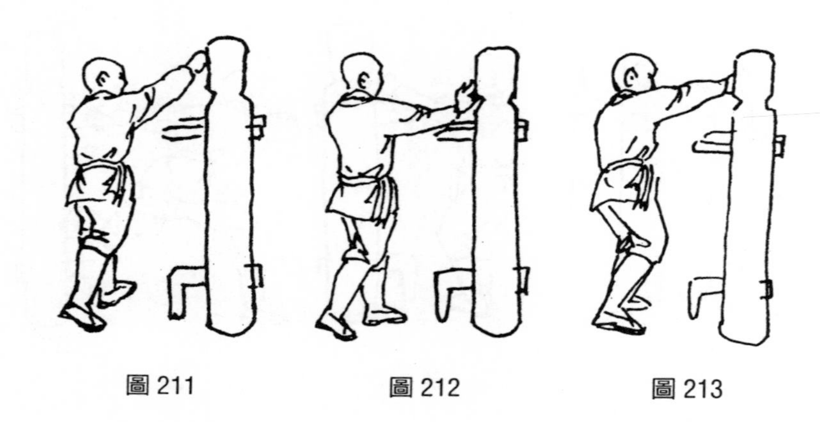
圖 211　　圖 212　　圖 213

（2）**右手蓋打**：接上勢。左掌收回抱於腰間，右拳由下向後、向上、再向前蓋打木人樁頭頂（圖 211）。

20. 陰陽掌

（1）**右陰陽掌**：接上勢。上體稍向右轉，右手由內向外，以手背抽打木人樁右側臉部（圖 212）。上體再由右向左轉，右手由左側收回，再以掌背打木人樁右側臉部（圖 213）。

（2）**左陰陽掌**：接上勢。上體稍向右轉，左手由下向上抽打木人樁左側臉部（圖 214）。上體再由右向左轉，左手由左側收回，再以掌背擊打木人樁左側臉部（圖 215）。

22. 左右扇掌

（1）**右扇掌**：接上勢。左掌收回抱於腰間，右掌從腰間向前扇打木人樁左側臉部（圖 216）。

（2）**左扇掌**：接上勢。右掌收回抱於腰間，左掌從前扇打木人樁右側臉部（圖 217）。

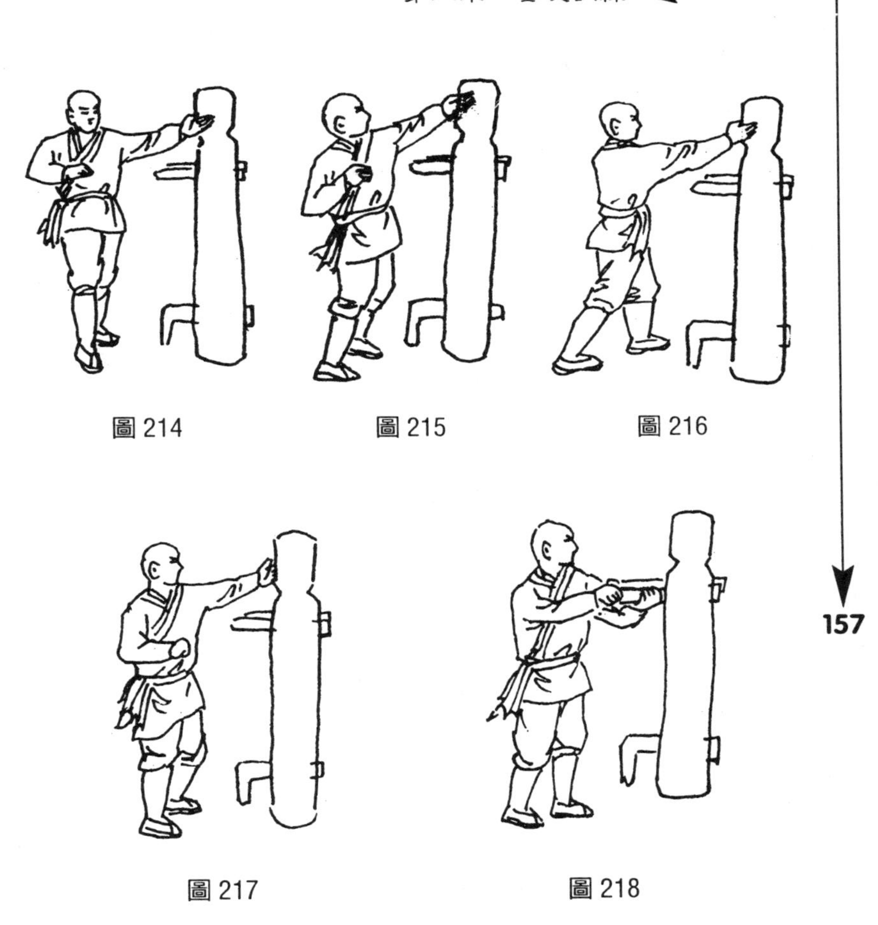

圖 214　　圖 215　　圖 216

圖 217　　圖 218

23. 雙鎖手

（1）右側鎖手：接上勢。右手抓握木人樁左側手臂向外擰轉，左手向下插入木人樁左側小臂根部向上托起，雙手相對發力（圖 218）。

（2）左側鎖手：接上勢。左手翻掌，掌心向下，向左抓握木人樁右側手臂並向外擰轉，右手翻掌，掌心向上，由

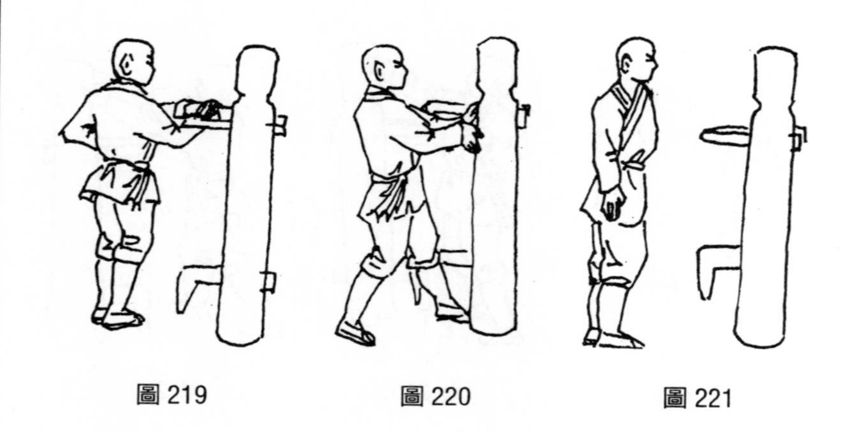

圖 219　　圖 220　　圖 221

右向左插入木人樁右側小臂根部向上托起，雙手相對發力（圖 219）。

24. 雙撞掌

接上勢。前腳向前上步，後腳緊隨，兩掌由前向後收回至腰間，掌心向前，再向前推擊木人樁胸部（圖 220）。

收　勢

接上勢。後腳向前上步併攏，兩手收回由下向上托氣至百會，再緩緩下按至丹田，調息，恢復站立姿勢（圖 221）。

第四章
身體各部硬功練法及應用

硬功經過基礎訓練以後，可根據自己的先天素質狀況，相應地選擇適合自己的一些「功夫」，進行專門的強化訓練。訓練中需持之以恆，幾十年如一日，不論刮風下雨，還是冬寒酷暑，活一天就要練一天。只有這樣，功夫才會一天比一天有所長進。

第一節　拳功的練法及應用

在傳統的少林拳法中，拳的基本型為：四指併攏向內捲屈，使指端頂住掌心，然後將拇指彎曲內扣在食指空眼處，五指用力握緊，腕部挺直（圖222）。

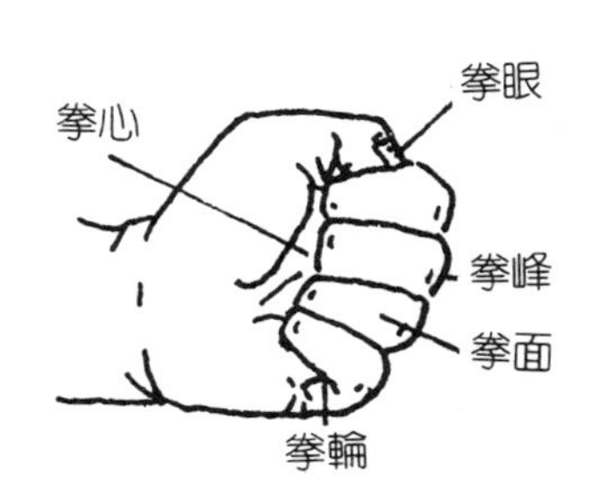

圖 222

古人云：「拳者，屈而不

伸，握固其指，團聚其氣，一齊著力，擊之不散，分之不開，方為合竅之妙也。」

一、拳功的練法

拳功的練習方法可分六個階段，即鼎功、貓功、沙包功、樁功、墩功、磚石功等。分述如下：

第一階段：鼎功

1. 練功方法

練功者面對牆壁成立正姿勢站好，兩手握拳，以拳面用力撐地倒立，兩腿伸直，兩腳面繃直併攏，兩腳跟貼靠在牆壁上，全身用力使肘、腕部挺直，兩拳心相對，中間距離與肩同度，腰胯上拔，頭略抬起，意念集中在腳心上，眼看地面（圖223）。

2. 注意事項

（1）隨著鍛鍊程度的加強，逐步增加難度。可做單臂支撐；兩腿或單臂也可以進行一屈一伸的倒立撐起練習；兩腳離牆做無依靠倒立練習等，以加強其勁力和平衡控制。

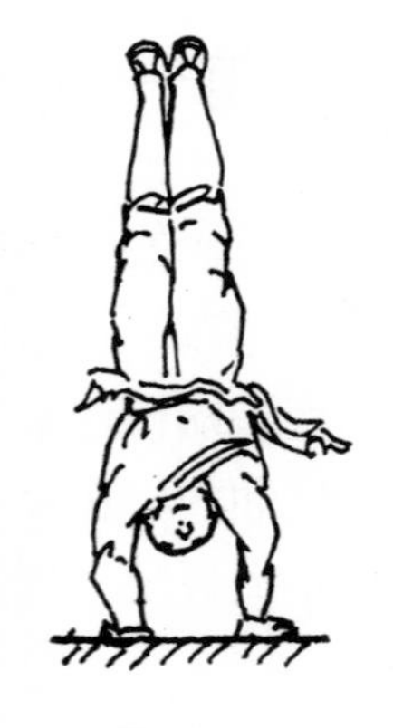

圖 223

（2）初學此功時，可請助手將兩腿扶上牆壁，並注意身體重心保持平衡，呼吸自然、暢達。

（3）初學此功時可帶上手套，或在地面上放置一些較軟的隔墊，以避免手部的表皮受傷，影響

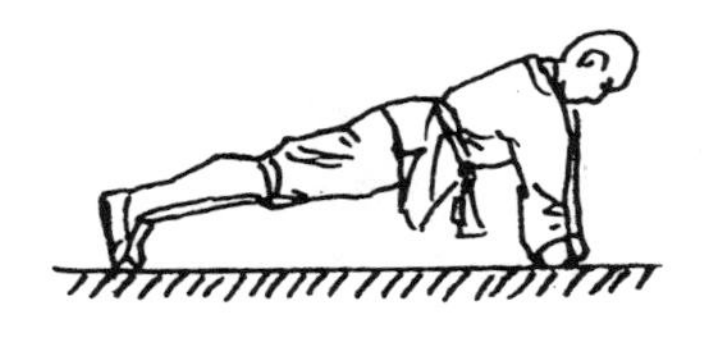
圖 224

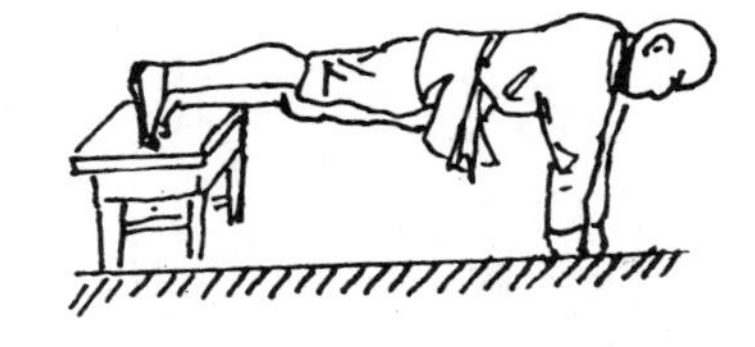
圖 225

正常練功。

（4）每次的練習時間以 3～5 分鐘為宜，每日兩次，練功結束後，往往會有頭暈、眼花等現象，多見於初學者。可採用下蹲的方法，逐步適應後再站起來。

（5）根據功法練習的要求，也可同時配合意念鍛鍊，如意守湧泉、丹田等。

（6）此功在吃飯後、睡眠前不宜練習。

第二階段：貓功

1. 練功方法

（1）兩拳距離與肩同寬，拳面抵地，兩腿伸直併攏，以前腳掌趾著地，頭、腰、胯部與地面平行、下頷內收。目視前方（圖 224）。

（2）動作不停，兩臂伸直，身體向上，再用口呼氣。如此反覆練習。

2. 注意事項

（1）動作要連貫、協調、靈活有力。

（2）隨著鍛鍊的深入，逐步增強難度，將腳位漸漸增高（圖 225）。

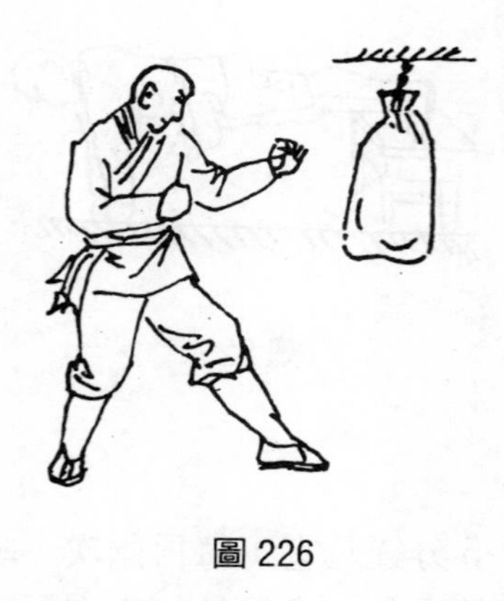

圖 226

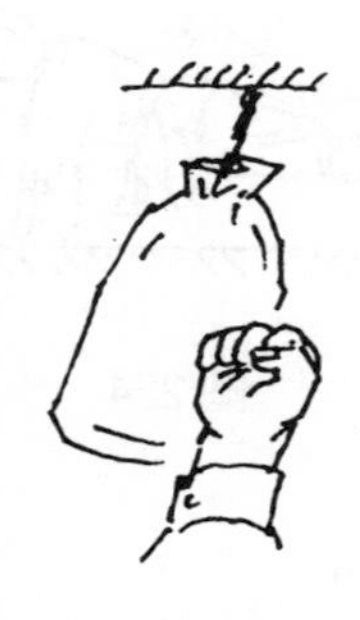

圖 227

（3）練功時，可採用負重練習。如在身上（肩背、頸部）適當加壓，放置沙袋、小型槓鈴片、石盤、吊重啞鈴或身穿沙衣等，藉由負重的手段，增強手、臂的實際勁力。所負重量要根據各人的承受能力來掌握。

（4）呼吸方法是採用腹式逆呼吸，即身體向下縮身動作時吸氣，身體向上動作時呼氣。

第三階段：沙包功

沙包製法參見第三章第三節綜合基礎訓練。

1. 獨沙包練法

把製作好的沙包，內裝 10～15 公斤的細沙和一定的軟物按比例調勻，懸吊在樑上或較高的木樁上，其高低與練功者胸部相平。練功者用藥水洗手晾乾後，面對沙包，間距 30 公分左右，全身放鬆，自由式站立，調息運氣，氣沉丹田（圖 226）。然後，蓄勁發氣貫於雙拳，用拳輪練砸（圖 227）。用拳鋒練崩（圖 228）。用拳面練沖（圖 229）。

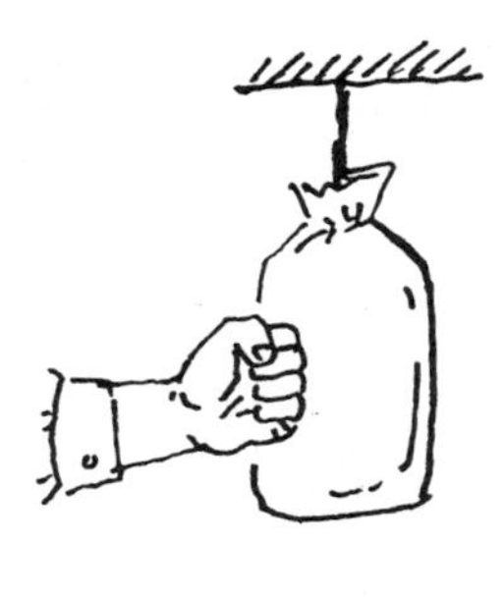

圖 228

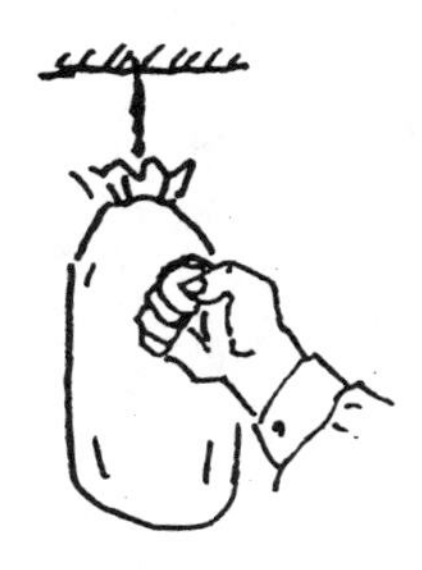

圖 229

初練每次 10～15 分鐘，擊速每分鐘 5～10 發，共擊打 50～150 發，每天練三次，總擊 150～500 發。一個月後，時間增至每次半小時，擊速增至每分鐘 20 發，每天三次，一天共擊 1000～1500 發，依次苦練，始終如一，不可因勞累而停頓，不可怕苦而中止，但又不能急於求成。若手掌偶有損傷，皮破血流需及時醫治，待癒後再練。一年後手掌生趼，使勁發力擊打沙袋均不知痛為止。

2. 組合沙包練法

組合沙包練法是用以訓練手、眼、身、法、步的高度協調性技術的方法。由於沙包多、速度快，稍一遲緩，就容易不知所措。所以，一般練習者先以單吊袋練習為宜，以後再逐漸增加到 2 個、3 個、4 個……最多不能超過 9 個。

取大小、重量相等的沙包若干個，懸吊成三角形（圖 230），正方形（圖 231），梅花形（圖 232）。依上法自由式在沙袋中間站好、調息運氣、氣沉丹田，然後貫氣於雙拳，轉身變步循環擊打。一個月後，步活身移、四面旋擊，勢如臨敵。

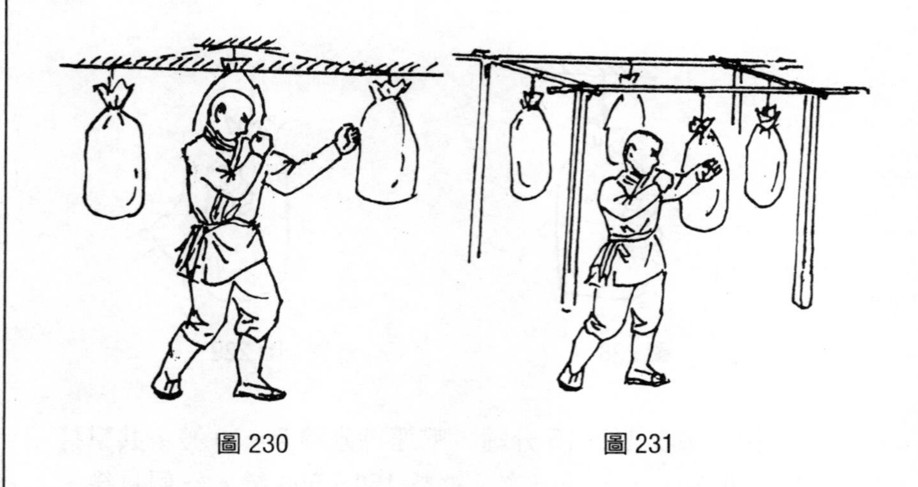
圖 230　　圖 231

3. 鐵砂袋練法

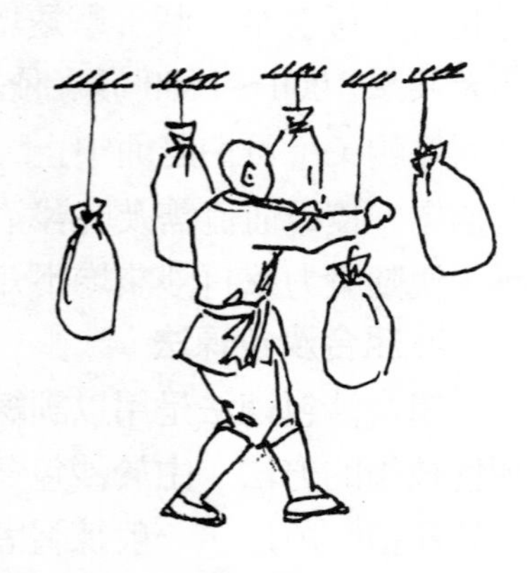
圖 232

鐵砂袋是沙包訓練的最高一層功法，非常艱苦，沒有相當毅力者不能成功也。依上法，其步型和間距同獨沙包練法。只須加強練習內氣爆發的擊打力量和排遠力，尤其注意苦練搓擦功夫。練此步功易損皮滲血，是磨練意志的重要過程。練時一拳用力擊打，使砂袋來回遊盪旋擺，另一拳乘其遊盪之勢，附袋搓擦，以練習磨力。每日早晚練習兩次，每次 200～300 發，共練 500～600 發。依此苦練 4～6 個月，再增加鐵砂，練至拳擊砂袋旋轉自如為止。

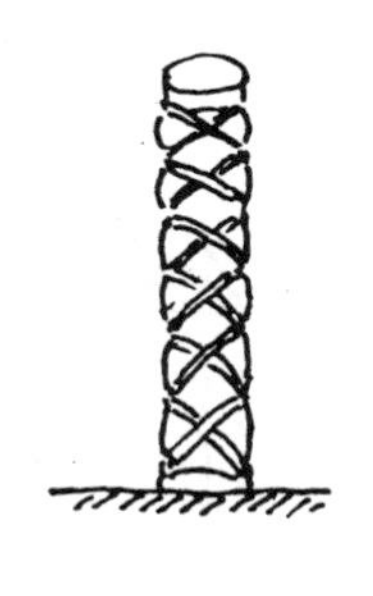

圖 233

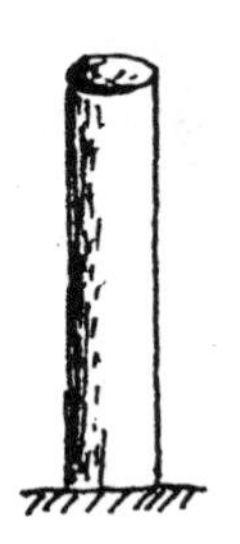

圖 234

第四階段：樁功

1. 樁的製作

樁功有棉樁和木樁兩種。選一根長 250 公分，直徑 15 公分左右的圓木，在平坦的地方埋入 60 公分深左右，要求樁的頂端與練功者肩平為宜。在木樁上用破棉被或破棉片纏樁兩層，再用細麻線繞紮捆好，此為棉樁（圖 233）。去掉棉片纏裹的樁，稱為木樁（圖 234）。

樁功練習分上、中、下三個擊靶，上擊靶平肩，宜閃擊對方太陽穴；中擊靶平心，宜格擊對方上腹；下擊靶平臍；宜潛擊對方下腹或陰部。

2. 樁功的練法

練功者面對棉樁自由站立，全身放鬆，神不外馳，調息氣沉丹田。然後，以內氣爆發抖力，或刺、或擺、或勾、或砸、或劈猛擊樁靶，早晚各行一次，每次數發，三個月後去掉棉層，六個月後可改為墩功練習。

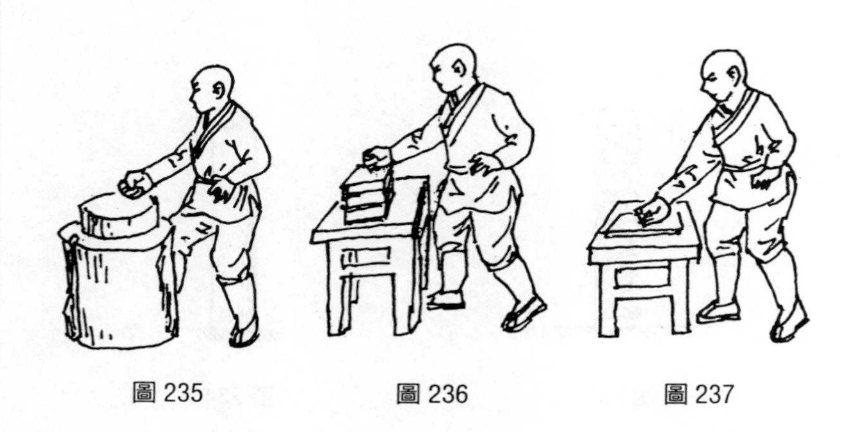

圖 235　　圖 236　　圖 237

第五階段：墩功

墩功多以木墩為主，重在練習拳的下砸發勁。練功者距木墩 30 公分左右，馬步樁站立，先調息把氣沉入丹田，然後，抖擻精神，氣貫雙拳，輪番由上向下劈砸木墩（圖 235）。

初時勁宜小，然後逐日增大，每日兩次，每次百餘發，半年後改為磚石功練習。

第六階段：磚石功

磚石功是拳功的關鍵，俗語說「有志者事竟成，無志者萬事空。」練到這種地步一定要持之以恆，否則，幾年之功即刻毀於一旦。先取一塊紅磚平放在結實的桌凳上，練功者以弓步站好，然後調息沉氣蓄勁，氣貫雙拳。以爆發內勁劈砸紅磚，同時身體重心隨之下降發聲助力（圖 236）。至拳到磚碎後，逐漸增加磚數，練至一拳擊下 5 塊紅磚皆碎，則改為砸石板（圖 237）。每日兩次，每次百餘發，依法練習，三年即可拳落石板碎。

青俠歌云：

少林金鋼錘，拳功顯神威。
初練鼎功法，再習貓形爬。
沙包百日練，樁上三出靶。
墩法輪番砸，磚石裂開花。
苦恆十餘載，眞功傳佳話。

附：洗手藥方

紅花、木瓜、南星、半夏、草烏、川烏、雞血藤、全當歸、蛇床子各 5 克，透骨草、地骨皮、紫花地丁、硫礦、劉寄奴、側柏葉、桑枝、龍骨、狼毒、川椒各 50 克，海鹽 175 克、雞爪一對。

將上列 21 種藥置入鍋或盤內，加井水或清泉水 3.5 公斤，陳醋 4 公斤，煎熬濃縮至 4 公斤，加蓋密封，待入手不燙時，另加老酒 50 克，用竹筷攪勻，洗兩掌和全臂，然後晾乾，即可練功。

二、拳的技擊應用

（一）基礎拳法

1. 沖　拳

拳從腰間旋臂向前快速打出，力達拳鋒；同時順肩抖臂，用爆發力蹬地，使拳和小臂成直線（圖 238）。

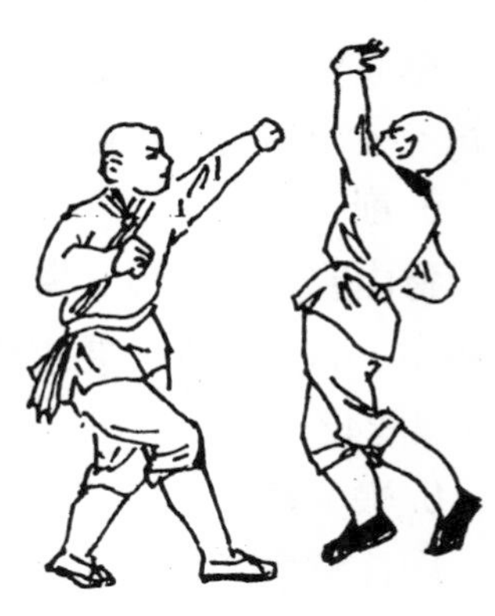

圖 238

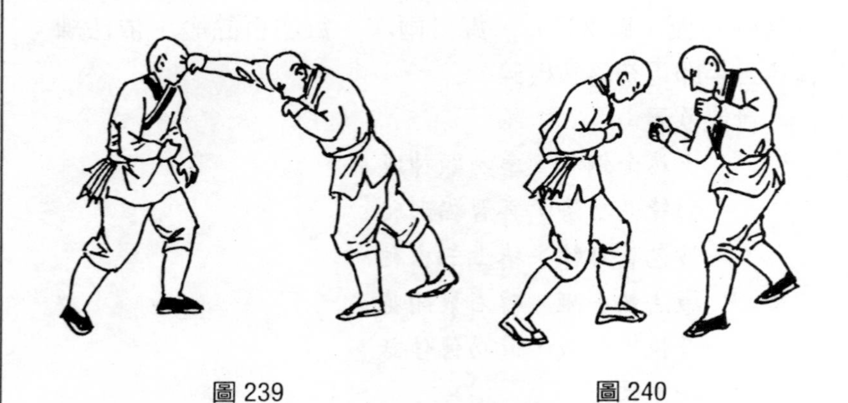

圖 239　　圖 240

2. 橫　拳

直臂自側面向前橫向平掃，力達拳鋒；同時以腰帶勁，彈性出擊（圖 239）。

3. 勾　拳

拳自下向前斜上方屈臂擊打，力達拳鋒；同時轉體送髖，以腰帶勁，發力迅猛，富有彈性（圖 240）。

4. 劈　拳

拳屈臂上舉，拳眼向上，從上向下快速斧狀劈落，力達拳輪。要求揮臂掄劈乾脆、有力（圖 241）。

5 .崩　拳

臂由屈到伸，以小臂和腕部的合力，由內向外或向前彈性崩出，力達拳峰。要求翻崩的速度要快、乾脆，富有突然性（圖 242）。

6. 鞭　拳

向後轉體 180°，同時臂由屈到伸，並向後橫擊，力達拳輪。要求插步轉體，以腰發勁，似鞭狀抽打（圖 243）。

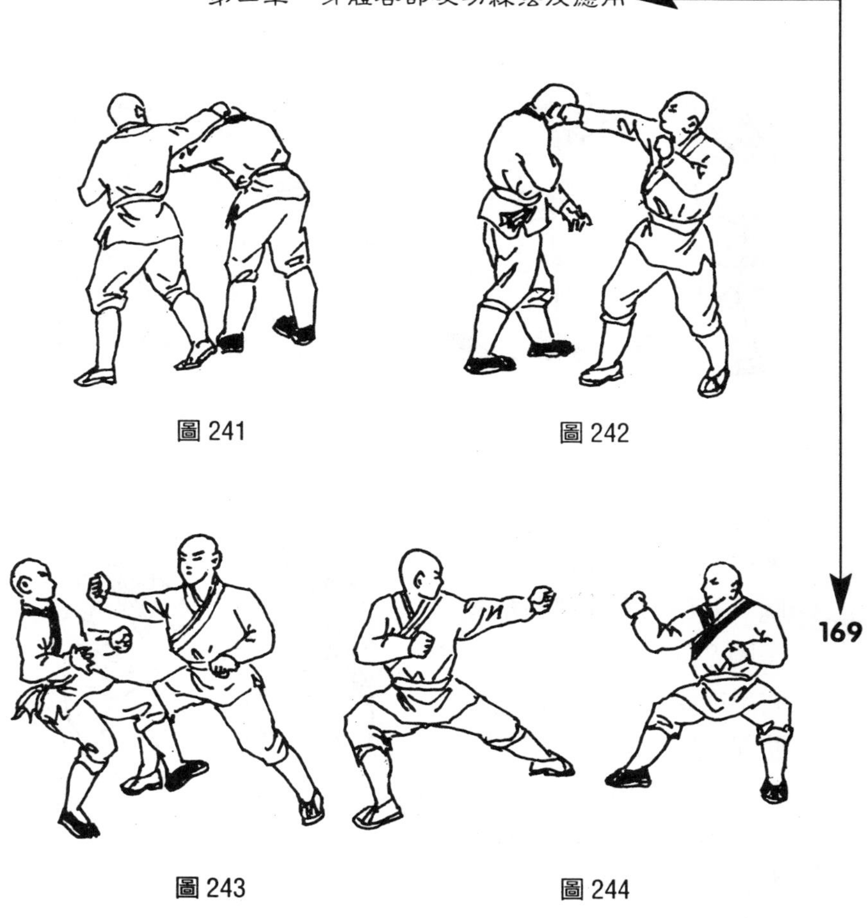

圖 241　圖 242

圖 243　圖 244

（二）實戰操手

拳是人體的主要武器，在實戰中為「開路之先鋒」，故有「人體七星拳為大」之說。

1. 刁手沖拳

【設想】：敵我雙方對視（圖 244）。敵用右手沖拳向

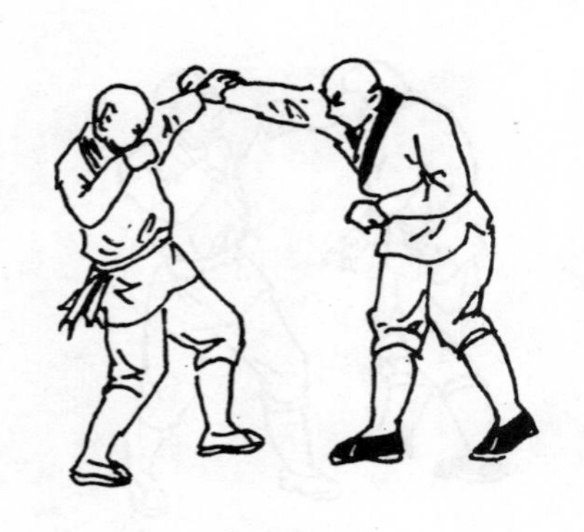
圖 245

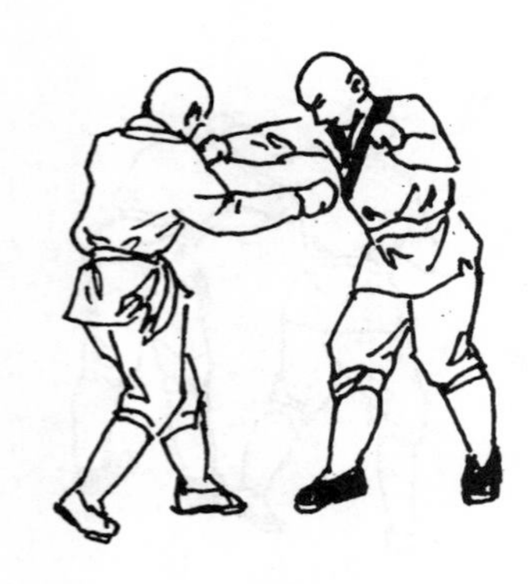
圖 246

我頭部打來，我左手迅速從內向外刁抓敵右手腕，並用力向懷裡帶拉（圖 245）。同時，我右手從腰間向前衝打敵肋部（圖 246）。

2. 壓手崩拳

【設想】：敵我雙方對視（圖 244）。敵以左手從下向上掏擊我腹部，我右手迅速從上向下砍壓敵左手腕（圖 247）。隨即右腳向前上步落於敵左腿外側，同時，以右拳背向上翻崩敵面部（圖 248）。

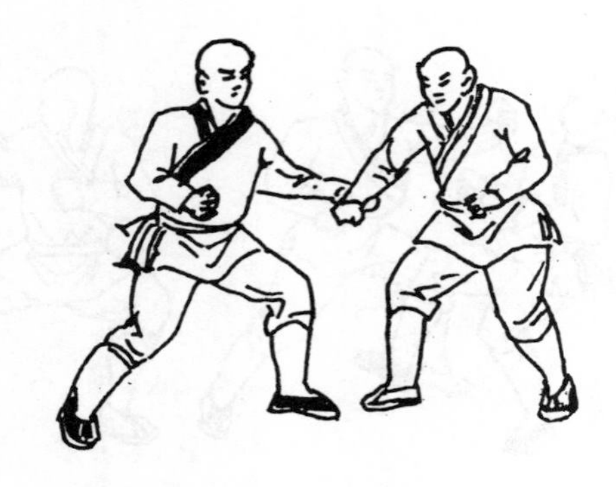
圖 247

3. 格手劈拳

【設想】：敵我雙方對視（圖 244）。敵以右手沖拳向我頭部打來，我上體稍右轉，同時，以左手臂向外格開敵拳

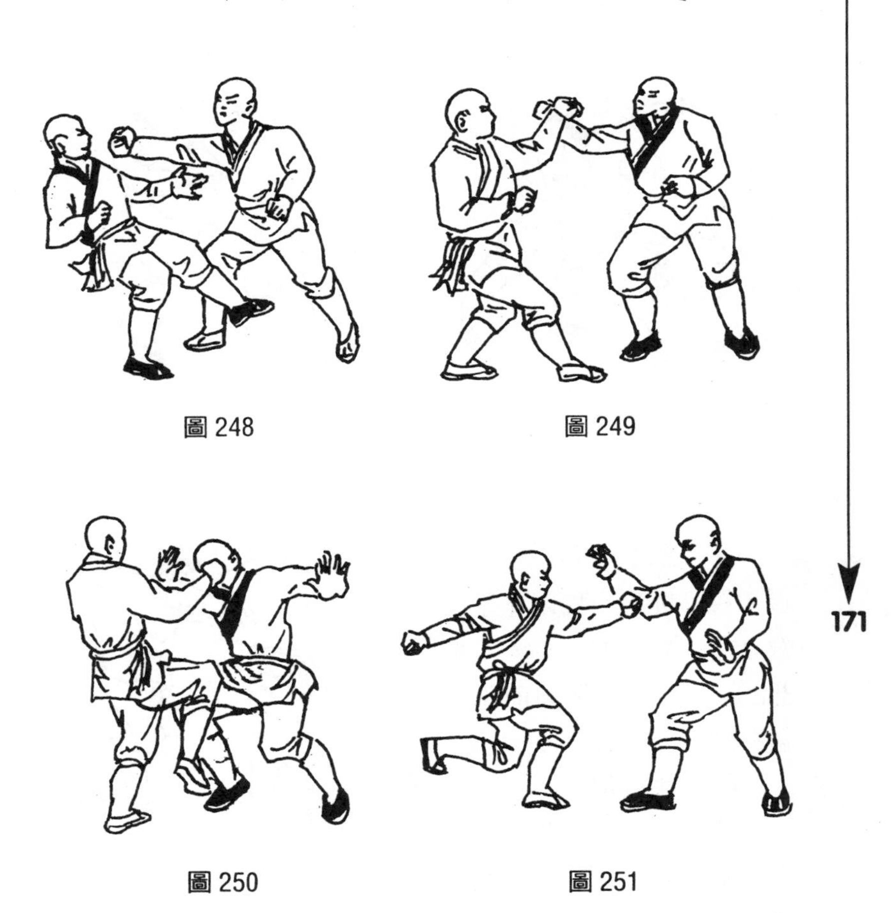

圖 248　　圖 249

圖 250　　圖 251

（圖 249）。然後，提右膝向前頂擊敵襠，同時，以右手從上向下劈擊敵頭頂（圖 250）。

4. 海底撈月

【設想】：敵我雙方對視（圖 244）。我左腳向前上一步，右腳緊隨上一步，同時，以左手向敵人面前虛晃一拳（圖 251）。隨即右拳從下向上撈打敵襠部（圖 252）。

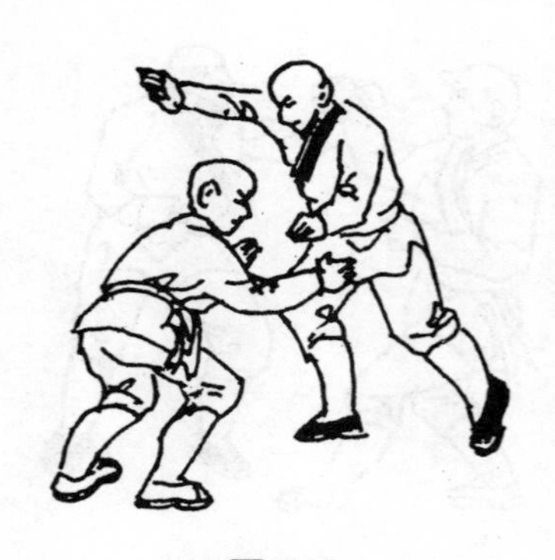
圖 252

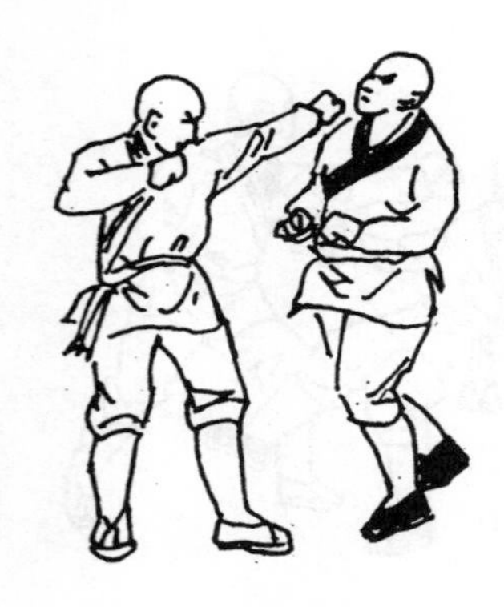
圖 253

5. 連環擊面

【設想】：敵我雙方對視（圖 244）。我以左手向敵人面部虛打一拳（圖 253）。隨即右拳向前迅速猛擊敵面部（圖 254）。

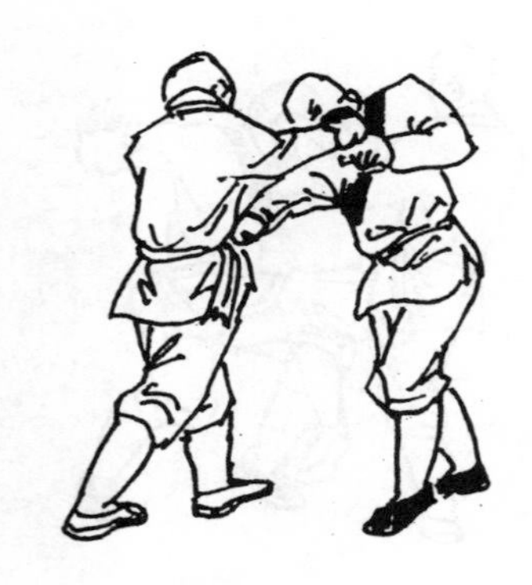
圖 254

6. 撥手翻崩

【設想】：敵我雙方對視（圖 244）。敵以左手向我腹部打來，我以右手迅速從內向外撥開敵左拳（圖 255）。隨即右腳向前上步，右拳向上翻崩敵面部（圖 256）。

7. 轉身鞭打

【設想】：敵我雙方對視（圖 244）。我以左手沖拳向敵面部擊打，敵以左手向外推開我左手（圖 257）。隨即借敵推我左手之力，身體順勢向後旋轉 360°，同時，右腳向

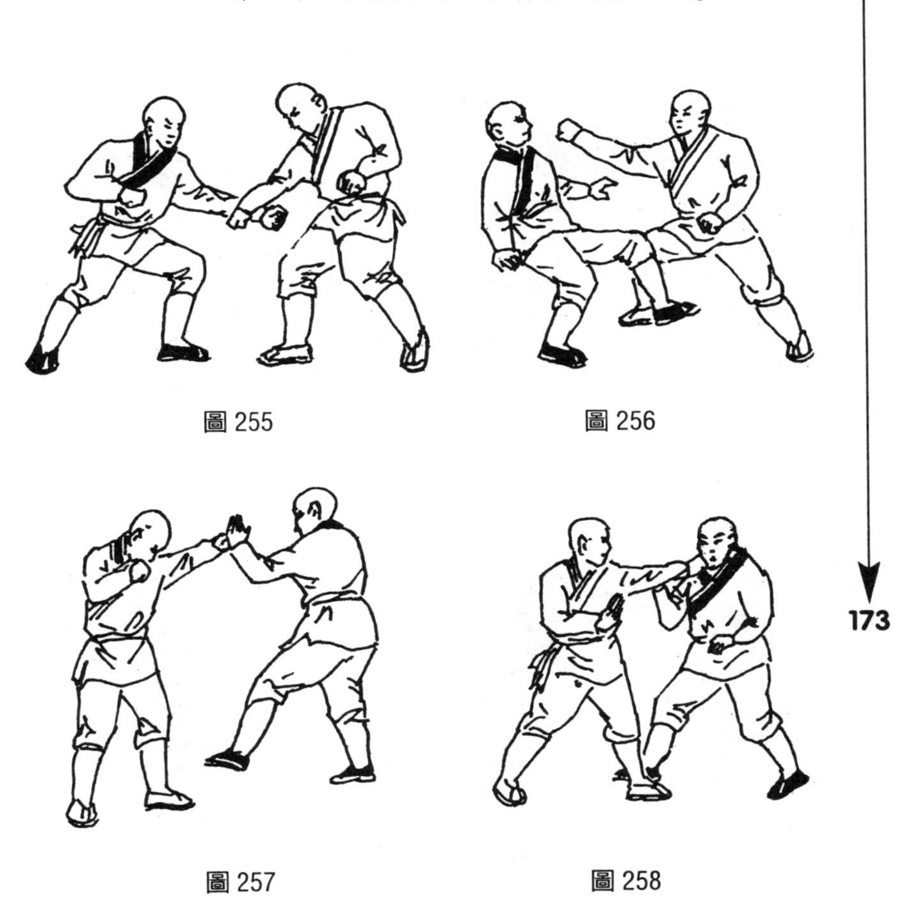

圖 255　圖 256

圖 257　圖 258

前插進一步，左腳也隨之向前上一步，使左拳鞭狀向前抽打敵面部（圖 258）。

8. 提膝沖拳

【設想】：敵我雙方對視（圖 244）。我右手向敵頭部虛打一拳（圖 259）。隨即右腳向前提起，左拳向前衝打敵下頷（圖 260）。

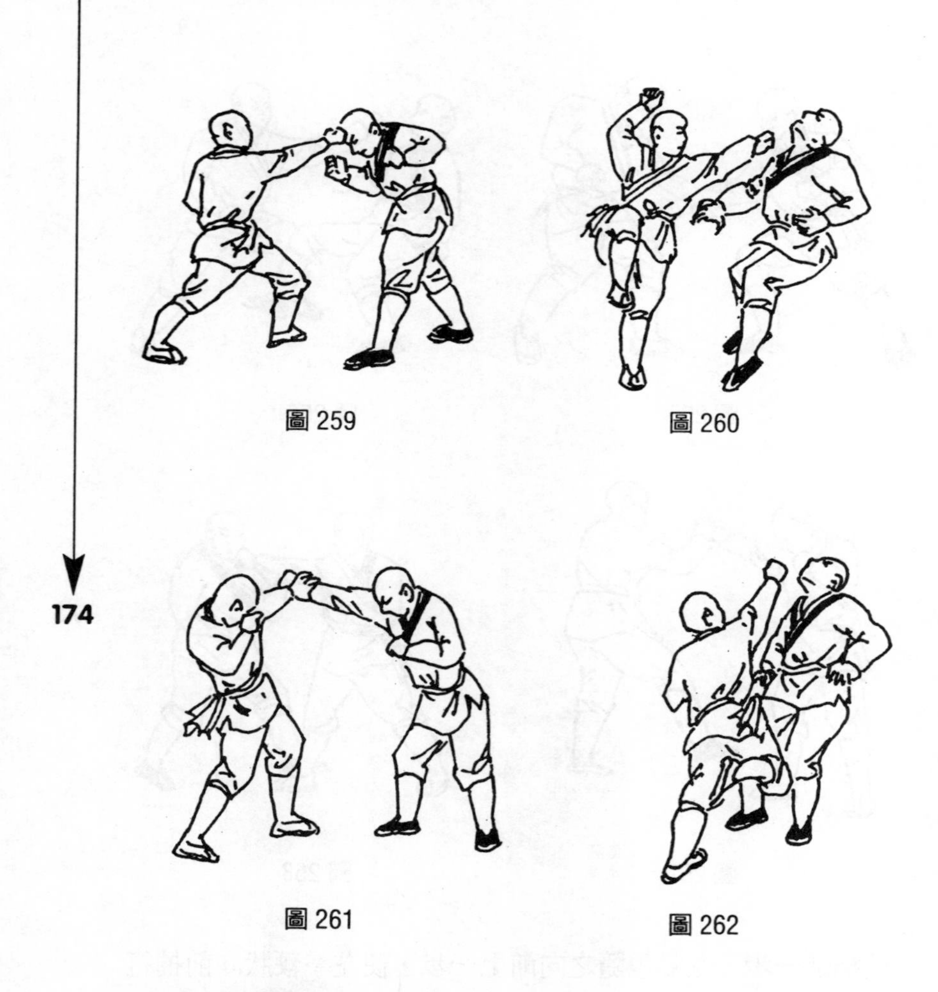

圖 259

圖 260

圖 261

圖 262

9. 騰空砸拳

【設想】：敵我雙方對視（圖 244）。敵以右手沖拳向我頭部打來，我左手迅速從內向外刁抓敵手腕（圖 261）。隨即兩腳用力蹬地使身體騰空，同時，以右拳向敵面部砸去（圖 262）。

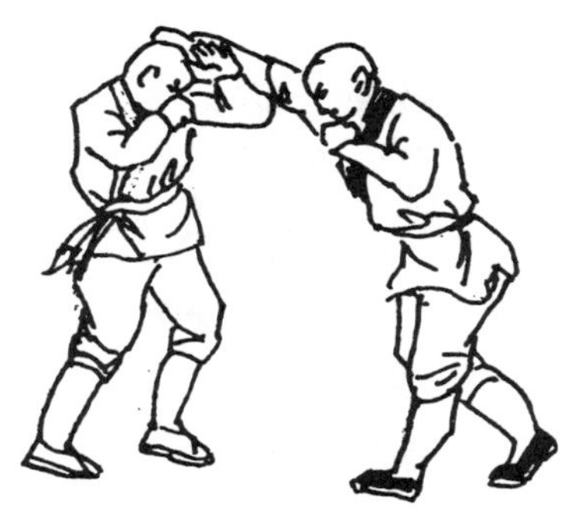

圖 263

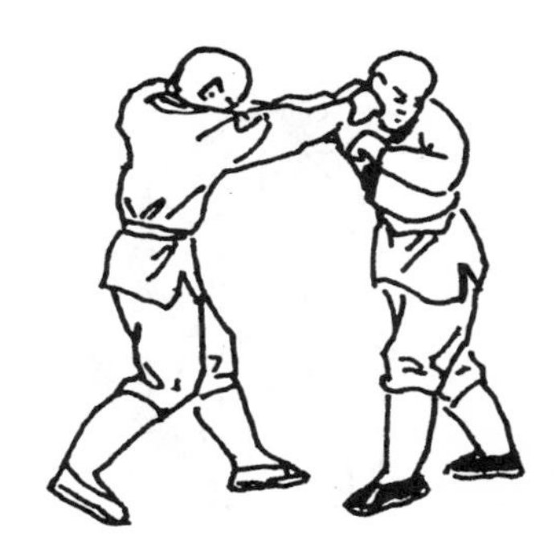

圖 264

10. 架手沖拳

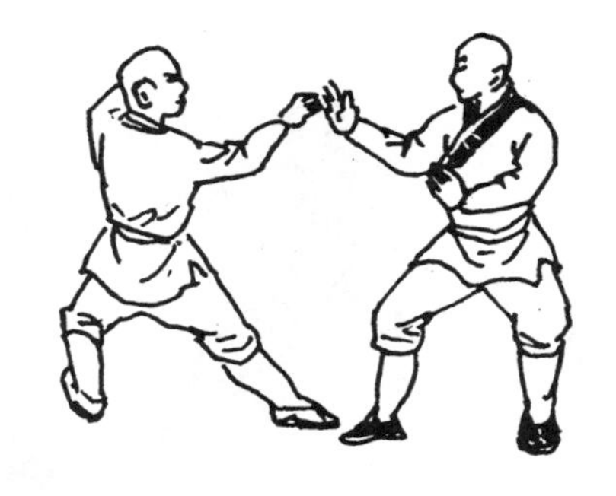

圖 265

【設想】：敵我雙方對視（圖244）。敵以右手沖拳向我頭部打來，左手迅速從下向上架開敵拳（圖263）。隨即左腳向前上步，右腳緊隨，同時，以右手向前衝打敵頭部（圖264）。

11. 穿檔手

【設想】：敵我雙方對視（圖265）。敵以右手沖拳向我頭部打來，我左手迅速抓住敵右手腕，並向懷裡帶拉，同時，右腳向前上步，身體重心下移，以右手插入敵襠部（圖266）。隨即挺身直脊以肩部將敵扛起（圖267）。

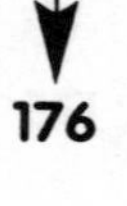

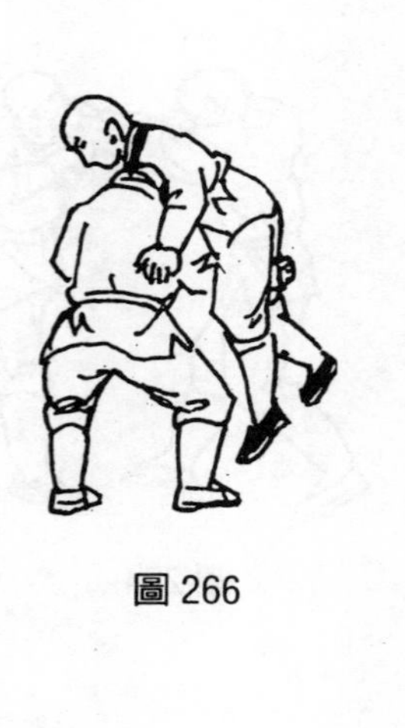

圖 266

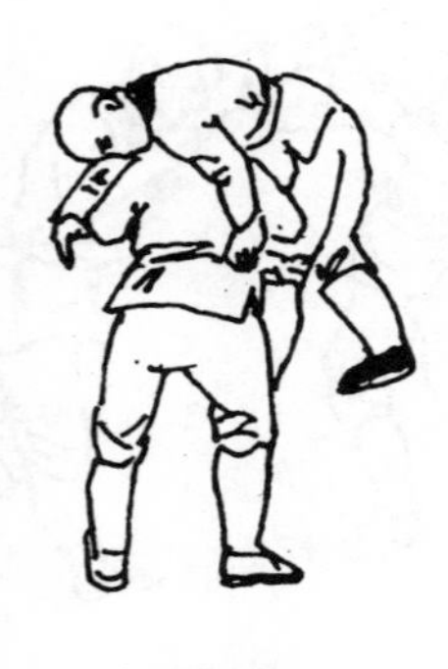

圖 267

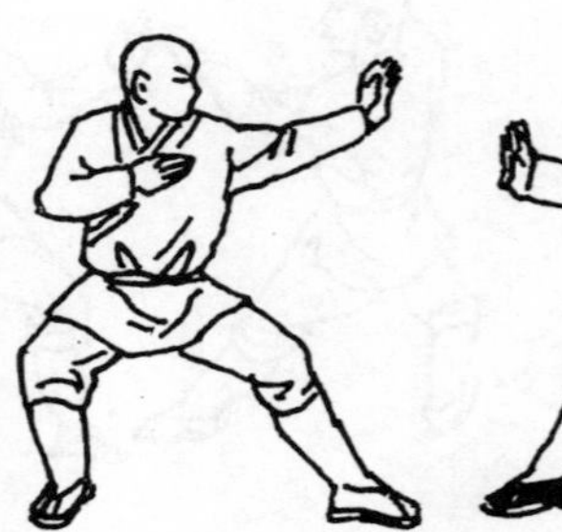

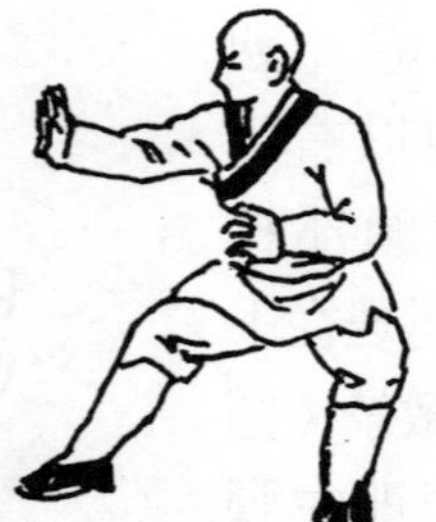

圖 268

12. 刁手擊腹

【設想】：敵我雙方對視（圖 268）。敵以右手沖拳向我頭部打來，我左手迅速從內向外抓住敵手腕用力向懷裡帶拉（269）。隨即以右手向上猛擊敵腹部（圖 270）。

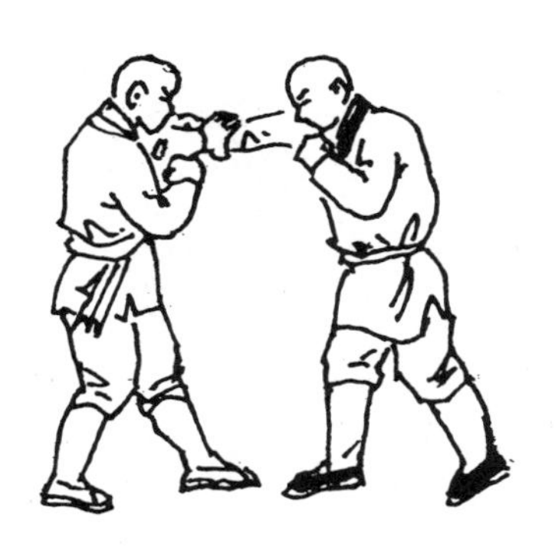

圖 269

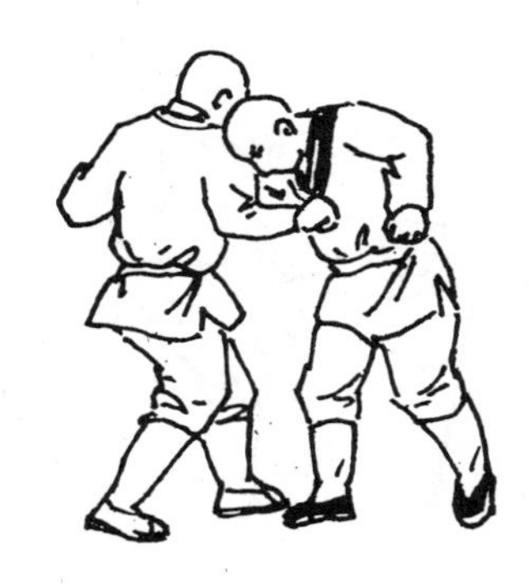

圖 270

第二節　掌功的練法及應用

在傳統的少林拳法中，掌的基本型為：拇指內扣於「虎口」處，指骨緊貼掌沿，其餘四指併攏挺直，指端上頂，小指一側朝前（圖 271）。

一、掌功的練法

掌功的練習方法因階段不同而有所區別，即鼎功、貓功、沙袋功、樁功、磚石功、拍水功等，各階段有所不同。

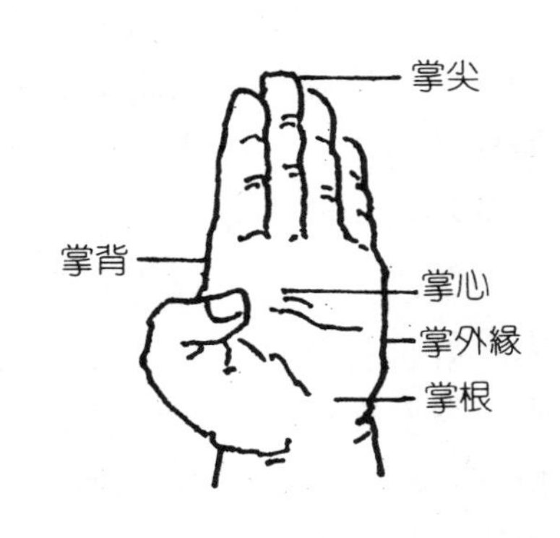

圖 271

掌功練習在前五個階段，即鼎功、貓功、沙袋功、樁功、磚石功階段的具

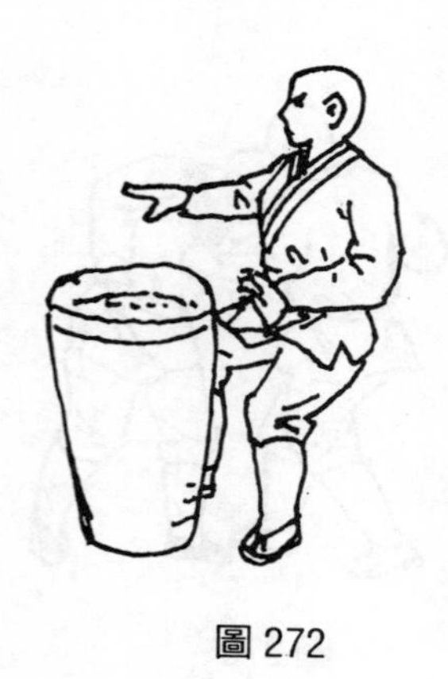

圖 272

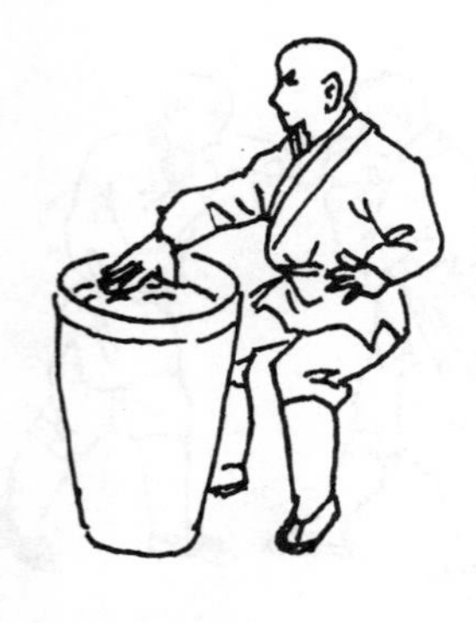

圖 273

體練法詳見拳功練法，只是練習時改拳為掌即可。

第六階段：拍水功

此功主要練掌的透勁。

取一個比較大的容器注入水，要求要注入容器的四分之三，練習者站成馬步於容器前或置身於湖泊中。初習此功時，要將八字掌抬起至眼睛同高或稍高一點，手臂要放鬆上舉，全身肌肉不能緊張，蓄氣並不提到掌心（圖 272）。然後，將手掌端平向水底處拍落，意想自己的手掌是一塊大石頭懸於空中，並向水面加速降落，下落時切不可用力，只需在掌拍落水面時配合沉氣動作（圖 273）。

要求拍打時，背部、肩部、手臂、手肘等部位都不可用力，好像揮鞭由上向下的打擊。打擊時上半身不可前後搖動。臀部突出，腰部和腿部彎曲都會使全身氣血部位停滯，特別是肩部、上臂用力會使背部變得空虛；臀部突出，勁還會從腰部消失，腹背部的勁力練不好，會影響「透勁」的產生。

隨著透勁的產生，手掌的高度也要相應地降低，從而爭取在短距離內獲得最大的勁力值。

青俠歌云：

少林金剛掌，掌功最為強。
沙包懸樑上，人在袋中央。
提氣站馬襠，掌攤切斷樑。
寒易掌生趼，堅硬似金剛。
若得陰柔勁，還需水飛揚。

附：洗手藥方

象皮（切片）、鯪魚甲（灑沙）、半夏、川烏、草烏、全當歸、瓦鬆、皮硝、川椒、側柏葉、透骨草、紫花地丁、海鹽、木瓜、紅花，以上各 30 克，雞爪一對。

將以上 16 味藥一起置入瓷盆內，倒入陳醋 3.5 公斤，清泉水 4 公斤，浸泡 7 天，再加上等白酒 200 克，將盆口蓋嚴，不可漏氣。每次練功前取出藥汁 250 克，加沸水 1 公斤燙泡，降溫後浴洗兩手和兩臂，然後晾乾，即可練功。

二、掌的技擊應用

（一）基礎掌法

1. 推　法

以掌心、掌根、小指外側為力點，屈腕、掌指向上成立掌，通過小臂的屈伸動作，以丹田發力去推擊敵人（圖 274）。少林稱之為「推山掌」。

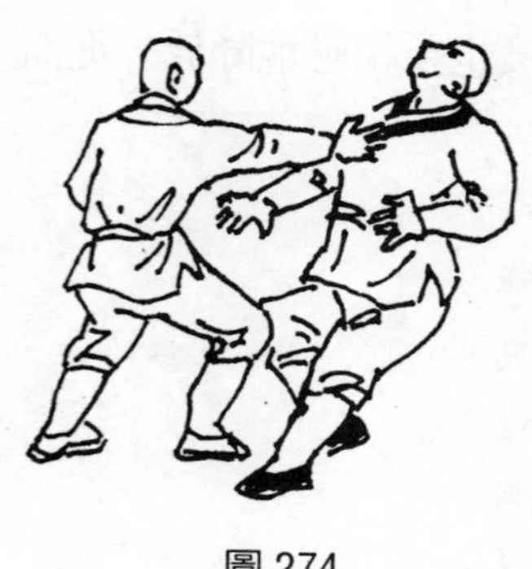

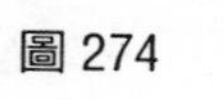

圖 274

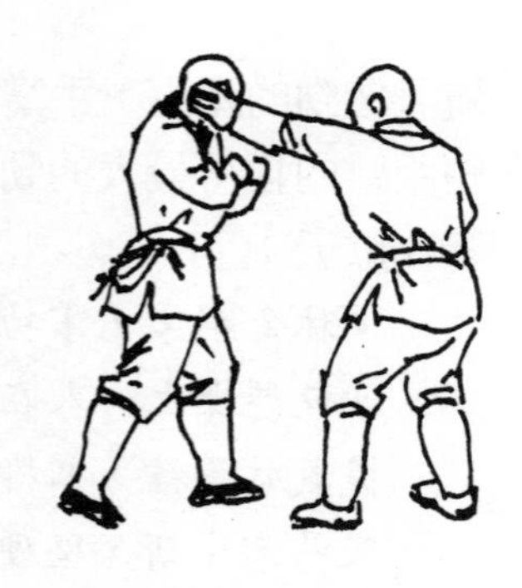

圖 275

2. 劈　法

包括前劈、後劈、側劈、掄劈等動作，以前劈為例。臂抬起上舉，以小指一側為力點，由上向下如斧劈柴一樣，以丹田發力去劈擊敵人（圖 275）。少林稱之為「開山掌」。

3. 切　法

包括俯掌橫切和仰掌橫切兩種，以仰掌橫切為例。臂外展的同時舉臂屈肘，以小指一側為力點，由內向外橫向砍擊敵人（圖 276）。少林稱之為「切山掌」。

4. 插　法

包括仰掌插法和立掌插法兩種，以仰掌插法為例。屈肘、掌心向上，向前由屈到伸、以掌指尖端為力點，用丹田內氣去插擊敵人（圖 277）。少林稱之為「插指法」。

5 .拍　法

以手掌為發力點，屈肘、掌心向下，由上向下拍擊敵人（圖 278）。多以內氣抖放為主，少林稱之為「拍山掌」。

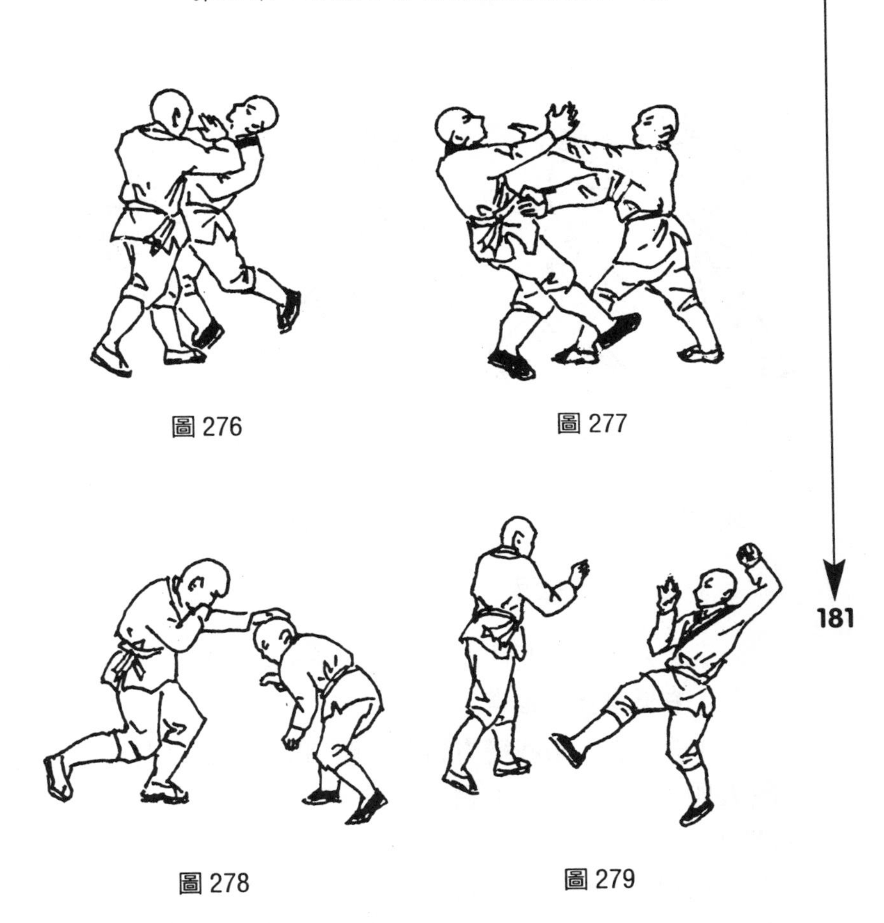
圖 276
圖 277
圖 278
圖 279

6. 抽　法

以掌背指骨為力點，屈肘、掌心向內，用掌背指骨向前或由內向外抽擊敵人（圖 279）。多以內氣爆發抖腕或抖小臂發勁。少林稱之為「反背掌」。

7. 砍　法

以小指一側為力點，屈臂由上向外再向內掄劈敵頸部，

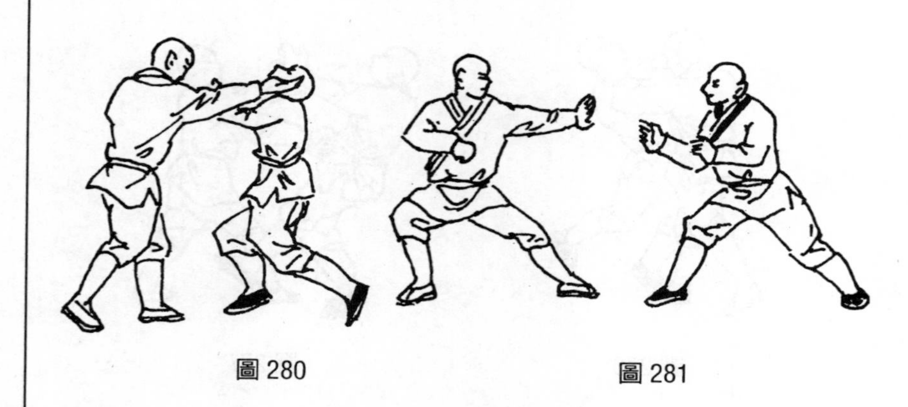

圖 280　　圖 281

形如砍物之狀（圖 280）。少林稱之為：「砍山掌」。

（二）實戰操手

掌為人體的主要武器，素有「拳不如掌長」之說。

1. 右劈掌接左推掌

【設想】：敵我雙方對視（圖 281）。我以右掌從上向敵人頭部虛劈一掌（圖 282）。隨即左腳向前上步，後腳緊隨，上體右轉，同時，以左掌向前猛推敵胸部（圖 283）。

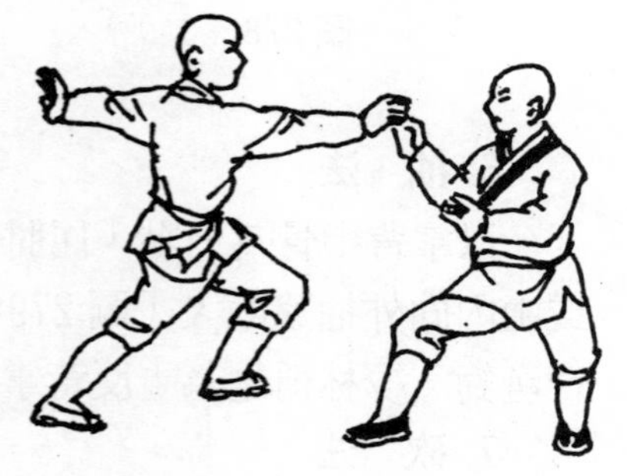

圖 282

2. 架防推掌

【設想】：敵我雙方對視（圖 281）。敵以右掌向我頭部打來，我左手迅速以掌根從內向上架敵

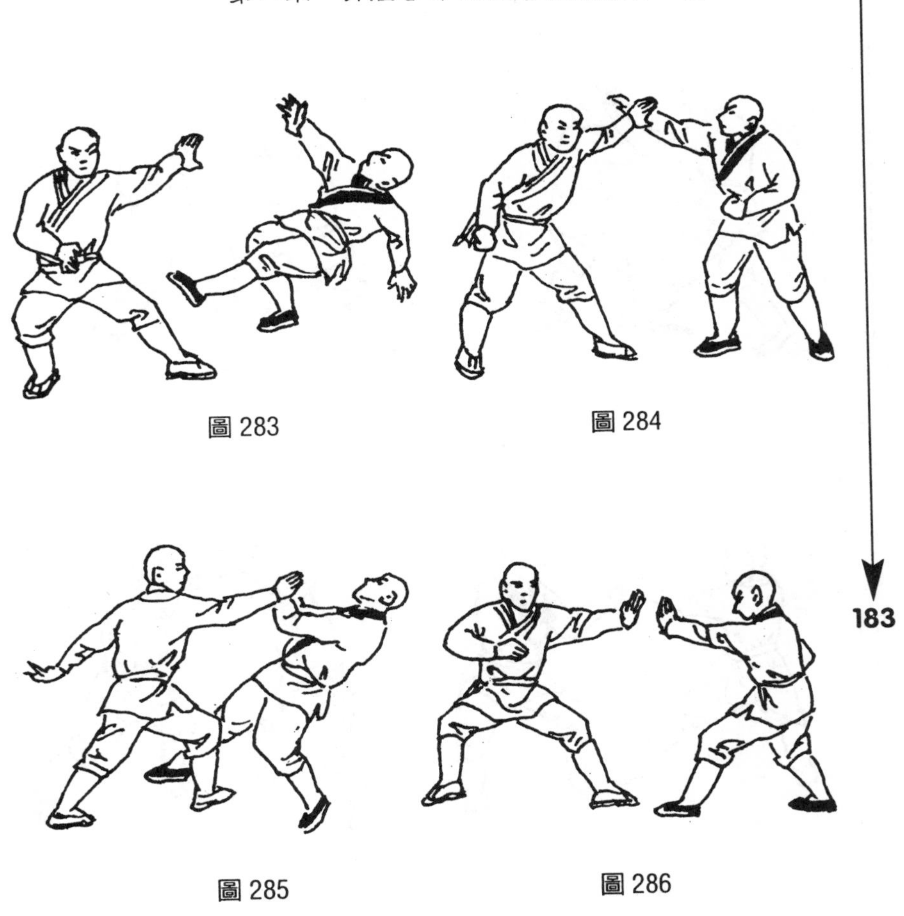

圖 283　圖 284

圖 285　圖 286

拳（圖 284）。隨即左腳迅速向前上步，以右掌向前猛推敵胸部（圖 285）。

3. 翻掌架打

【設想】：敵我雙方對視（圖 286）。敵以左手向我頭部打來，我右腳迅速向前上步，左手從外向內抓住敵手腕，同時，以右掌背向敵面部打去（圖 287）。隨即上體左轉，

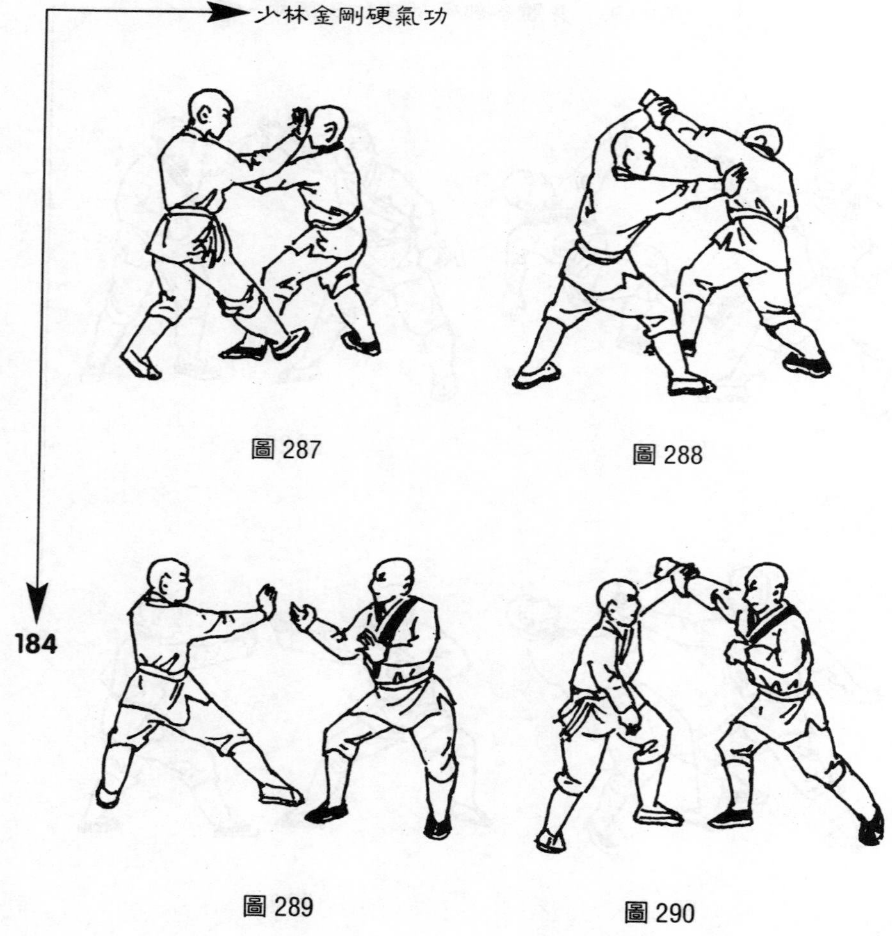

圖 287　　圖 288

圖 289　　圖 290

左手緊抓敵手腕向上拉起，同時，以右掌向敵肋部推擊（圖 288）。

4. 抓腕擊襠

【設想】：敵我雙方對視（圖 289）。敵以右沖拳向我頭部打來，我左手迅速以掌根由內向外攔截敵右臂，同時左手腕外旋，牢牢抓住敵手腕（圖 290）。隨即將敵迅速向懷

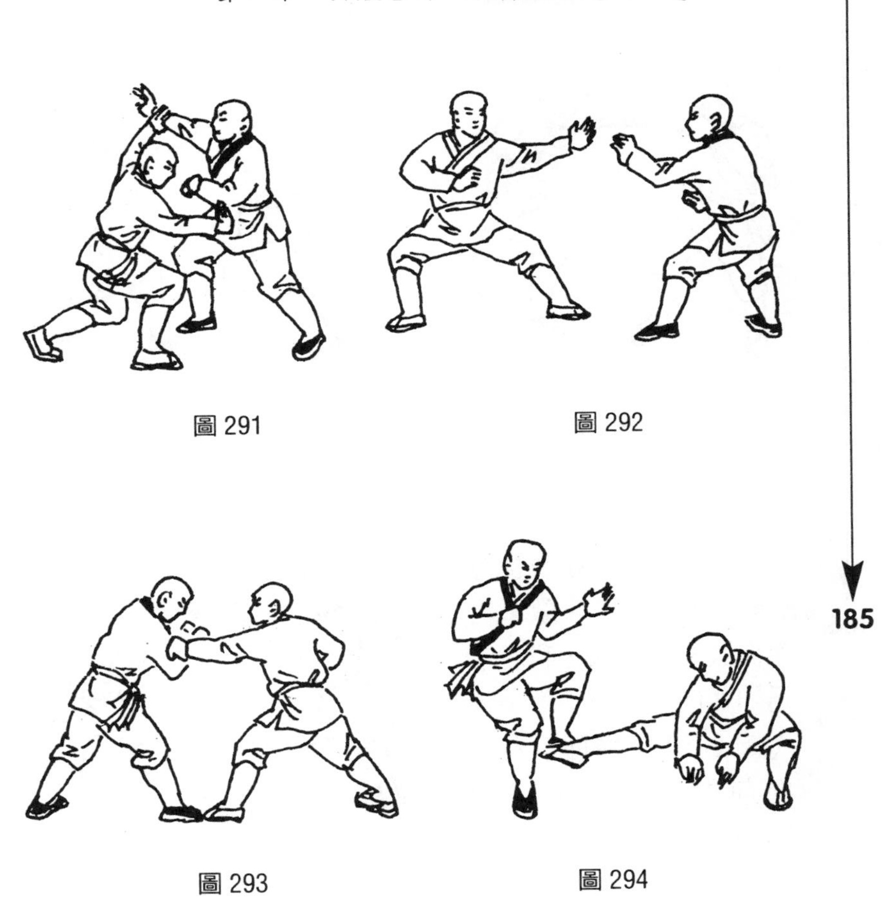

圖 291　圖 292

圖 293　圖 294

裡帶拉，同時右腳向前上步，左腳屈膝，腳跟離地成坐山樁，並以右掌根用力向前推敵襠部（圖 291）。

5. 伏地前掃腿

【設想】：敵我雙方對視（圖 292）。我以左手向前虛晃一拳（圖 293）。隨即將上體迅速下蹲，右腳從後向前掃敵腿（圖 294）。

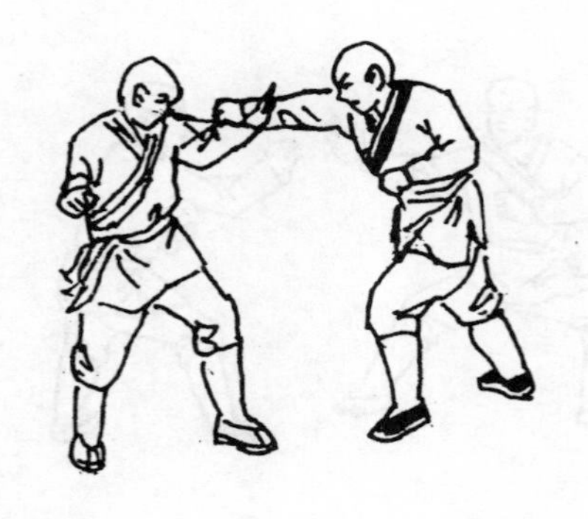
圖 295

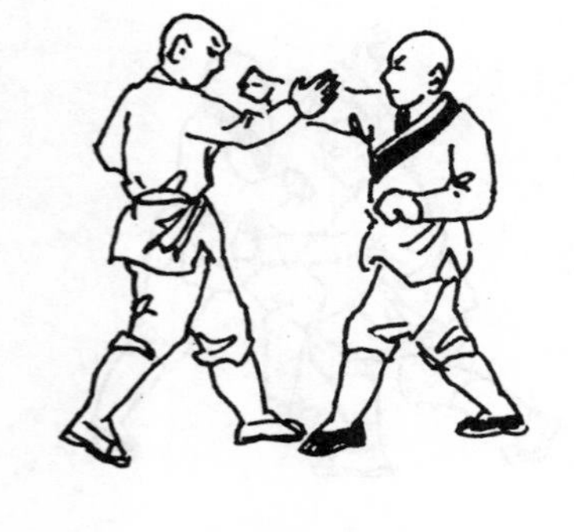
圖 296

6. 格手劈掌

【設想】：敵我雙方對視（圖 284）。敵以右拳向我頭部打來，我左手迅速從內向外磕格敵手臂（圖 295）。隨即以右掌向前劈擊敵面部（圖 296）。

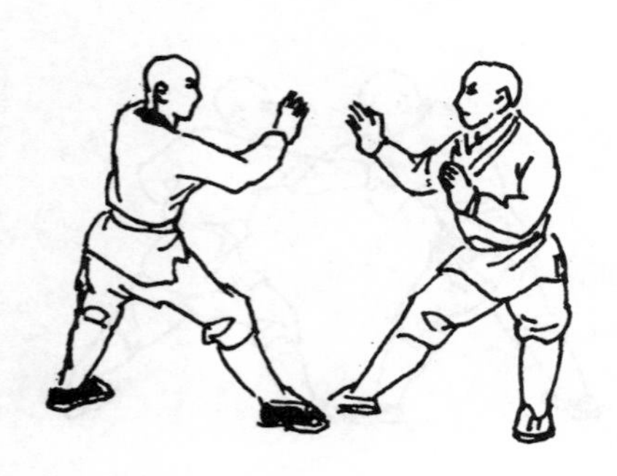
圖 297

7. 雙挑手撞掌

【設想】：敵我雙方對視（圖 297）。敵以右掌向我頭部打來，我左腳迅速向左跨出一步，同時，雙掌從外向內挑開敵拳（圖 298）。隨即右腳向前上步，以雙掌向前推撞敵右側肋部（圖 299）。

8. 連環穿掌

【設想】：敵我雙方對視（圖 300）。敵以左手沖拳向我頭部打來，我右手迅速從上向下格開敵拳，同時，右轉

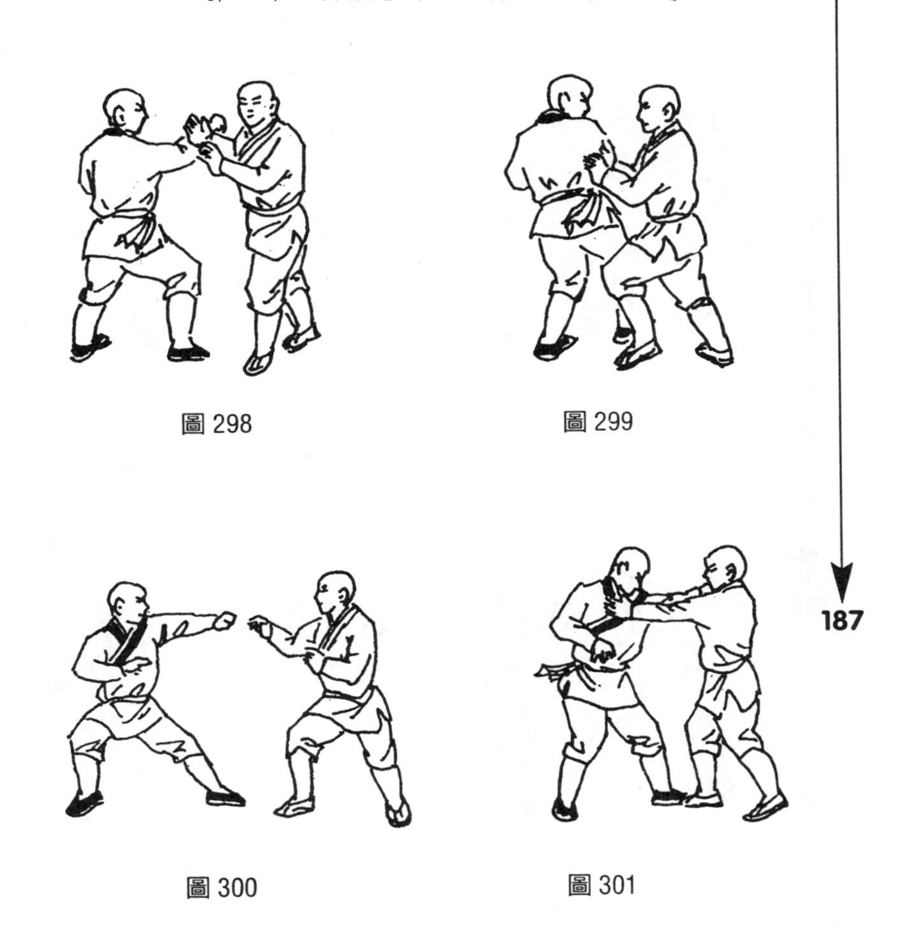

圖 298　　圖 299

圖 300　　圖 301

體，以左掌向前穿敵喉部（圖 301）。隨即向左轉體，以右掌向前穿敵面部（圖 302）。

9. 撥手踹腿

【設想】：敵我雙方對視（圖 303）。敵以左腳向我襠部踢來，我雙掌迅速從內向外推撥敵左腳（圖 304）。隨即以右腳向前踹擊敵腹部（圖 305）。

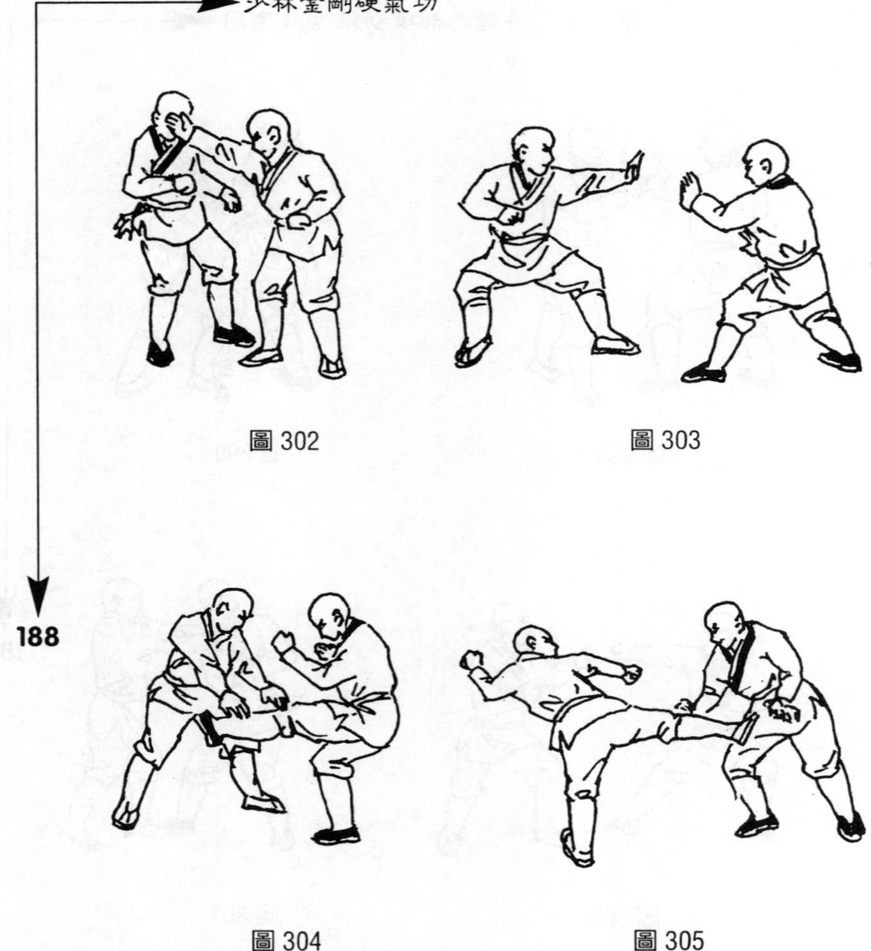

圖 302　圖 303

圖 304　圖 305

10. 雙纏手撞掌

【設想】：敵我雙方對視（圖 306）。敵以右手沖拳向我頭部打來，我雙手迅速由內向外向下纏開敵拳（圖 307）。隨即右腳向敵右腳外側上步，並以雙掌向前推撞敵背部（圖 308）。

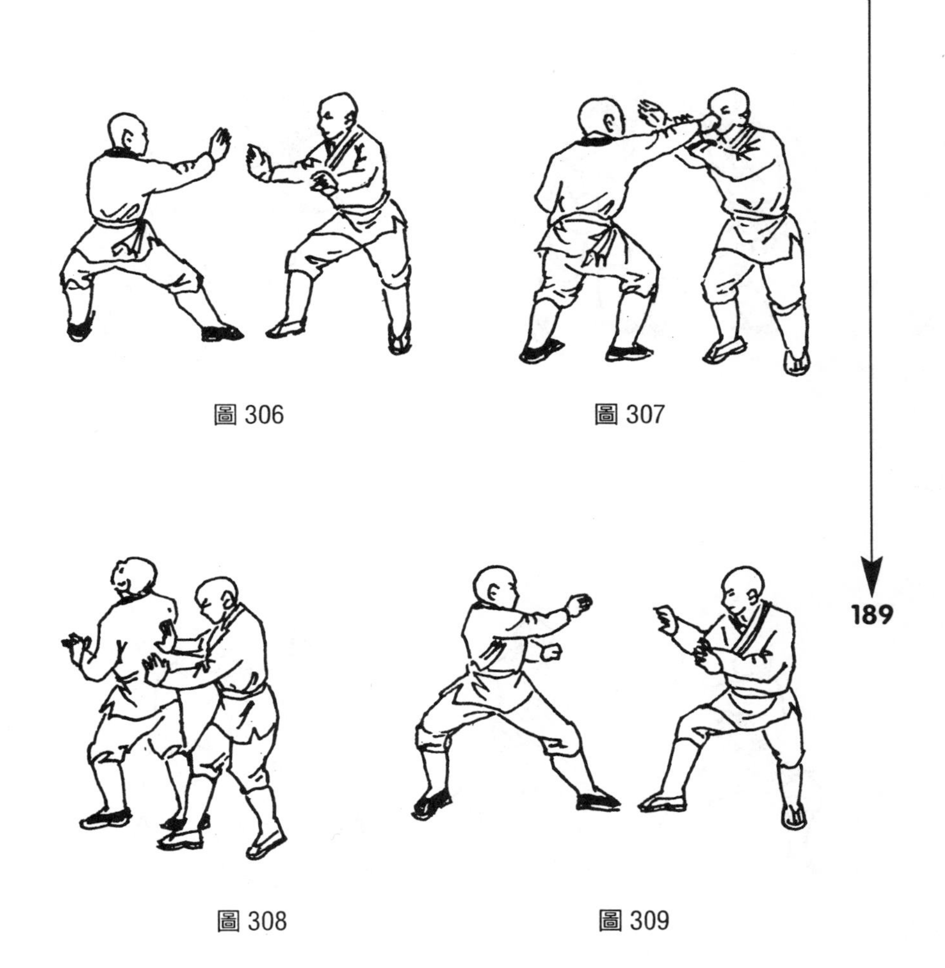

圖 306　圖 307

圖 308　圖 309

11. 抓手擊胸

【設想】：敵我雙方對視（圖 309）。敵以左手沖拳向我頭部打來，我右手迅速以掌根攔截敵手臂並向外刁抓（圖 310）。隨即以左掌向前推擊敵胸部（311）。

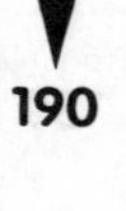

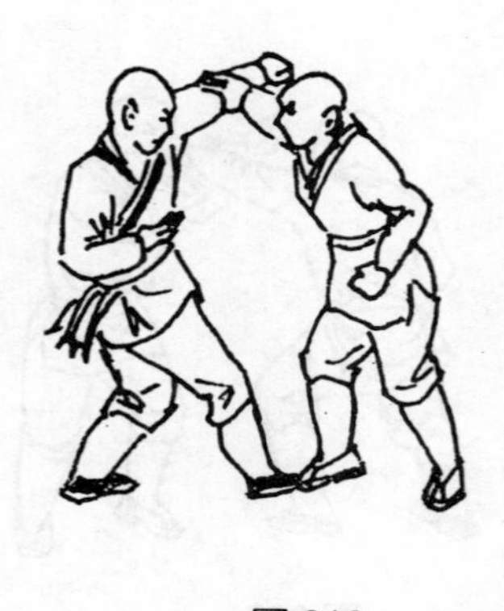

圖 310

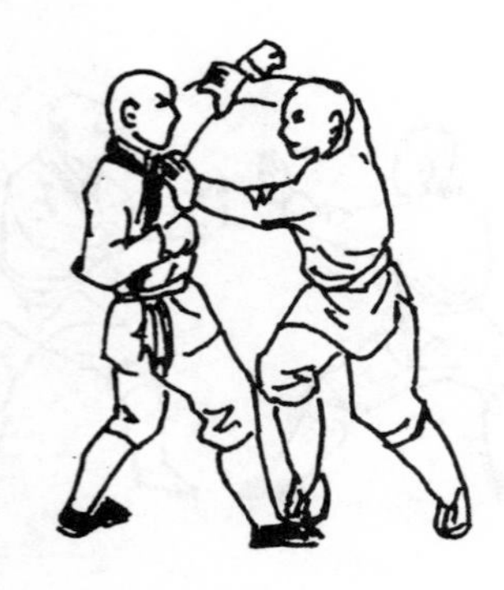

圖 311

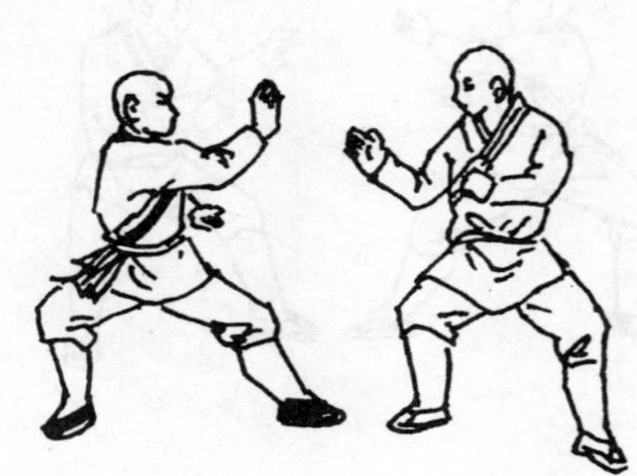

圖 312

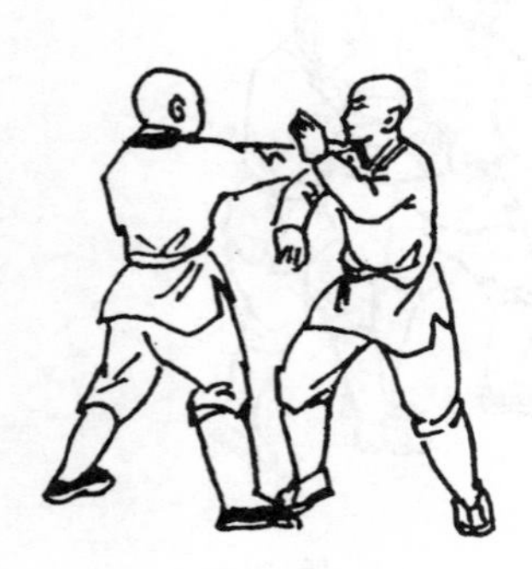

圖 313

12. 推撥劈打

【設想】：敵我雙方對視（圖 312）。敵以右拳向我頭部打來，我左手迅速從外向內推撥敵拳（圖 313）。隨即以右手向前劈打敵頸部（圖 314）。

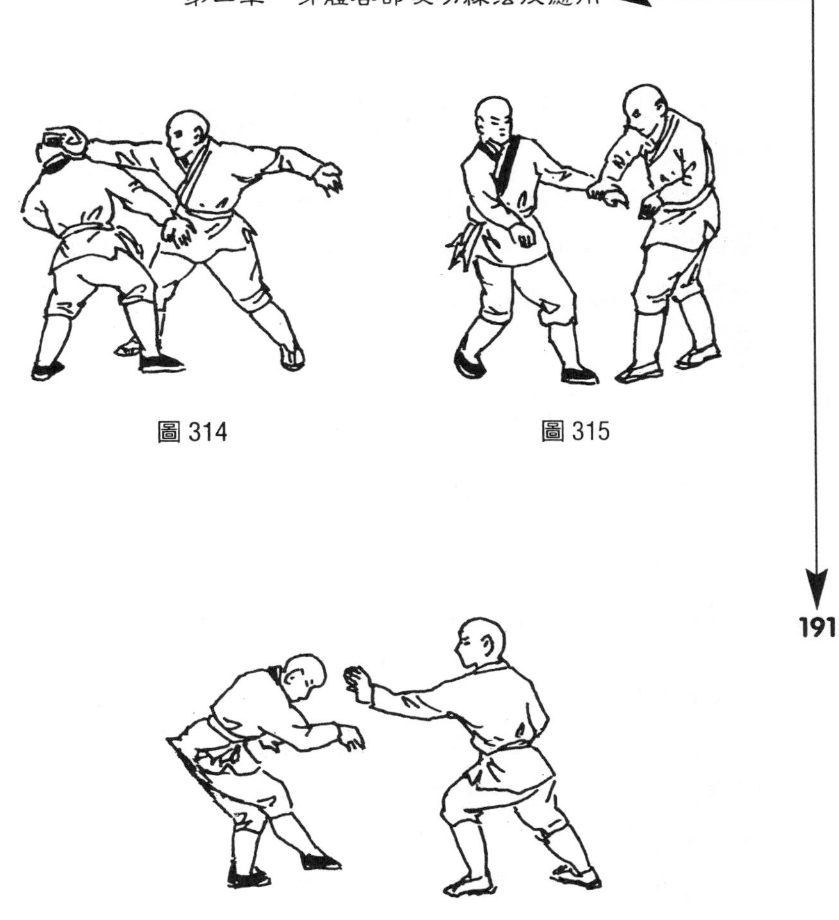

圖 314

圖 315

圖 316

13. 撥手擊頭

【設想】：敵我雙方對視（圖 312）。敵以左手向我胸前打來，我右手迅速下按並從內向外撥開敵拳（圖 315）。隨即左腳向前上半步，以左掌猛力推擊敵頭部（圖 316）。

第三節　指功的練法及應用

在傳統的少林拳法中，指的分類為：一指金剛指、二指陰陽指（二指禪）、三指三陰指、四指金鏟指。指功練習可分為五個階段。即：點石功、貓功、插指功、穿指功、陰指功等。

一、指功的練法

第一階段：點石功

1. 兩腿橫向開立，略寬於肩，屈膝下蹲至膝蓋與腳尖垂直為止。兩臂稍彎曲，兩掌掌心向下，指翹向身體兩側並按於大腿兩旁；同時合口、牙齒輕咬、眼睛微閉，做慢、細、勻、長的腹式呼吸。

注意要鼻吸、鼻呼，呼氣時兩掌用力下按，指尖翹起；吸氣時引氣入丹田，兩掌微微放鬆（圖 317）。連續做 10 次呼吸為宜，放鬆兩手，調息。

2. 面對堅硬的牆壁站立，人與牆壁相距 1 公尺左右，兩足併攏，腳跟離地，上體前傾，兩臂由體側上舉並向前平伸，以兩手拇指、食指、中指成三角形觸牆，使大部分體重移於其上（圖 318）。

保持這個姿勢，呼吸自然，以耳不聞呼吸聲為準。要求靜神而不動身、臂、腕、指。仍以 10 次呼吸為宜，以後每隔一周增加 5 次呼吸，直至每次能做到 30 次呼吸為止。

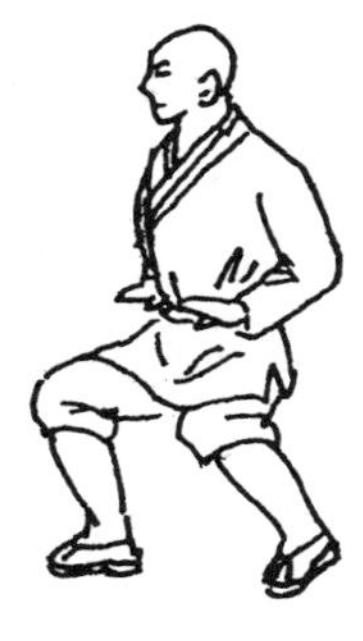

圖 317

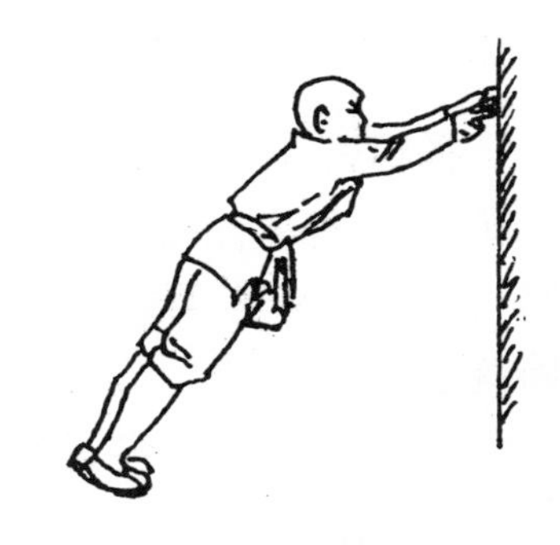

圖 318

第二階段：貓　功

兩腳併攏，立於堅硬的磚、水泥地上，平心靜氣，全身放鬆。然後，左腳橫向開立，略寬於肩，屈膝下蹲成伏虎樁。兩掌掌心相對，由身體兩側慢慢向上抬起，至胸前翻掌呈虎爪前推（此時爪尖會有強烈的熱、麻、脹等感覺）。稍停、拉爪回收至胸前，並經身體兩側上舉且屈膝下俯，以金劍指（鷹爪門稱食指、中指併攏伸直，掌心向下，其它三指握於掌心為金劍指）抵地，兩掌指相距略寬於肩，調息提氣；同時雙腳離地向後縱伸，腳尖併攏，身體與地面平行做俯臥撐（圖 319）。屈臂時吸氣，直臂時呼氣。練至能做 49 次俯臥撐後行插指功。

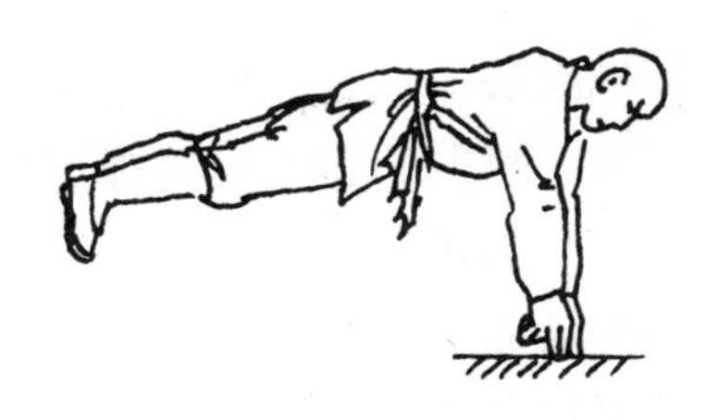

圖 319

第三階段：插指功

1. 插綠豆

（1）以桶盛滿綠豆，馬步站立於綠豆桶前，用順呼吸法將丹田之氣運至手指，並出現輕微的觸電感覺後調息。以鼻將氣吸滿。

（2）以雙手十指尖對著桶內綠豆用力插入，同時以鼻噴氣，收提肛門和睾丸，並意念內氣從丹田處上升至膻中穴分向兩腋下，沿手臂內側直向十指指尖奔瀉而去。

（3）以鼻吸氣，同時將插入綠豆桶內的手掌抽回，並以意領氣從手臂外側上升過頭部而返回丹田，鬆腹、鬆肛門和睾丸。如此吸收呼插，不計其數，以手指感覺麻木、微痛為宜。插指時一定要按先輕後重，先慢後快的原則練習，持之以恆，不能輟功。

2. 插穀子

插綠豆百日後，十指指尖由紅腫、辣、痛變為增厚，指頭較前強硬，此時便練習指插穀子。練習方法與插綠豆相同。

3. 插沙子

插穀子至有日後，十指指尖更加增厚，同時大部分穀子被插脫殼，然後再易為石沙插指。在砂粒中應摻入少量的花椒末，練習的方法與插綠豆相同。

4. 插鐵砂

練插沙子的難度較大，練功時應注意不要蠻幹，待手指頭再起老繭，用力插百餘次而不覺手痛，指頭皮膚亦不破裂時，再練習插鐵砂。練插鐵砂時，應選擇圓滑的鐵砂，避免尖角、鋒利，鐵砂內應摻入適量的花椒末和白芷末。練功方法與插綠豆相同。

練插鐵砂和功夫難度最大，也最容易使指尖破裂出血。但是，只要把前面幾種練好，練插鐵砂就比較容易。若出現手指破裂出血，應及時消毒並施放止血生肌的藥物，外用傷濕藥膏包貼好，可以繼續練功，不可就此中輟，否則將前功盡棄，半途而廢。

插鐵砂要每日堅持不懈地練習，直到練滿三年後，雙手十指利如鋼爪，在遇敵搏鬥中，敵身體一旦被抓著，便會被撕衣扯皮般地抓下一塊肉來。

另外，在練習插指功時，不論練插何物，於每次練功後，均應馬步站樁，雙手向前平直抬起至與雙乳同高。然後呼氣，以意導氣從丹田上升至膻中穴，再分向雙腋下，沿手臂內側下注雙手掌，吸氣時以意領氣從指尖向手臂外側上升至頭部再返回丹田。如此以意領氣往返練習 10 分鐘以後，再用練功藥水洗手 10 分鐘，如此可保十指無虞，指功高深。但是，如果手上有傷時，切忌用外洗藥水洗手。

第四階段：穿指功

取一布袋內裝沙子，放置於方凳上。練功者立於凳前全身放鬆，平心靜氣。然後左腳橫向開立微微屈膝下蹲，調息。右手握拳於腰間，氣貫左手金劍指，猛力抖身向前穿插（圖 320）。

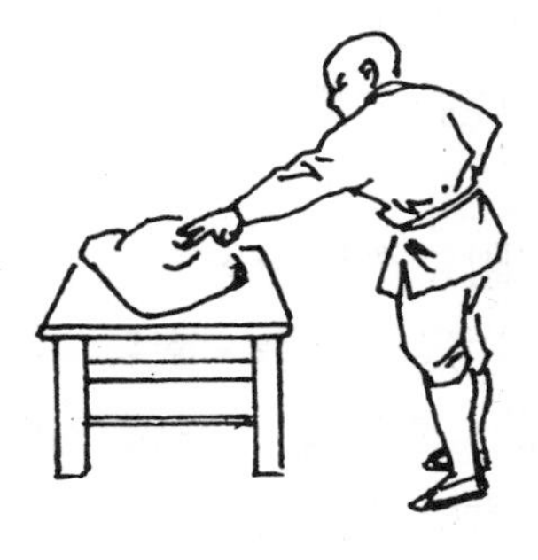

圖 320

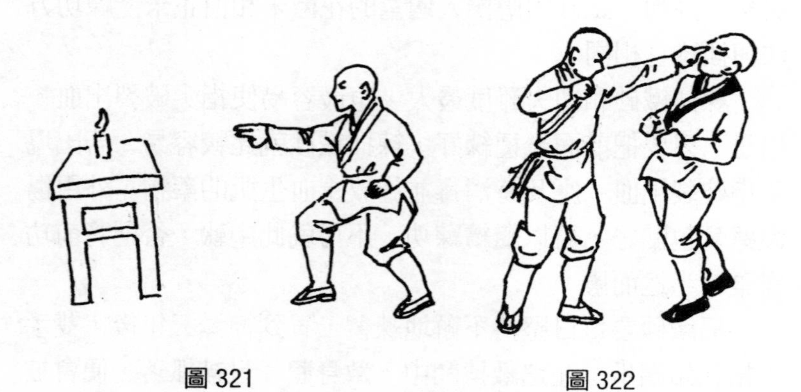
圖 321　圖 322

同時發龍吟「嗡」聲，並配合意念的穿透訓練。每日行功 2 次，每次百餘發。行功 200 日後，每日行功 1 次每次 500 餘發。並加補一次陰指功訓練。

第五階段：陰指功

取一蠟燭點著放在桌上，人立於桌前，左手握拳抱於腰間，提氣，右手縮至腰間以金劍指正對燃燭，然後將此金劍指猛力指向燃燭（圖 321）。次數不限，但每日至少練 30 分鐘。此功法完全是擊空動作，練至指端離燃燭 30 公分遠，能將燃燭熄滅，則此功成。

附：洗手藥方

川烏、草烏、南星、蛇床、半夏、百部各 5 克，花椒、狼毒、透骨草、藜蘆、龍骨、地骨皮、地丁、紫苑各 50 克，青鹽 200 克，劉寄奴 100 克。

以上 16 味藥，用醋 5 碗、水 5 腕，煎至 7 碗為宜。

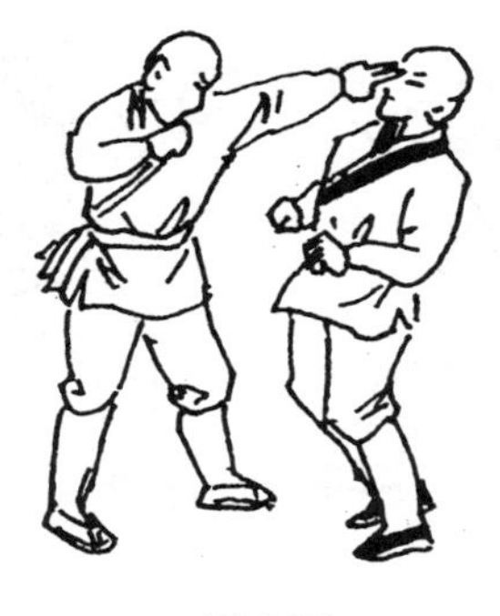

圖 323

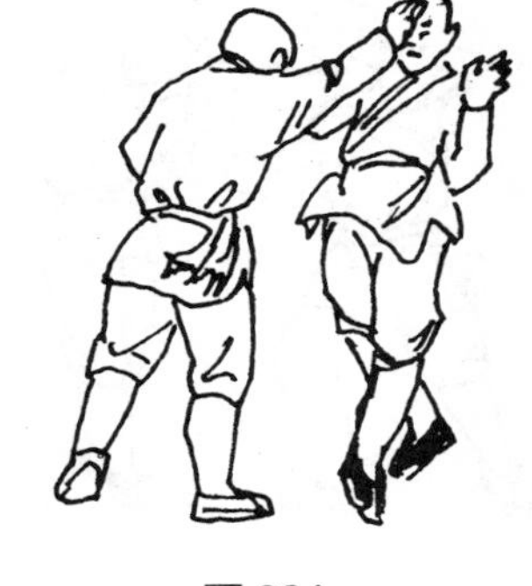

圖 324

二、指的技擊應用

（一）基礎指法

1. 點　法

中指伸直，其餘四指回握於掌心，以寸勁發力猛力向前按點（圖 322）。少林稱之為「金剛指」。

2. 戳　法

食指、中指伸直併攏，其它三指回握於掌心，以寸勁發力猛力向前戳擊敵人（圖 323）。少林稱之為：「陰陽指」（二指彈）。

3. 扣　法

拇指、中指、食指伸直，虎口張開，其它二指回握於掌手，以剛勁發力屈指向內扣擊敵人（圖 324）。少林稱之為「三陰指」。

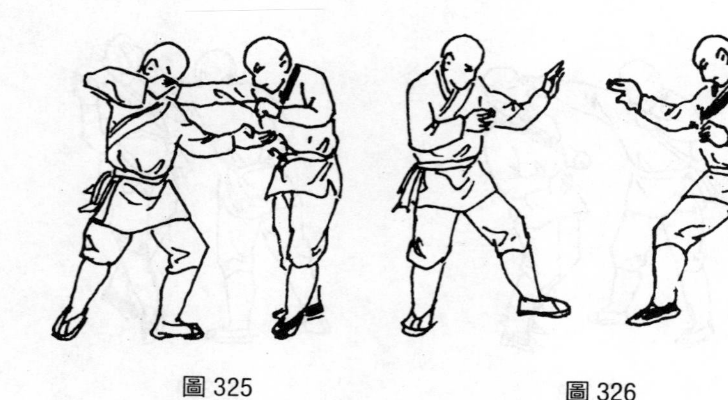

圖 325　　圖 326

4. 插　法

拇指彎曲內扣在「虎口」處，其它四指併攏伸直，以寸勁發力向前插敵人的要害部位（圖 325）。少林稱之為「金鏟指」。

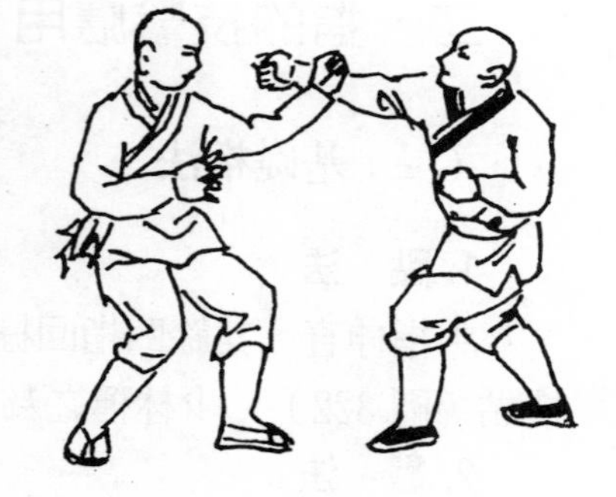

圖 327

（二）實戰操手

指為人體之梢節，在實戰中叫做「點手」，其殺傷力極強，故拳諺云「拳不如掌長，掌不如指利」。

1. 格手戳指

敵我雙方對視（圖 326）。敵左腳向前上一步，同時，以右拳向我頭部打來，我左手迅速從內向外格開敵拳（圖 327）。隨即右腳向前上步，以右手四指向前戳擊敵頸部（圖 328）。

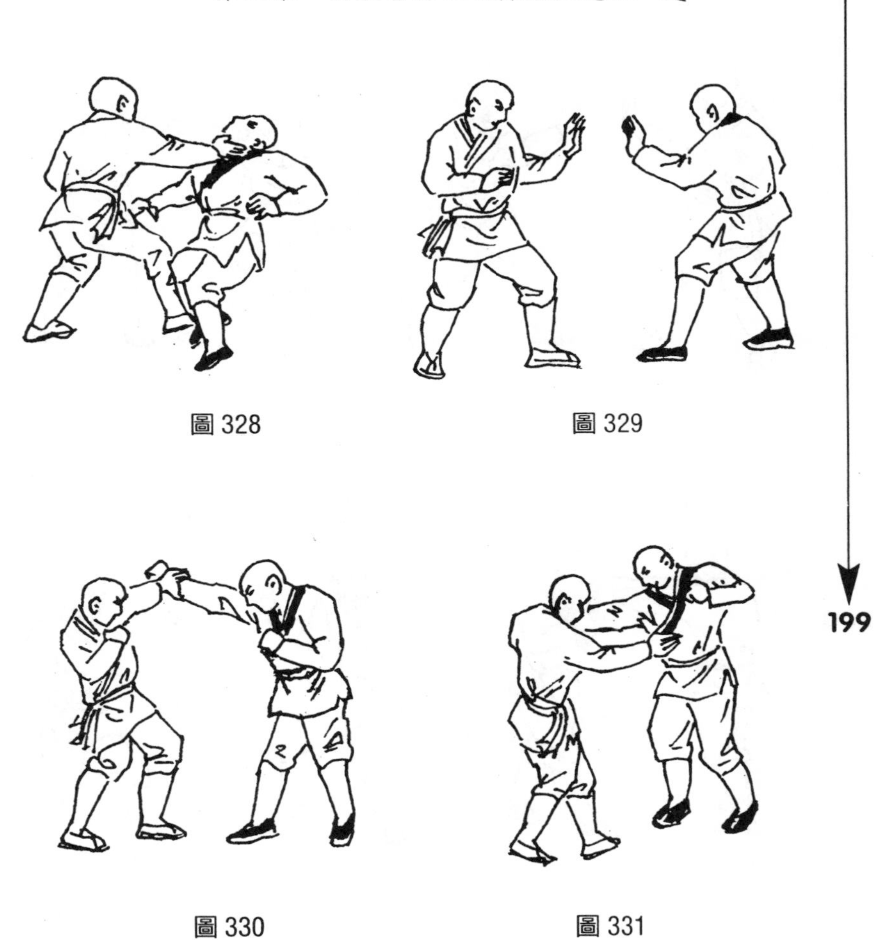

圖 328　　圖 329

圖 330　　圖 331

2. 抓手戳腹

敵我雙方對視（圖 329）。敵右腳向前上步，同時，以右拳向我頭部打來，我左手迅速從內向外抓住敵手腕（圖 330）。隨即左手將敵之右手向懷裡帶拉，右手向前戳擊敵腹部（圖 331）。

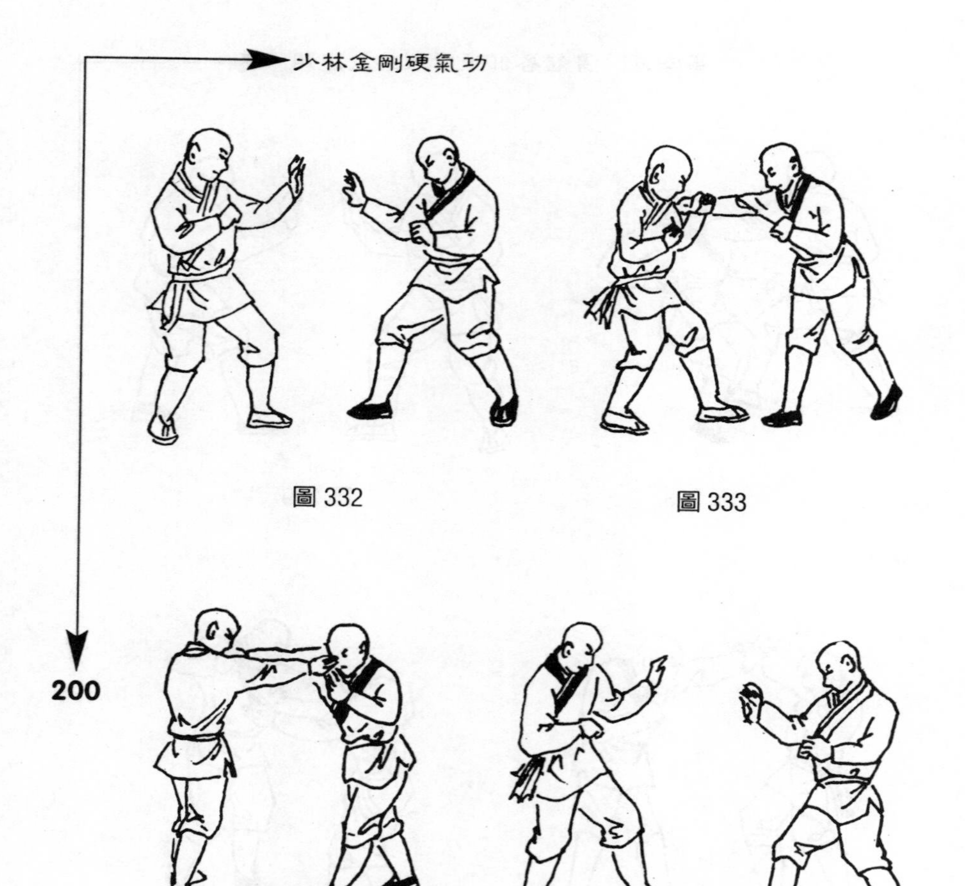

圖 332

圖 333

圖 334

圖 335

3. 二龍戲珠

敵我雙方對視（圖 332）。敵以右拳向我頭部打來，我左腳迅速向前上步，同時，左手從內向外抓住敵手臂（圖 333）。隨即以右手拇指和食指分別戳擊敵雙眼（圖 334）。

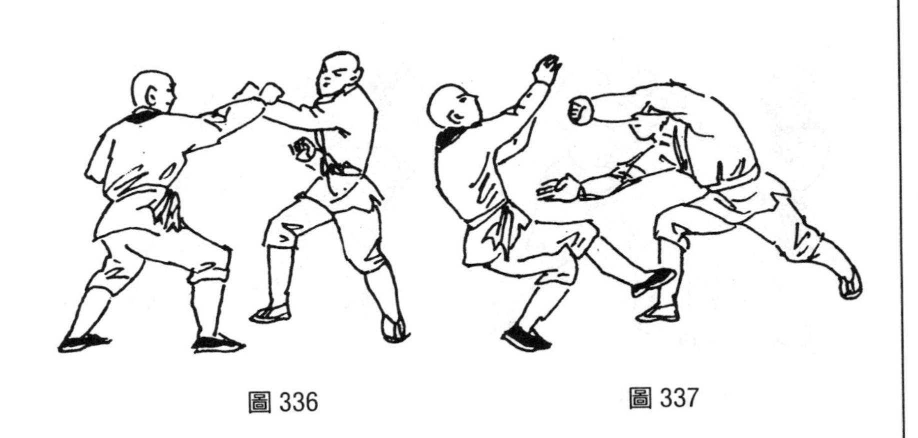

圖 336　　圖 337

4. 架手插腹

敵我雙方對視（圖 335）。敵以右手沖拳向我頭部打來，我左手迅速向上架開敵拳（圖 336）。隨即右腳向前上步，右手向前猛插敵小腹（圖 337）。

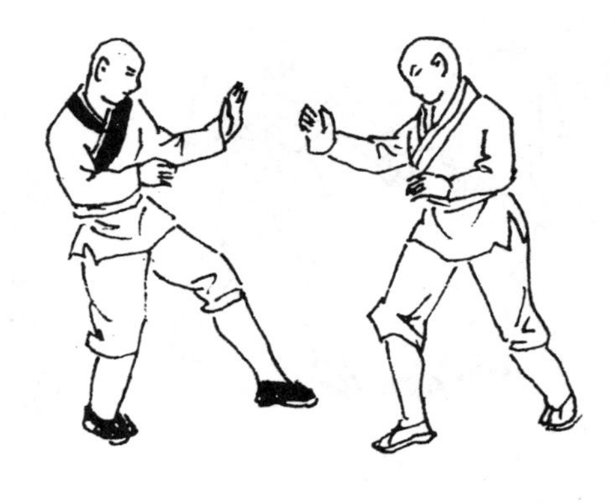

圖 338

5. 截手插面

敵我雙方對視（圖 338）。敵以左手向我胸部打來，我左手迅速向下截擊敵拳（圖 339）。隨即右手向上翻插敵面部（圖 340）。

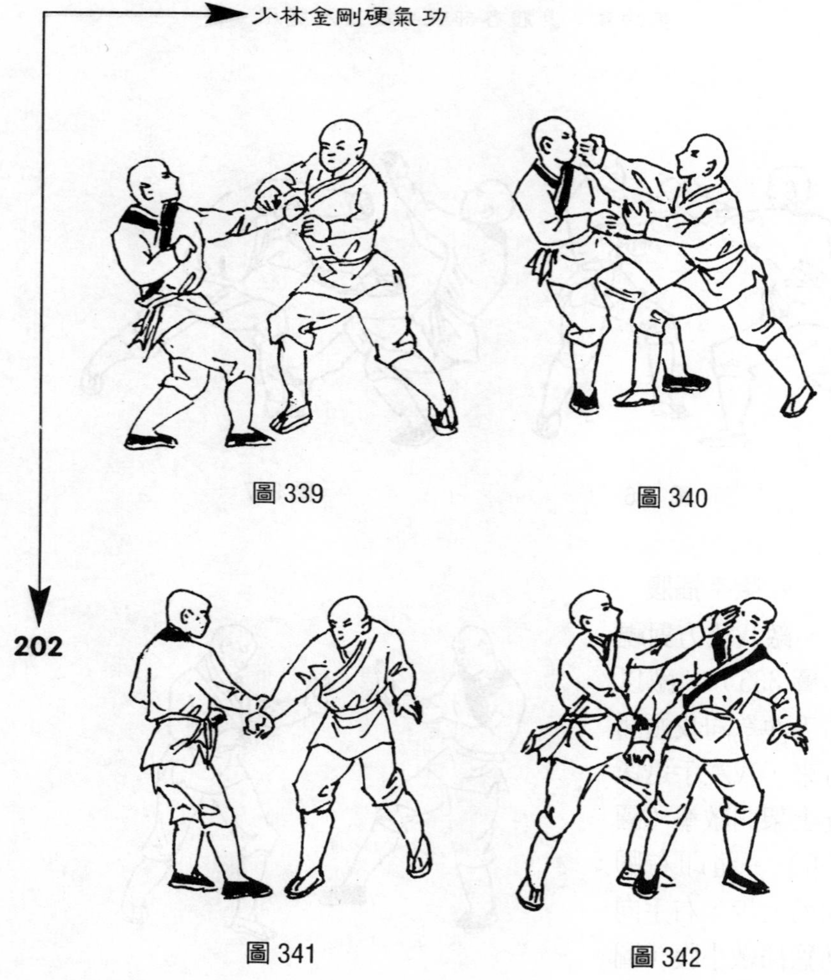

圖 339　圖 340

圖 341　圖 342

6. 撥手擊身

敵我雙方對視（圖 332）。敵以右手沖拳向我腹部打來，我右腳迅速向前上步，同時，右手從內向外撥開敵拳（圖 341）。接著左腳向前上步，以左指向前猛插敵耳根（圖 342）。

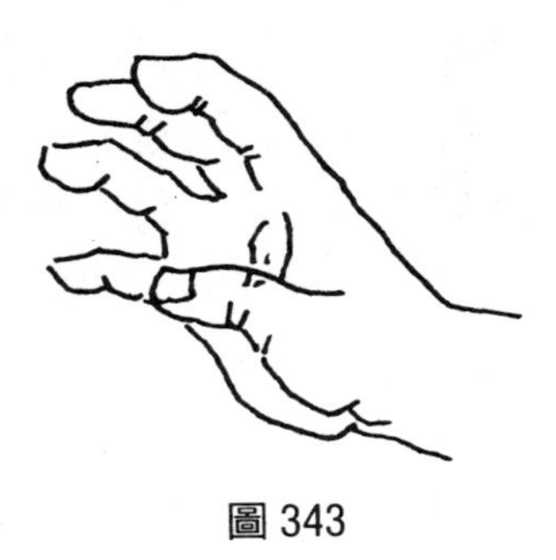

圖 343

第四節　爪功的練法及應用

在傳統的少林拳法中，基本爪型為：五指用力張開，每指的第二、三指節稍彎曲，爪心內凹呈球面狀（343）。

一、爪功練法

爪功的練習方法分八個階段，即百把功、點石功、貓功、爪力功，提壇功、樁功、戳爪功、吸陰功等，分述如下。

第一階段：百把功

百把功是練習鷹爪的基本功。具體方法是：由立正姿勢起，左腳橫向開立，略寬於肩，屈膝下蹲成馬襠步，右拳從腰間向前打出，同時擰掌、抖臂，當拳到達頂端的瞬間，用丹田氣發脆勁，拳心向下，隨即鬆開彎拳，全身放鬆。然後，以腕關節為軸，小臂用力向外旋轉擰腕，要求凝神聚氣，神不外馳，同時，用暗勁配合以鼻呼吸，使掌指由上向左側，再向下畫一小立圓，即屈指抓握成鷹爪型，其勢如鷹之攫物（圖 344）。右拳收於右腰側，拳心向上，接著打左拳，動作順序同上，唯方向相反。每次練習左右手交替沖抓百次，故名百把功，做上述動作時，要納氣於丹田，使勁力下沉於兩腿，這樣做出的馬步紮實、穩健。

初學者，應該逐步增加沖抓次數，在開始練習的 20 天內，每天早晚分別沖抓 40 把；從第 21 天起增加 10 把，以後每隔 10 天遞增 10 把，直到第 70 天，即可達到每天早晚各沖抓百把。自此以後每天早晚各沖抓百把。經久練習，拳、腕、指的內勁會自然增長。

第二階段：點石功

點石功的具體練法參見本章第三節，只需改指點為爪點。

第三階段：貓　功

1. 練功者兩腿併攏，立於堅硬的磚、水泥地上，左腳橫向開立略寬於肩，屈膝下蹲成馬步，雙掌掌心相對，由體側慢慢抬起至胸前翻掌變鷹抓前推（指尖有強烈的熱、麻、脹等感覺）。隨即拉爪回收至胸前並經身體兩側上舉且向下俯地，兩爪抵地略寬於肩，調息、氣達十指。然後提氣雙腳離地向後縱伸，腳尖併攏，身體與地面平行做俯臥撐（圖 345）。屈臂時吸氣，直臂時呼氣，練至能做 49 次俯臥撐（俯地挺身）後改行下式。

2. 兩手距離與肩同寬，兩爪爪指內扣用力抵地，兩臂伸直，兩腿伸直併攏，勾腳以前腳掌趾著地，腰、胯盡力向後

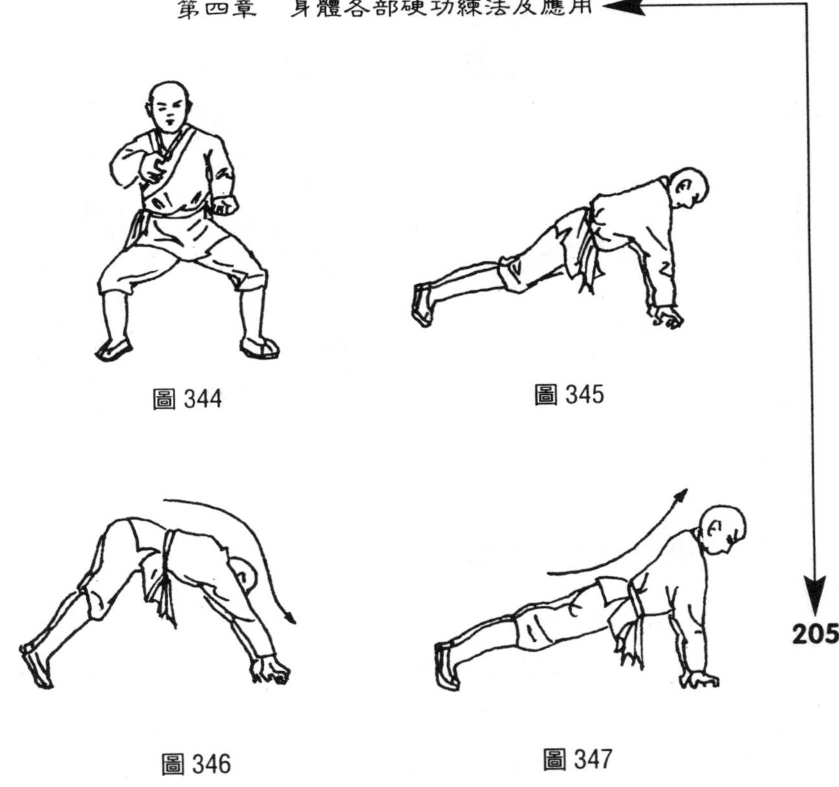

圖 344　圖 345

圖 346　圖 347

弓起，腹部內收，比一般俯臥撐手腳之間的前後距離略近，臀部凸起，頭部置於兩手臂內側，下頜內收，眼看前下方（圖 346）。接著兩臂屈肘，兩掌用力撐住地面，身體向下，以面部略貼近地面「擦地」而過，兩足同時助力前蹬，塌腰、頭部略抬起，眼看地面（圖 347）。動作不停，身體繼續向下、向前依次以胸、腹、胯等部位「擦地」而過後，頭部昂起，挺胸、腰胯順展、伸平，臀部內斂，腿部伸直，身體重心略前移，兩臂隨勢挺直，眼看前方。上動完成後仍恢復原動作，周而復始，反覆練習。

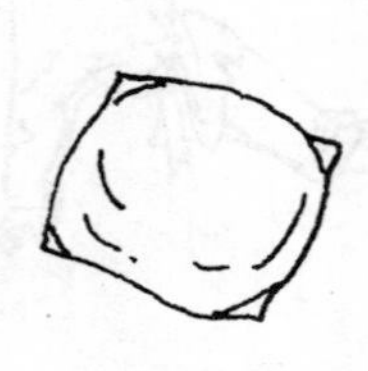

圖 348

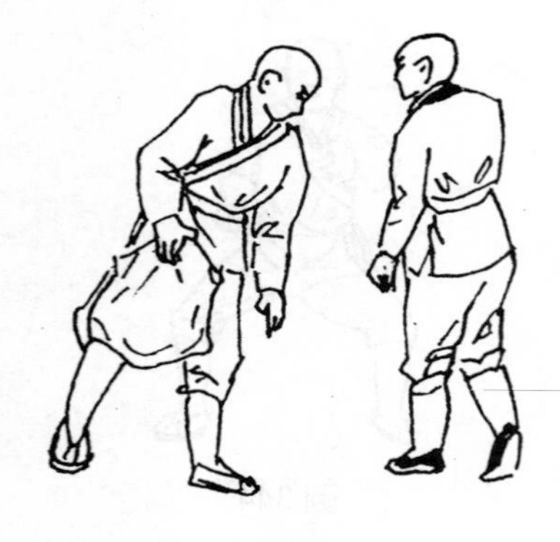

圖 349

第四階段：爪力功

1. 拋袋功

製作寬 15～30 公分的方扁型帆布沙袋（內裝 10 公斤左右的粗沙、鐵砂、豆類等均可）（圖 348）。主要練習體前拋接、體後拋接、轉體拋接、胯腿拋接等，也可配合多種形式、花樣和技巧，進行單人、雙人或多人的相互拋接練習。

接袋時一般接抓沙袋的邊緣部位。在活動性練習中，可以鍛鍊自身的腕部，手指的靈活性和抓力。由於身體各部位要相應配合運動，這樣對促進腰、胯、肩、臂、腿、膝及步法的靈活、力量的增加也有間接幫助。這裡以雙人拋接為例加以介紹。

練習時兩人側身相對而立，相距 3～5 公尺左右，上手練功者右手抓住拋袋中央放在腹前（圖 349）。然後，將拋袋上提至右側肩部的前方，同時提氣並由身體右側向下手練功者的頭部猛力擲去，當拋袋飛至面前時，下手人先側身讓

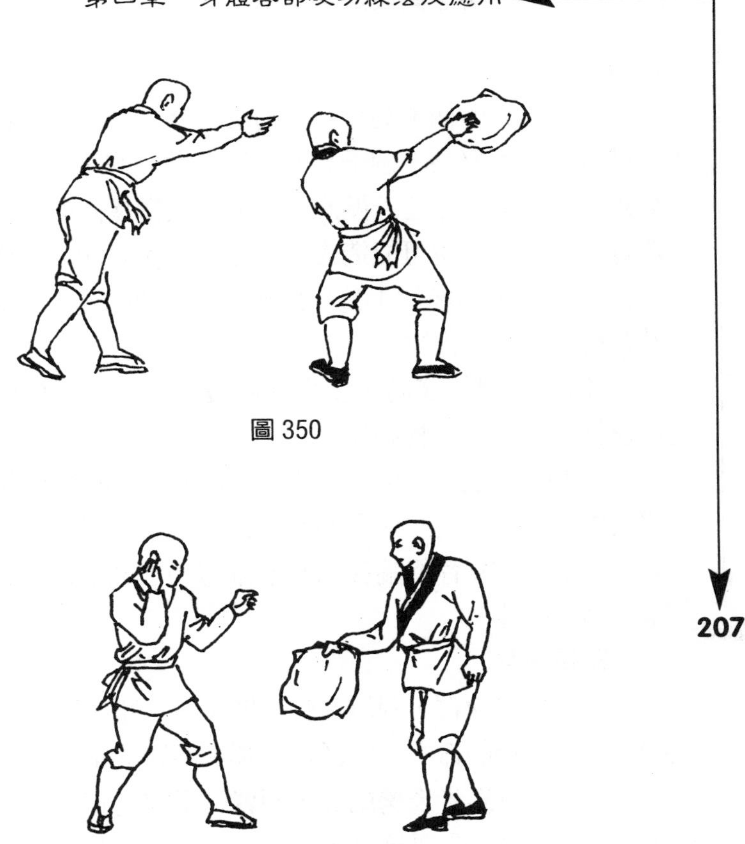

圖 350

圖 351

過拋袋，再伸右手從後搶接（圖 350）。

要求搶接時腳步要穩，身體不能搖動，切記要抓拋袋的中央位置，如果抓接拋袋的邊緣或棱角，則易造成不易發力甚至抓接不到等現象，這多數是由於發來的拋袋垂勁過大所致。當下手人接住拋袋以後，切不可停頓，應利用拋袋的慣性旋即擲回（圖 351）。如此反覆練習，相互擲接，數十次之後，改用左手依法行之。

對拋二人的個子高矮、實力要相當，否則，在拋接過程中就會顯得不協調。個子高低不均，拋袋的運行軌跡，就會參差不齊；實力相差若懸殊，力弱之人拋接困難，力強之人訓練不夠，甚至還可能造成一方損傷。隨著功力的增長每隔三個月，向袋內增加1公斤鐵砂，直至30公斤為止。練習時還應注意以下幾點：

（1）提擲拋袋時，要用腋窩發勁，使拋袋依肩外做平行運動，切忌做摔物動作。

（2）接拋袋時，一定要先讓過胸前，而後再從後面抓住袋腹，趁勢拽住，切忌迎頭攔接或接拋袋邊角。

（3）練習者不論採取何種樁步，一定要保持步法穩定，勁力順達。

2. 捲棒功

這種功法練習，對增加腕、臂、背、腰、腿、膝等部位的勁力，手指的抓力、靈活性，都有明顯的提高。

練習者以馬步姿勢站好，兩臂上舉與肩相平，兩手心朝下，抓握一木質圓棒（直徑約3公分，長約30～40公分），在木棒中央繫一根結實耐用的細繩，繩的下端吊上重物，如啞鈴、鐵球、磚石等，垂放體前，目視手把（圖352）。

然後，兩手成正把拉交替向前用力擰轉木棒，把重物提離地面，並逐漸捲至接近木棒的位置（圖353）。再兩手交替向後用力擰轉木棒，將重物向下逐漸降至地面。如此反覆練習。

練習此功應注意以下幾點：

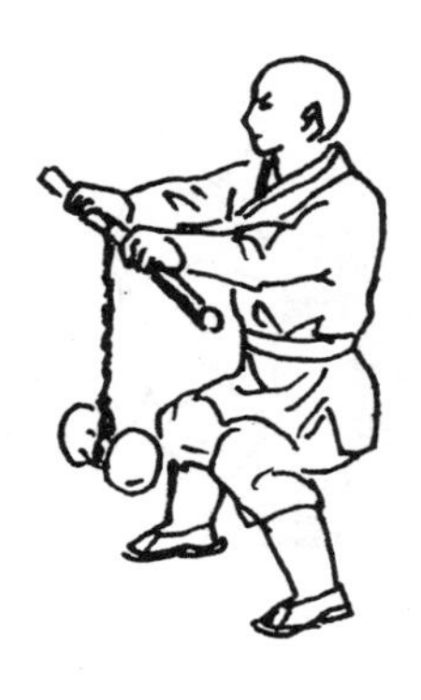

圖 352

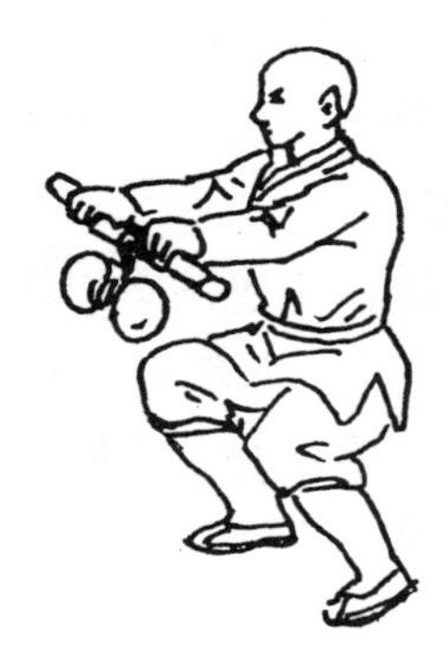

圖 353

（1）上下擰轉重物時，速度要均勻；手指、腕部要靈活、協調、有力。

（2）肘部要挺直，兩臂保持水平，呼吸自然，切不可憋氣、聳肩。

（3）重物的重量可根據自己的實際情況，每隔十日遞增一次。

（4）每日練兩次，每次捲 500 下為宜。

第五階段：提壇功

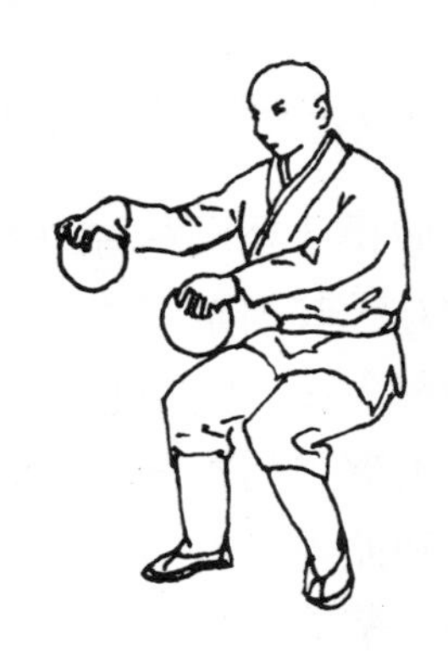

圖 354

練習者以馬步姿勢站好，兩臂前伸與肩同寬，手心朝下與肩齊平，兩掌十指分開，先分別抓握兩鐵球，或輕壇罐，用暗勁懸臂練（圖 354）。待感到疲乏或抓不住時，可暫時將鐵球輕放在地面上，進行臂、腕、手指的活動性按摩或間隙休息。

練習中應注意以下幾點：

（1）馬步姿勢要端正，做到沉肩墜肘、含胸收腹，下頜內收，吸呼自然，重心平穩。

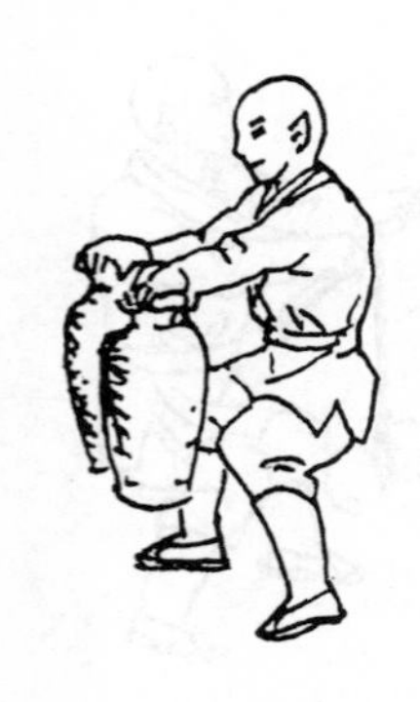

圖 355

（2）鐵球的重量根據個人的實際情況而定，也可選用石球、磚、石塊、壇罐來練習。隨著練功時間的增長，可逐漸向壇罐內灌水、倒沙，利用逐漸增加重量的方法，提高鍛鍊的難度和勁力（圖 355）。

（3）在爪力鍛鍊的過程中，可分別配合五指、四指、三指至兩指的強勁力練習。

（4）初學者，以採用馬步姿勢為宜，隨著功力的逐步增長，可進行活動式在走動中練習。

第六階段：樁　功

取長 3 公尺左右的木樁，把一端削尖，埋入地下約 1 公尺左右，其周圍用砂石夯實，使木樁不能搖動。然後纏繞綿布數層，按人體的上、中、下三盤位置，分三個擊靶。

上擊靶高與肩平，宜練習推抓、劈抓、蓋抓、撲抓、鎖抓、叼抓等法。

下擊靶為臍部以下，宜練撩抓、托抓、摟抓等法。

練功者以騎龍樁步面對棉樁而立，間距一尺左右。然

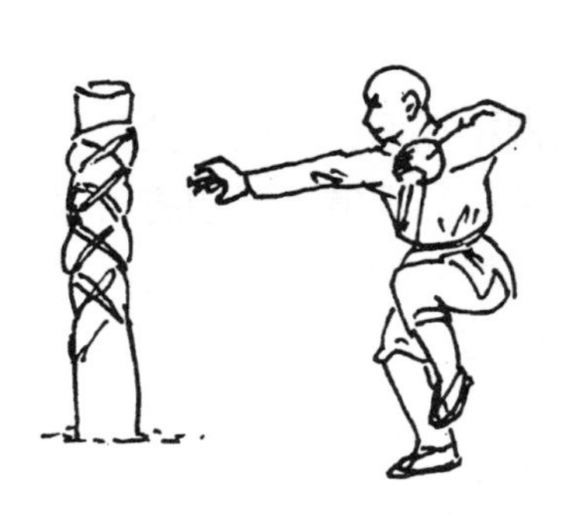

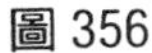
圖 356

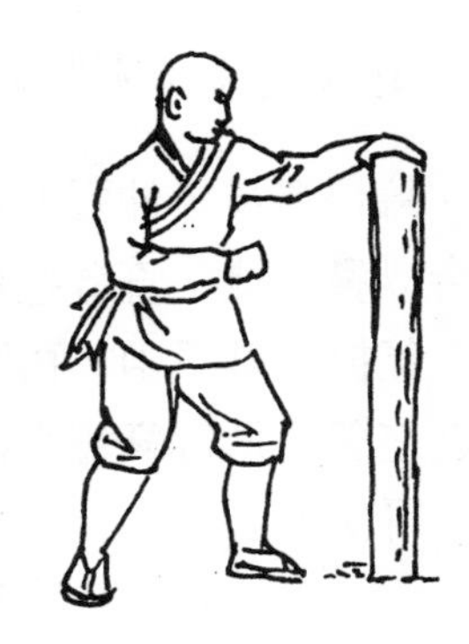

圖 357

後，提氣貫入右爪推抓靶標 49 次，再變勢換把改用左爪行之（圖 356）。

練習中應注意以下幾點：

（1）棉樁練習，可配合爪的各種技法，輪換練習。

（2）每日夜晚行動一次，每次各種技法各行 49 次，三個月後增加到百次，持續一年，棄去所纏棉布樁，繼續練習打木樁，次數和方法同上。

（3）練習三年後，改用拇指、食指、中指扣住木樁上端，極力上提（圖 357）。將樁拔起之後，可更換鐵樁，埋入地下部分加深，地上只留 1.5 公尺，依法習之。切忌鐵樁向旁側搖動。

第七階段：戳爪功

戳爪功的具體內容詳見本章第三節插指功。只需改插指為戳爪。

第八階段：吸陽功

每日清晨，伸張五指向日光做拉抓運動。屈臂拉爪時，配合以鼻吸氣；直臂推抓時，配合以鼻呼氣。意想將日光內部之氣抓入掌爪中，再將自己所練就的陽剛之氣送入日光內與之在體內進行氣體交換，相互中和。

青俠歌云：

初練百把功，提壇抓樁法。
三年見成效，分筋錯骨拿。
抓打翻崩壓，高挑低滾砸。
要想肉抓下，還須插鐵砂。
陰陽合一勁，苦練鷹撕把。
君解其中意，天明功自成。

附：洗手藥方

五加皮 20 克，透骨草 15 克、防風 9 克、白芷 20 克、紅花 9 克、積殼 9 克、青皮 6 克、青鹽 200 克、童尿 300 毫升。

以上各藥用酒、水各半煎湯全沸備用，練功後即以雙手在藥內洗之。36 天以後按原方重新配製。

二、爪的技擊應用

（一）基礎爪法

1. 抓　手

將食指到小拇指的中末節屈曲，根節伸直與末節屈曲的拇指相對，形成半個橢圓形狀，手掌與小臂成一條直線謂之抓手。抓手有撩、推、掏、劈、撲、蓋、按、托、摟、抄、扣、鎖等法。

（1）撩抓——直腕、爪心朝上，由下向前、向上弧形撩擊（前撩）；爪心朝下，由下向後、向上弧形撩擊（後撩）。

（2）推抓——立腕、臂由屈到伸，向前或向側推擊，力達爪根。

（3）掏抓——直腕、爪心朝上，臂由屈到伸向前或向側掏擊，力達爪指。

（4）劈抓——直腕、由上向斜下方劈擊，力達爪指或爪外緣。

（5）撲抓——直腕、爪心朝下，由上向前、向下抖壓，力達全爪。

（6）蓋抓——直腕、爪心朝下，由上向下蓋壓，力達全爪。

（7）按抓——直腕、爪心朝下，屈肘向下按壓，力達全爪。

（8）托抓——立腕、爪心朝上，屈肘向前、向上托抓，力達全爪。

（9）摟抓——扣腕、爪心朝內，肘微屈，由外向前、向內摟抓（裡摟抓）；或由內向前、向外摟抓（外摟抓）。

（10）抄抓——手成覆掌，屈肘，由外向前方畫弧屈指成抓狀。

（11）扣抓——手成立掌，由上屈肘，由外向內扣，屈指皮抓狀。

（12）鎖抓——直腕，爪心向下，臂內旋，以拇指、食指、中指發力向內鎖抓。

2. 叼　手

手內一側傾斜與前臂成一定角度稱之為叼手。

（1）直叼——手成立掌，向前伸臂，傾腕屈指成叼，謂直叼。

（2）旁叼——手成覆掌，前臂向外展，側傾腕屈指成叼，謂旁叼。

（3）抄叼——手成覆掌，前臂向前下方轉臂畫弧內收，傾腕屈指成叼，謂抄叼。

（4）轉叼——手成仰掌，極力向小指側傾腕，並轉腕向下向外成弧，至外側再轉腕內傾成叼，謂轉叼。

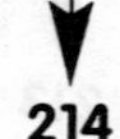

3. 擄　手

先出一手叼或抓，並向回拉，另一手再向前叼或抓。兩手相對距離相當於人的前臂長度，謂之擄手。其中一手為叼手即稱叼擄手，兩手均為抓法即稱抓擄手。擄手先出之手抓腕，後出之手抓肘，兩手指多扣壓對手之肘、腕部的穴位處。

3. 扒　手

食指至小指中節半屈曲，根節挺直，末節伸直，屈肘、前臂端平、外展上臂，使扒手橫向外側運動。

（二）實戰操手

爪是搏擊的重要武器，它具有銳利、凶猛之特點，爪在實戰中為「抓手」，其技法十分惡毒，拳諺云：「出爪不空發，回手肉一把。」

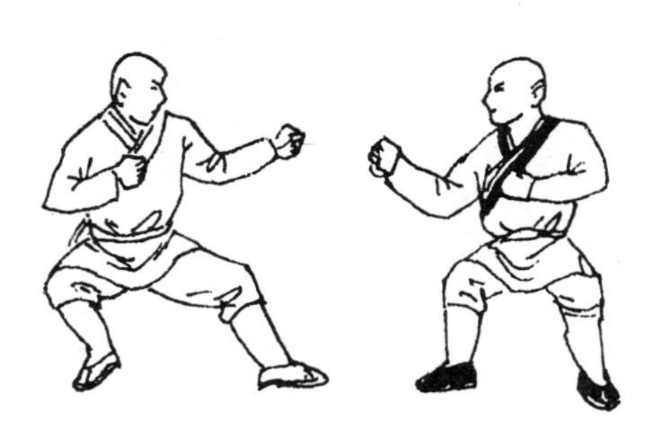

圖 358

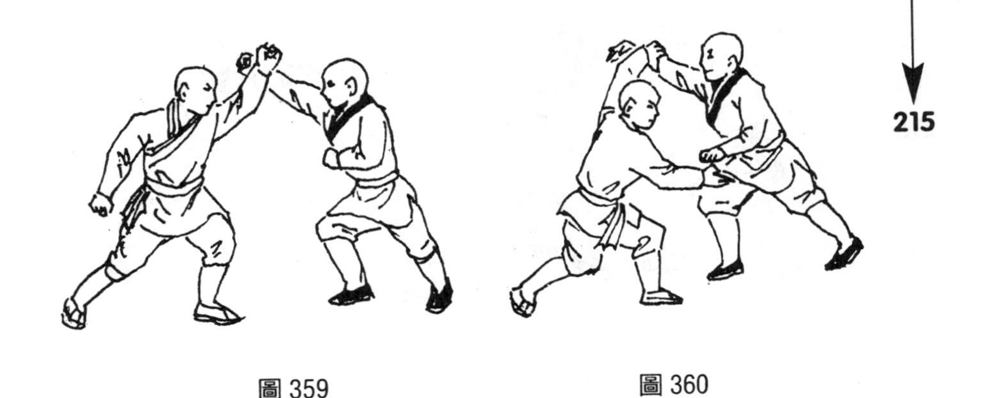

圖 359　　圖 360

1. 海底撈月

敵我雙方對視（圖 358）。敵右腳向前上步，同時，以沖拳向我頭部打來，我迅速以左掌根向上架開敵拳（圖 359）。隨即左手腕外旋，向外抓住敵手腕，同時，右腳向前上一大步，左腳緊跟一小步，並以右爪向前抓敵襠部（圖 360）。

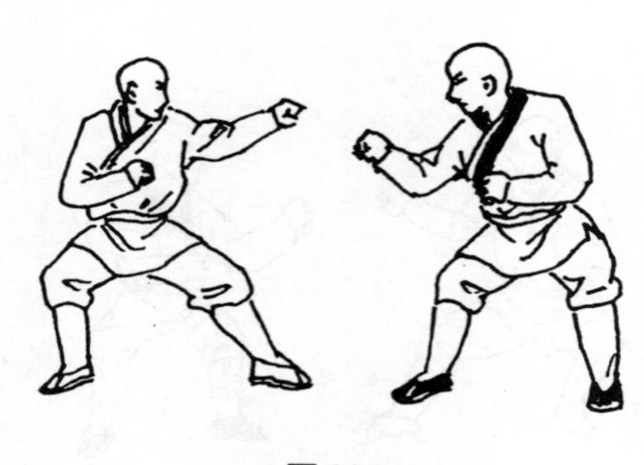

圖 361

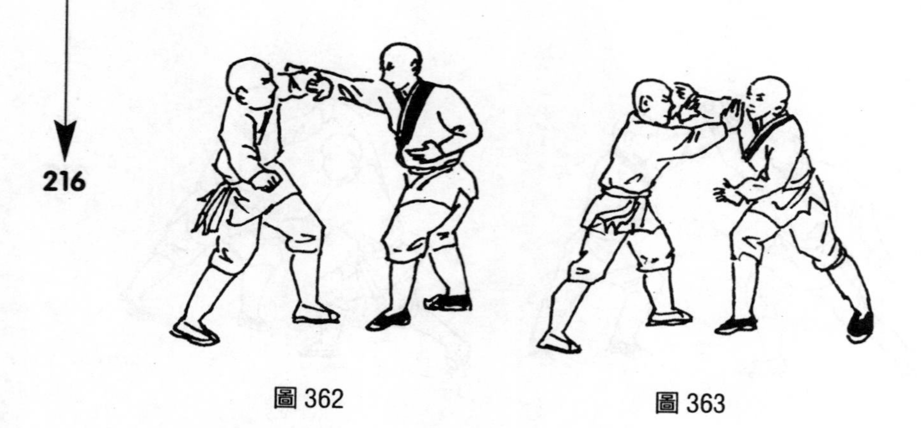

圖 362　　圖 363

2. 抓面手

敵我雙方對視（圖 361）。敵左腳向前上步，同時，以右手沖拳向我頭部打來，我迅速以左掌掌根向上架開敵拳（圖 362）。隨即左手外旋向外抓住敵手腕，同時，以右手向前猛抓敵面部（圖 363）。

3. 泰山壓頂

敵我雙方對視（圖 361）。敵右腳向前上步，同時，以

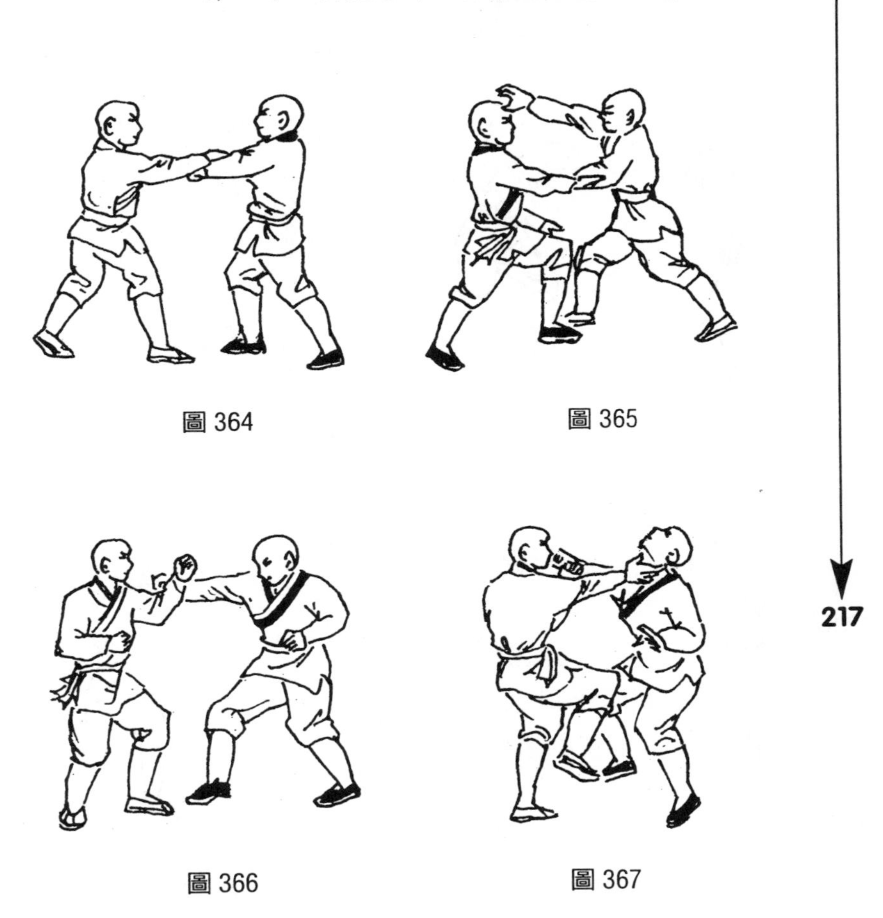

圖 364

圖 365

圖 366

圖 367

右手向我胸部打來，我左手迅速從上向下壓開敵拳（圖 364）。隨即以右爪從上向下蓋抓敵頭頂（圖 365）。

4. 鎖喉手

敵我雙方對視（圖 359）。敵以右掌向我頭部打來，我左手迅速從內向外格開敵拳（圖 366）。隨即右腳向前提膝頂擊敵襠部，同時，再以右手向前鎖擊喉部（圖 367）。

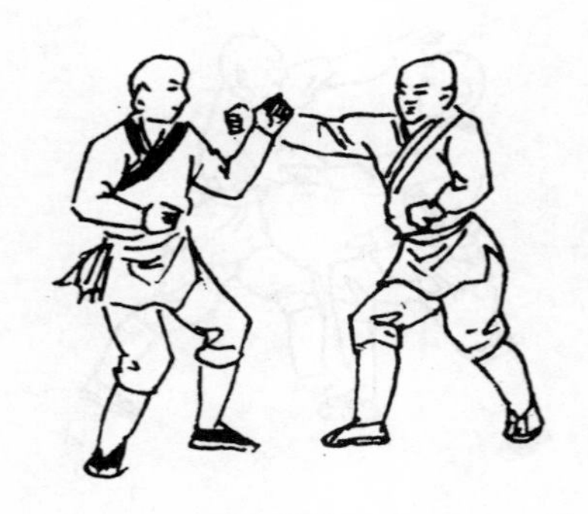

圖 368

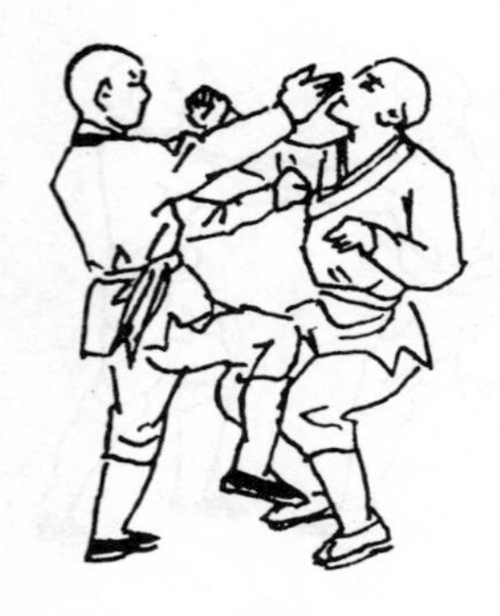

圖 369

5. 提膝抓面

敵我雙方對視（圖361）。敵以右手沖拳向我頭頂打來，我左手迅速從內向外格開敵拳（圖368）。隨即右腳向前提膝頂擊敵襠部，同時，再以後爪向前猛抓敵面部（圖369）。

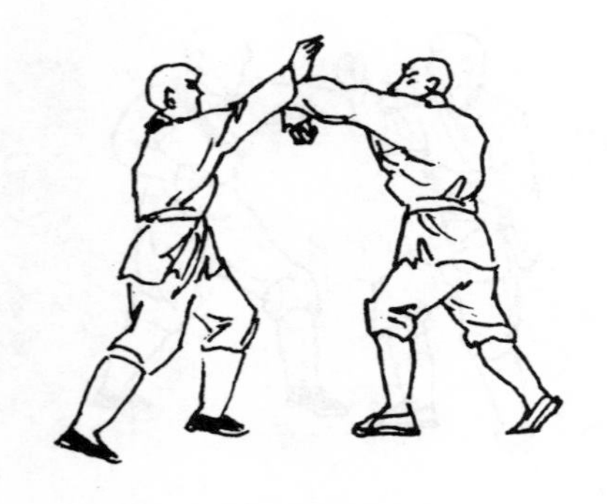

圖 370

6. 燕子穿林

敵我雙方對視（圖359）。敵以右爪向我頭部抓來，我左手迅速向上架開敵爪（圖370）。隨即右腳向前上半步，屈膝下蹲成右仆步，同時，上體右轉以右爪從下向上抄抓敵襠部（圖371）。

7. 推面爪

敵我雙方對視（圖372）。我以左手向胸部打去，敵以右手從外向內扣住我手腕，隨即我將左手迅速回帶（圖

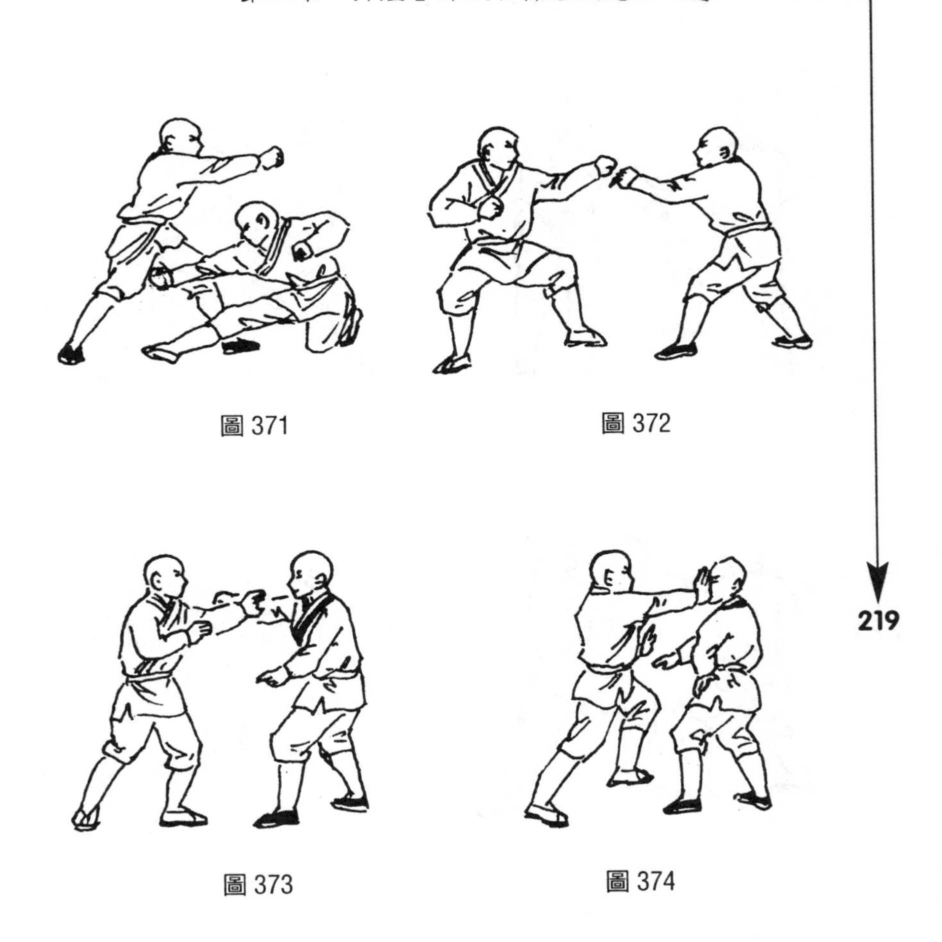

圖 371　圖 372

圖 373　圖 374

373）。同時，右爪向前猛推敵面部（圖 374）。

8. 格抓手

敵我雙方對視（圖 372）。敵右腳向前上步，以右拳向我肋部打來，我左腳迅速向左側上步，同時以右手向下格開敵拳（圖 375）。隨即右腳向前上一步，右手向前猛抓敵襠（圖 376）。

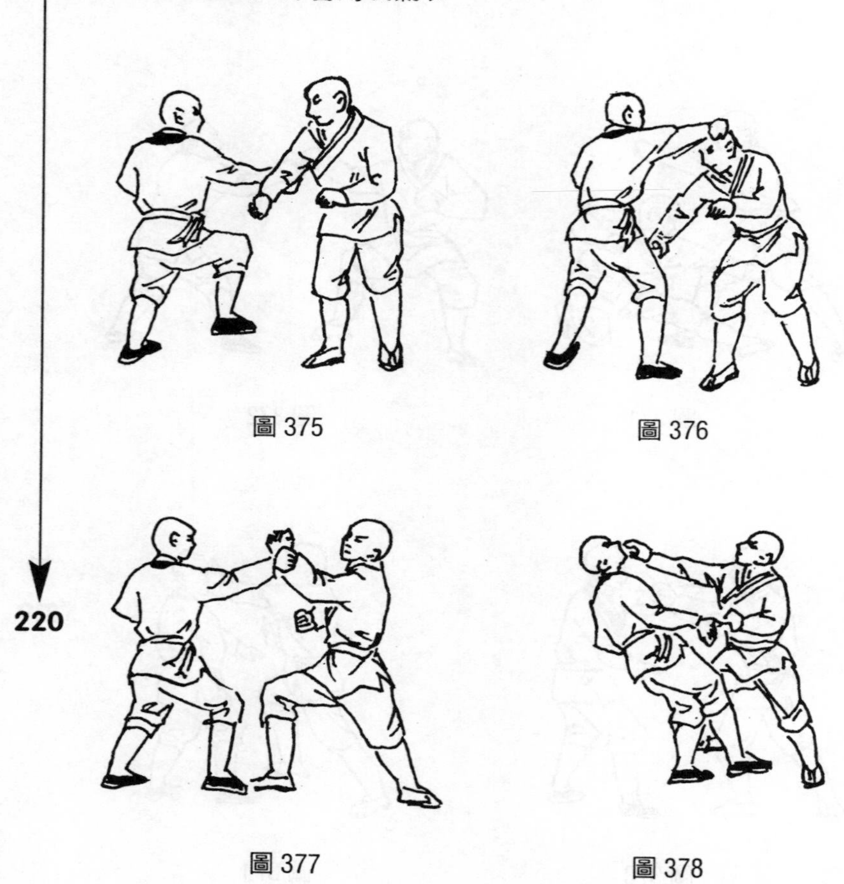

圖 375 圖 376

圖 377 圖 378

9. 挑抓手

敵我雙方對視（圖 372）。敵右腳向前上步，同時，以右拳向頭部打來，我右腳向前上步，同時，以左拳迅速從下向上、向外挑開敵拳（圖 377）。隨即以右爪猛抓向敵面部（圖 378）。

10. 穿襠手

敵我雙方對視（圖 372）。敵以右腳向我左側肋部踢

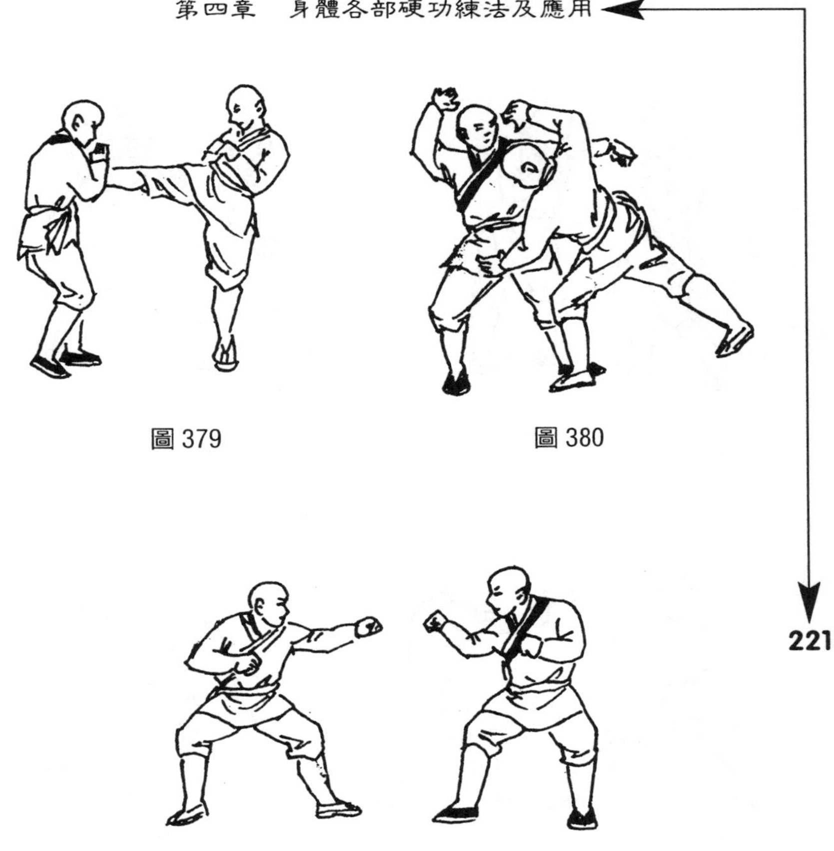

圖 379　　圖 380

圖 381

來，我左腳迅速向左後跨步，後腳緊跟隨，同時，以雙臂向外猛推開敵腿（圖 379）。隨即右腳向右上方跨出一步，後腳緊隨，同時，向左轉體以左手向敵襠部抓去（圖 380）。

11. 滾抓手

敵我雙方對視（圖 381）。敵以右腳向前上半步，同時，以拳向我頭部打來，我左腳迅速向前上步，同時，左手

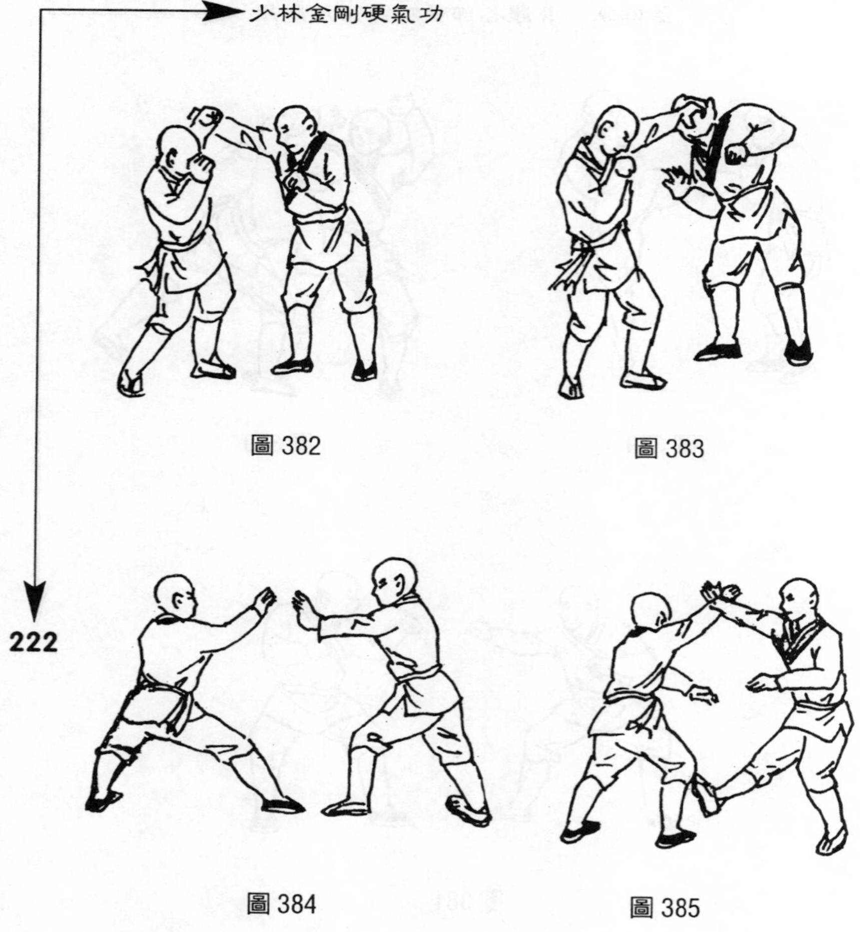

圖 382　圖 383

圖 384　圖 385

向上架開敵拳（圖 382）。將敵拳向外挑開後，隨即向前探爪猛抓敵面（圖 383）。

12. 鎖肥手

敵我雙方對視（圖 384）。敵以右手向我胸部打來，我右腳迅速向前上一步，後腳緊隨，同時右小臂向外格開敵手（圖 385）。隨即左小臂外旋，以左手向外撥開敵拳，同時

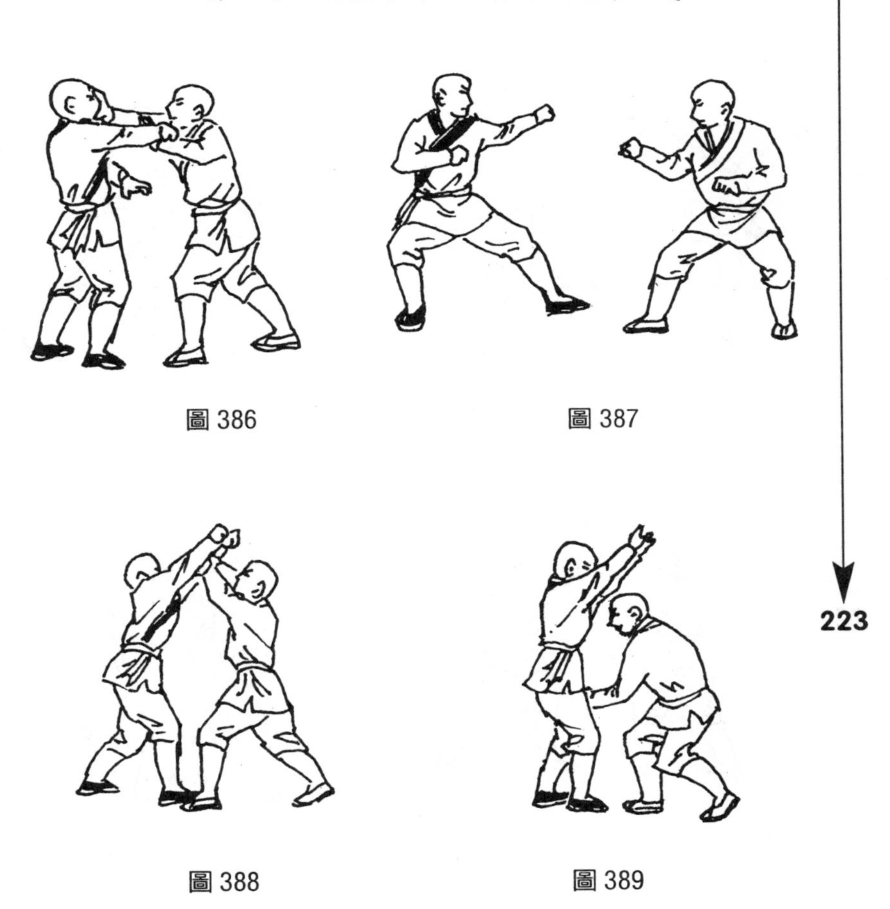

圖 386　圖 387

圖 388　圖 389

以右手向前猛力抓鎖敵腮部（圖 386）。

13. 雙抓手

敵我雙方對視（圖 387）。敵右腳向前一步，以雙手向我頭部砸來，我左腳迅速向前上步，以雙手向上架開敵拳（圖 388）。隨即右腳向前上一步，以雙手從上向下猛抓敵襠部（圖 389）。

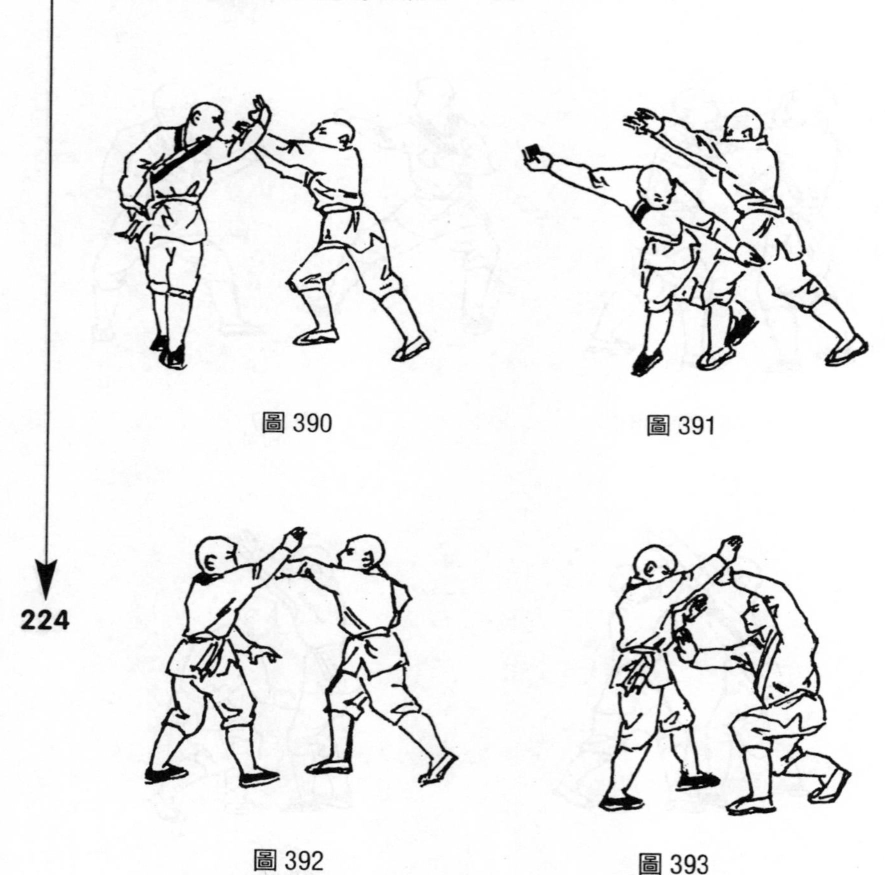

圖 390　圖 391

圖 392　圖 393

14. 撩陰手

敵我雙方對視（圖 387）。敵以撞掌向我頭部猛力推來，我左腳迅速向右前跨出一步，同時，以左小臂從外向內掃格（圖 390）。隨即右腳向後退一大步，成交叉步，同時，上體前傾，左爪從下向左向上猛撩敵襠部（圖 391）。

15. 掏心爪

敵我雙方對視（圖 387）。敵以右手向我頭部打來，我將身體向右擰轉，同時，以左小臂向上架開敵拳（圖392）。隨即左腳迅速向前上步，後腳緊隨，使身體下蹲，同時，以右爪向前猛抓敵胸部（圖393）。

第五節　頭功的練法及應用

在傳統的少林拳法中，頭的技擊作用往往勝於拳，故有人稱之為「頭拳」，並將其當成絕技苦心研習。功深者，頭可斷石碑，用鐵棒擊之而頭顱不損。

據《欺世二樁》拳譜記載：「三十年代，遼東于振雷，生性好酒，性格粗暴，仗義為人。一日，振雷與無賴械鬥，被數十人圍至一墓地，以頭連撞碎三塊石碑，懾退數十人，武功極為深妙。後人稱之為：鐵頭魚……」。

一、頭功的練法

頭功的練習方法分四個階段，即頭部頂氣、頭部排打、頭頂擊鼓，頭撞金鐘等。分述如下。

第一階段：頭部頂氣

練功者由立正姿勢開始，左腳向前邁出一步成左弓步，左手壓放在前腿膝蓋上，右手自然下垂（圖394）。然後，右手由下向前向上擺動至右肩上方成立掌，大臂靠近右耳一側，掌指向

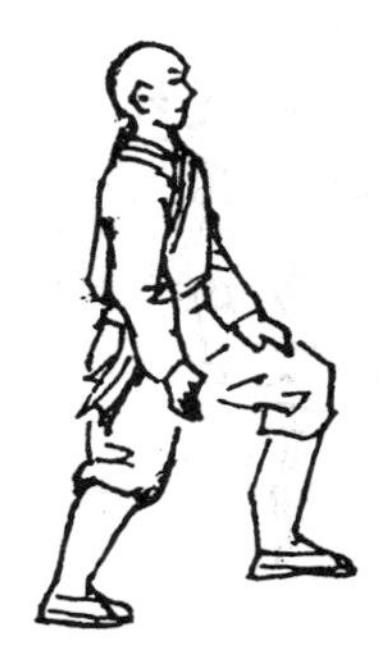

圖394

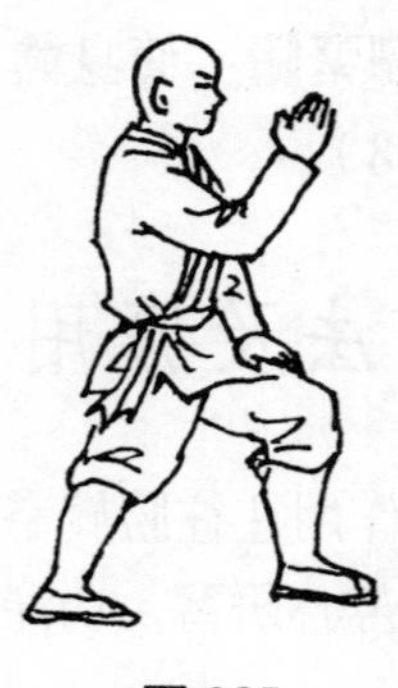

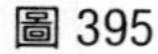

圖 395

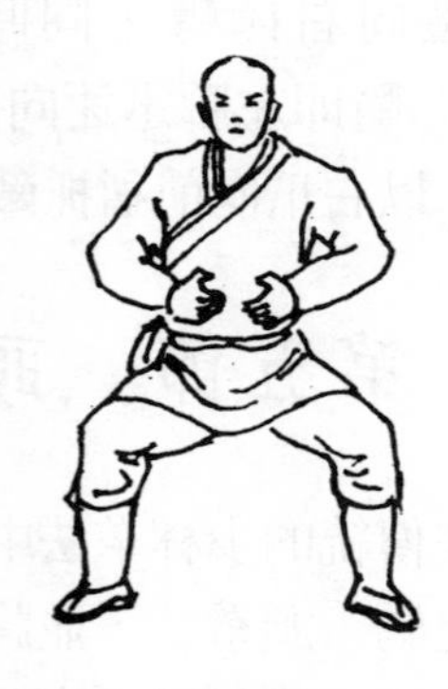

圖 396

上，掌心朝左，引丹田內氣上升到膻中穴（圖 395）。再將右臂由上、向後、向下、向前、再向上用力抽帶至面前，距人中穴約 3 寸左右，立掌成童子拜佛勢，同時，把蓄在膻中穴的內氣沉回丹田，並經會陰，尾閭、夾脊、大椎、玉枕、頂氣充滿百會穴。如此反覆練習。

練此功應注意以下幾點：

① 頭部頂氣法的呼吸方式是鼻吸口呼，吸氣時，全身肌肉放鬆。呼氣時，全身肌肉緊張。

② 內氣同丹田到百會，經過蓄氣、提氣、沉氣、頂氣等過程，呼吸速度要均勻、暢達。

③ 在頂氣的瞬間，面部肌肉要緊張，以氣催力，力頂千斤。

第二階段：頭部排打

練功者從立正姿勢開始，左腳橫向開立略寬於肩，屈膝下蹲成馬步樁，同時，兩掌由體側相對上提至胸前，以鼻吸

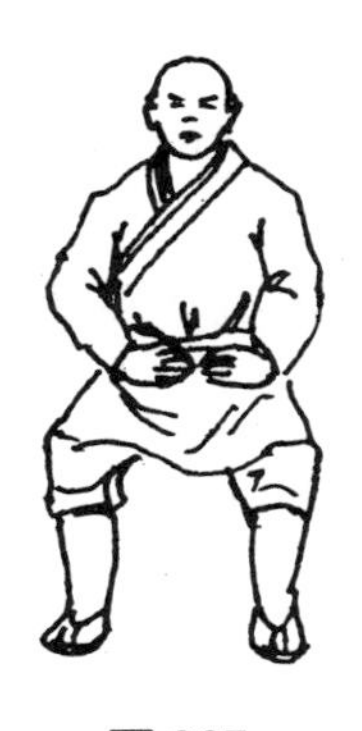

圖 397

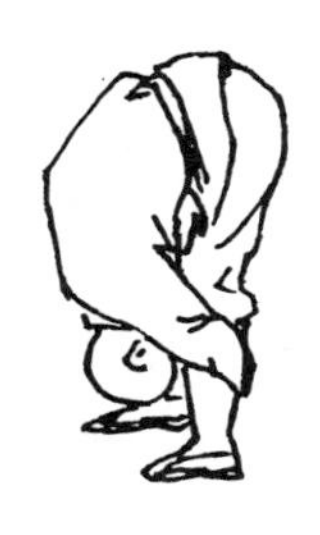

圖 398

氣（圖 396）。

然後，翻掌掌心向下，指尖相對，按氣於丹田，同時以口呼氣（圖 397）。

兩手再經體前側自然分開，並由上向下、由內向外成弧線形擺動，同時，以腰為軸配合腰、臂的協調性擺動，使全身各關節都得到放鬆，腿部逐漸直膝，上體前傾，並將兩手分別握住兩腳的後跟部，挺胸直背，頭置於兩腿之間，閉口合齒以鼻噴氣十餘次（圖 398）。把體內廢氣完全排出體外，再以口蓄氣貫入丹田。然後，上體猛然直起，氣沖百會，同時，以拳猛擊頭頂並配合發龍吟「嗨」音（圖 399）。如此排打 49 次後，左腳向右腳收合併攏，還原成立正姿勢。

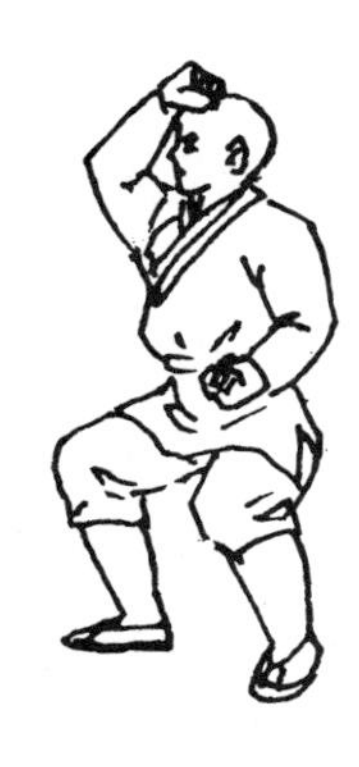

圖 399

練此功應注意以下幾點：

① 排打時，先由頭頂百會穴開始，逐漸擴充到前額以及整個頭部。

② 排打時，還可以配合馬步原地跺腳或移動跺步，但動作要協調一致。

③ 收勢以後，雙掌要分別按壓在頭部，先左後右各按揉 18 圈，然後，調整呼吸，散意而去。

④ 隨著練功時間的增加，可逐漸增加拳擊的力量，切忌施以蠻力。

第三階段：頭頂擊鼓

練功者身體直立，全身放鬆，由立正姿勢開始，左腳橫向開立略寬於肩，屈膝微蹲，腳尖內扣，十趾抓地，舌尖緊抵上腭，左手置於腰間，右手持木板或木棒，鼻吸口呼，以意領氣上頂至百會穴。

然後，右手持木棒，排打頭部，同時，吸氣發力，並配合發虎嘯「嘿」音（圖 400）。

練此功應注意以下幾點：

（1）排打時，由輕到重，以自我感覺能承受為宜，一般來說必須練至筋疲力盡為止。

（2）在排打時，還會出現熱、麻、脹等正常感覺，應正確對待。

（3）練功三個月內戒煙、酒、色。

第四階段：頭撞金鐘

練功者先取四方形紗紙一張（約 50×50 公分），固定

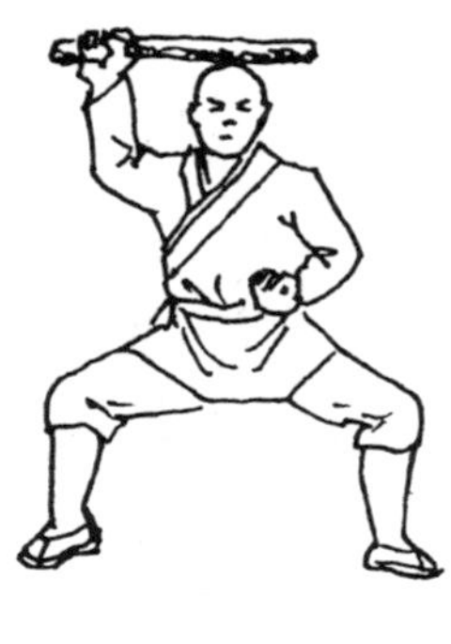
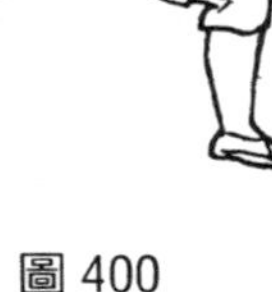

圖 400

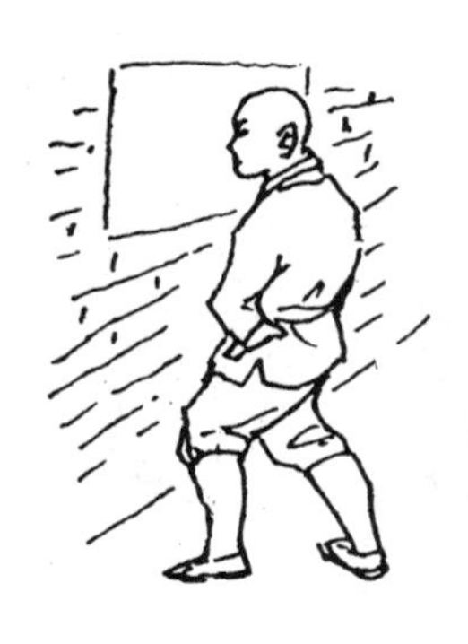

圖 401

在與練功者頸部齊平的牆上。練功時，身體直立，全身放鬆，兩手分別叉於腰間。將丹田之氣運至頭部後，練功者分別以頭的頂部、額部、後枕以及頭的兩側等部位，由輕至重的撞擊牆上紗紙中央（圖 401）。

練功次數和時間不固定，以每日能將紗紙撞擊破爛穿孔為宜。次日練功時再更換新的紗紙。練功時，要持續意想有千斤重物壓在頭頂上，可以加強意守百會穴，促使早日收到以意領氣的效果。切忌以蠻力撞擊，以免造成腦震盪。特別是注意全身六合的協調性，做到意到、氣到、力到、勁到、勢到。

青俠歌云：

少林金固頭，此為人之首，
提肛頂氣法，氣向百會求，
排打擊鼓響，虎嘯龍吟聲，
頭撞石碑落，三年功自成。

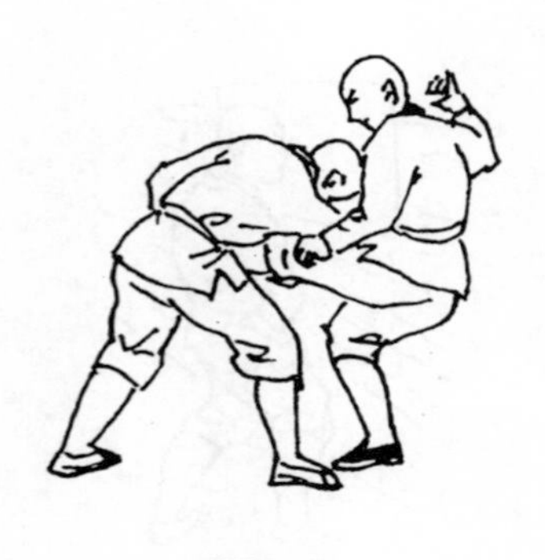
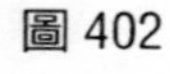
圖 402

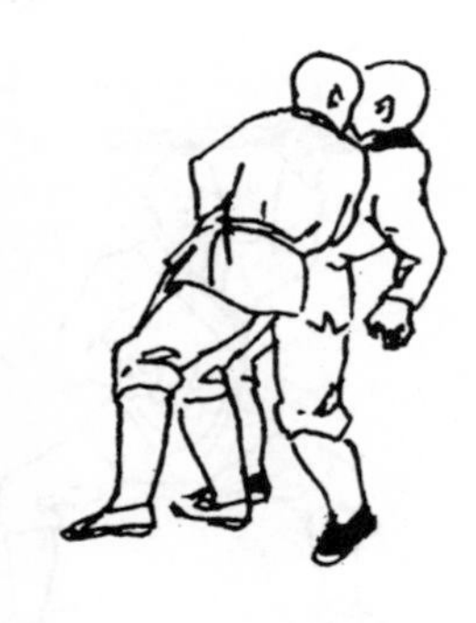
圖 403

二、頭的技擊應用

（一）基礎頭法

1. 撞　法

多藉助身法、步法，以頭的頂部撞擊敵人（圖 402）。

2. 擺　法

多藉助身法、步法潛避敵人的進攻後，以頭的側面尖端搖頭擺擊敵人的頭部（圖 403）。

（二）實戰操手

頭是搏擊的有力武器，它具有靈活性強，活動範圍廣等特點。頭在實戰中多以前額或頭頂兩側進攻敵人的薄弱部位，如果運用得法，其技術效果亦可堪稱一絕。

1. 迎面撞擊

敵我雙方對視（圖 404）。敵以右手沖拳向我頭部打

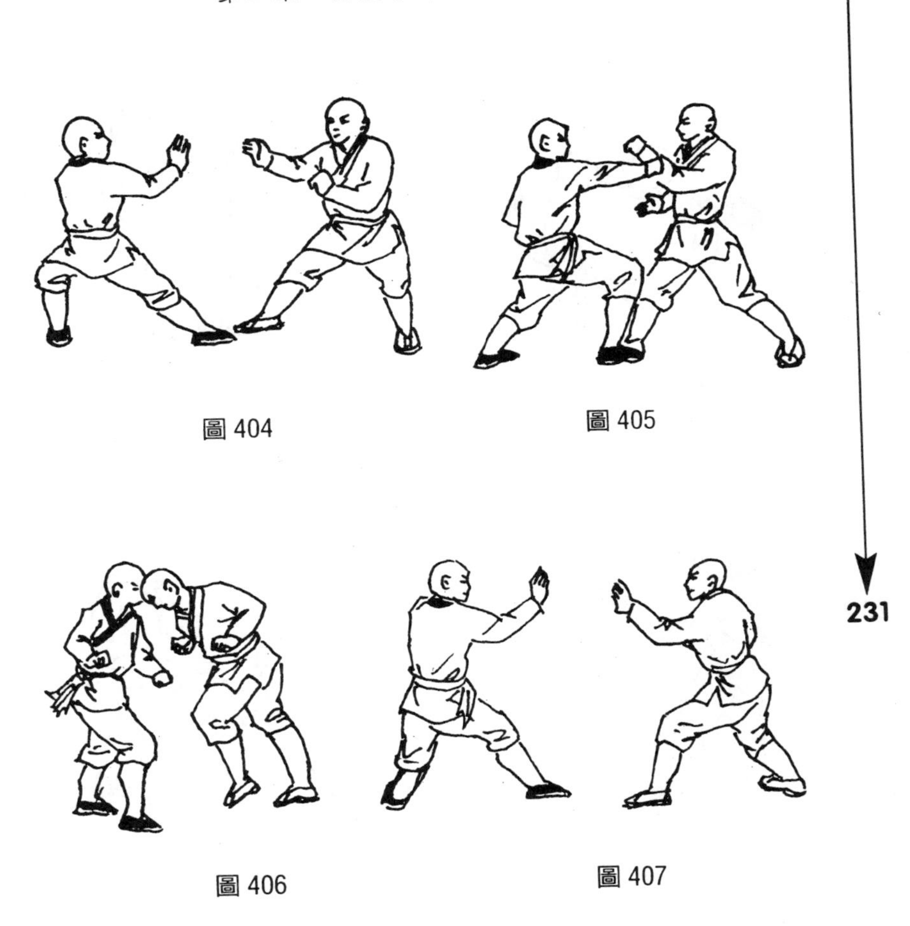

圖 404

圖 405

圖 406

圖 407

來，我左手迅速從內向上、向外、挑擊敵拳（圖 405）。隨即左腳向前上步，後腳緊隨，同時以前額向前猛撞敵面部（圖 406）。

2. 側閃撞頭

敵我雙方對視（圖 407）。敵以左手向我頭部打來，我右腳迅速向右上方跨出一步，以讓過敵的進攻，隨即左手從

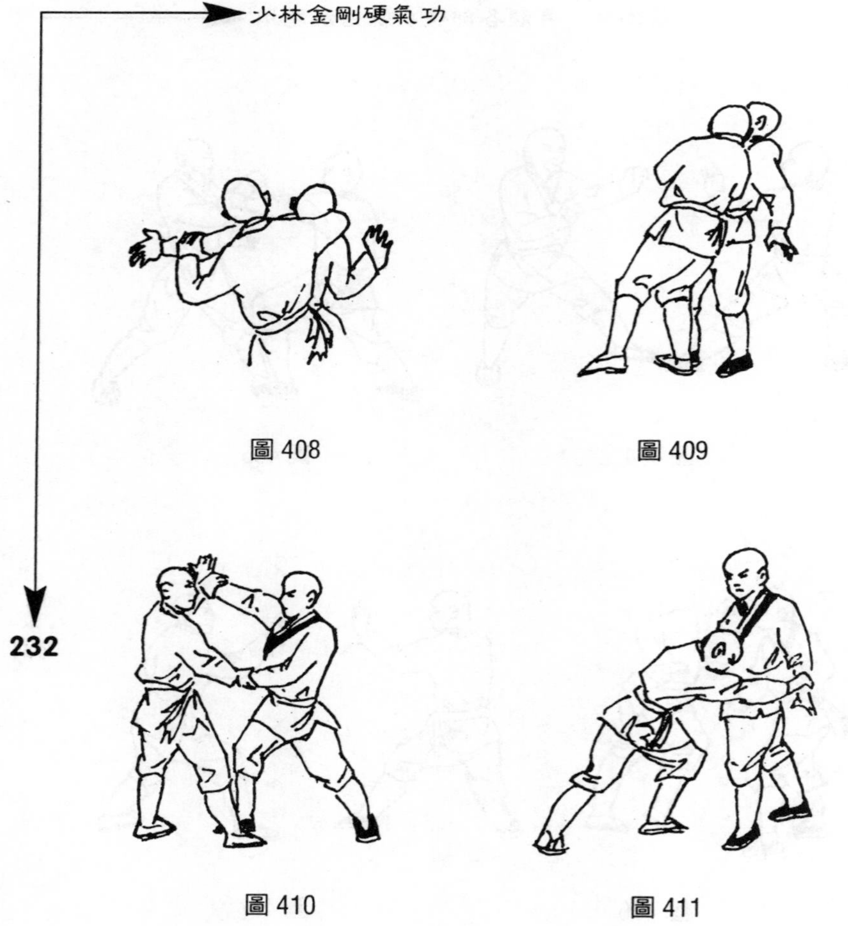
圖 408 圖 409

圖 410 圖 411

外向內抓住敵腕，右手摟住敵頸部，並用力向懷裡帶拉（圖408）。同時，我即靠近敵身，以頭頂右上角撞擊敵左太陽穴（圖409）。

3. 正面撞胸

敵我雙方對視（圖404）。敵以兩手分別向我頭、胸打來，我迅速牢牢抓住敵兩手（圖410）。隨即左腳向前上

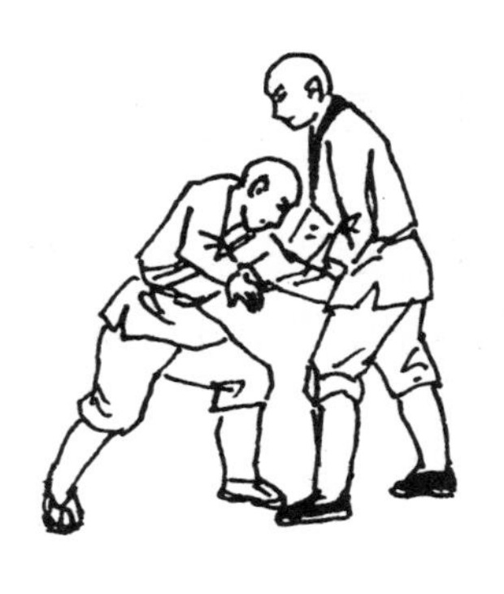

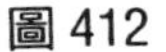
圖 412

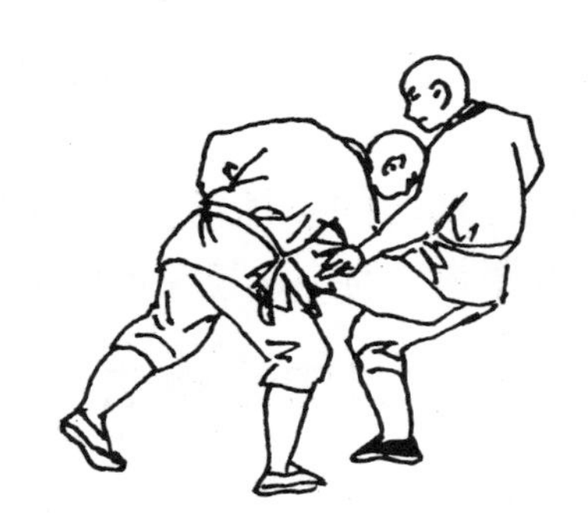

圖 413

步，以頭頂前額外猛撞敵胸（圖 411）。

4. 抱腿撞胸

敵我雙方對視（圖 404）。我左腳突然向前上一步，上身前傾，以兩手抱住敵左腿（圖 412）。隨即右腳向前上一步，兩手用力回拉敵腿，同時以頭頂向前猛撞敵胸（圖 413）。

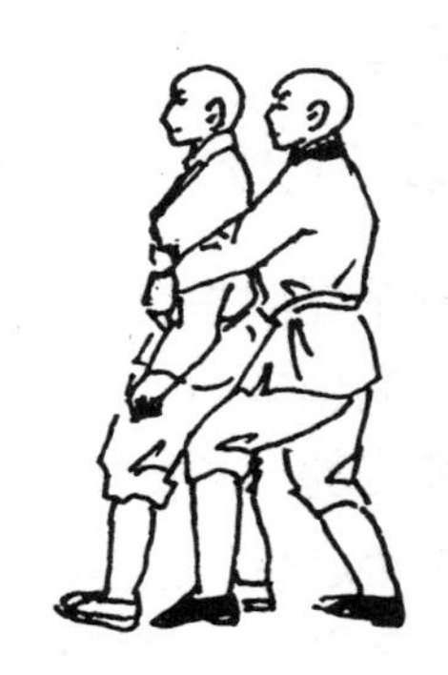

圖 414

5. 背後磕面

敵我雙方對視（圖 404）。我欲右拳擊敵，敵順手牽羊，然後從我身後將我攔腰抱住，造成我上體被縛（圖 414）。隨即我將頭微後仰，突然後撞，以頭後部撞擊敵面部。

第六節　肘功的練法及應用

在傳統的少林拳法中，肘為肢體尖端，素有「寧挨十手，不挨一肘」之說。可見，它在技擊中是十分重要的。

一、肘功的練法

肘功的練習方法分三個階段，即沙包功、撐肘功、樁功等。分述如下。

第一階段：沙包功

沙包功的練法請參考第三章第三節內容。

第二階段：撐肘功

兩拳屈肘握於兩肩前，拳心向內，肘部彎曲約45°，以肘部尖端頂撐地面，身體平臥，兩腿併攏，腳前掌著地，成俯臥撐姿勢，頭抬起，眼看地面（圖415）。

半年之後，則身臥平整的青石上移動行走。

一年之後，更換粗糙的麻石，如上法練習。

再進一步，人在凝成整塊的卵石上依法練習。起初不免疼痛，須練至絲毫不覺痛苦為止。行功至此程度，亦宜用藥水洗滌，以免傷骨。然後換用有棱角的碎石子和以泥沙凝固的槽中，加緊練習（圖416）。至不覺痛苦後，則其兩肘兩跖之堅實，竟如銅澆鐵鑄一般，縱以利刃砍之，重錘錘之，亦不能損，用以擊人，可穿透胸腹。

練此功應注意以下幾點：

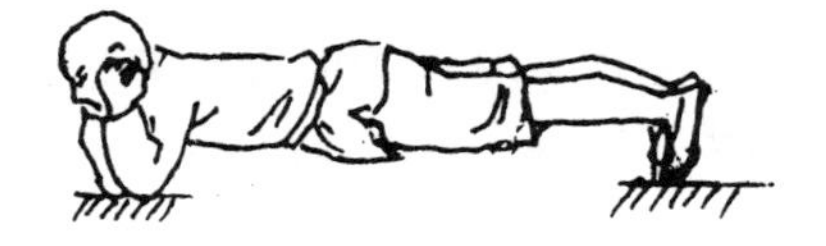

圖 415

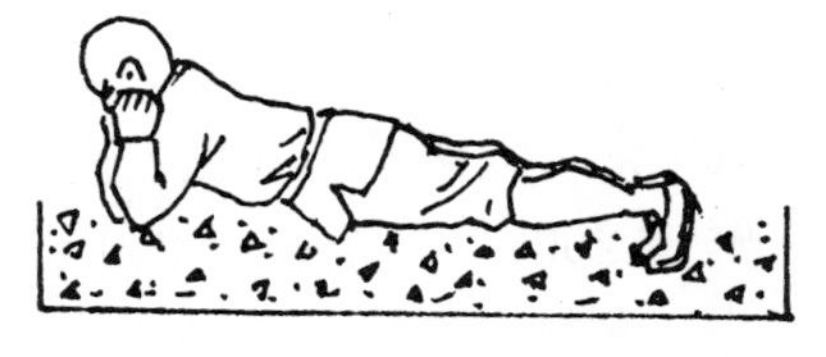

圖 416

（1）在練習過程中，兩臂屈肘握拳要有力，除腳前掌外，其它部分不能接觸地面，身體保持與地面平行，兩腳前掌用力蹬地。為了增加強度，也可兩肘交替帶動身體前移、或左右弧形移動。

（2）初學者最好先戴護肘，以免造成外傷。同時，呼吸要自然，不可憋氣。

（3）每日早晚各行一次，每次十分鐘，一個月後，逐漸增加練功時間。

第三階段：樁功

樁功的具有練習方法請參考第三章第三節內容。

青俠歌云：

少林鐵肘功，穿胸透腹能，
沙石平地走，棱角上邊行，
鐵樁地上埋，橫肘擊倒傾，
苦練鐵肘功，三年功自成。

附：洗手藥方

乳香 100 克、草麝香 100 克、五加皮 200 克、藏紅花 300 克、雞巨子 100 克、皮硝 200 克、青鹽 250 克、巴山虎

100克、淮牛膝100克、南星150克、砂膏皮500克、鈎藤200克、生草烏200克、水仙花200克、反花100克、槐花100克、金櫻子100克、白石榴皮100克、蒠子100克、百鮮皮200克、虎骨草200克、鬧楊花200克、落得打200克、穎紅草200克、地骨皮100克、穿山甲150克、車前子150克、象皮200克、大力根200克、蓖麻子100克、沒藥100克、木瓜20個、五龍草200克、馬鞭草100克、自然銅100克、蛇床子100克、桂枝100克、八仙草200克、過山龍150克、還魂草150克、白鳳仙21個、梧桐花200克、槐條150克、生半夏100克、覆盆子100克、核桃皮150克、黃芪150克、胡蜂窠1個、油松節10個、大浮萍24個。

以上55味，加陳醋10公斤，水10公斤共同煎濃、貯磁缸中，練功前後各洗一次。

二、肘的技擊應用

（一）基礎肘法

1. 頂　法

右臂屈曲，肘尖由後向前直線攻擊對方（圖417）。

2. 砸　法

右臂屈曲，肘尖自上而下弧線向對方後背砸去（圖418）。

3. 橫　法

右臂屈曲，肘尖自右向左橫向擺擊對方（圖419）。

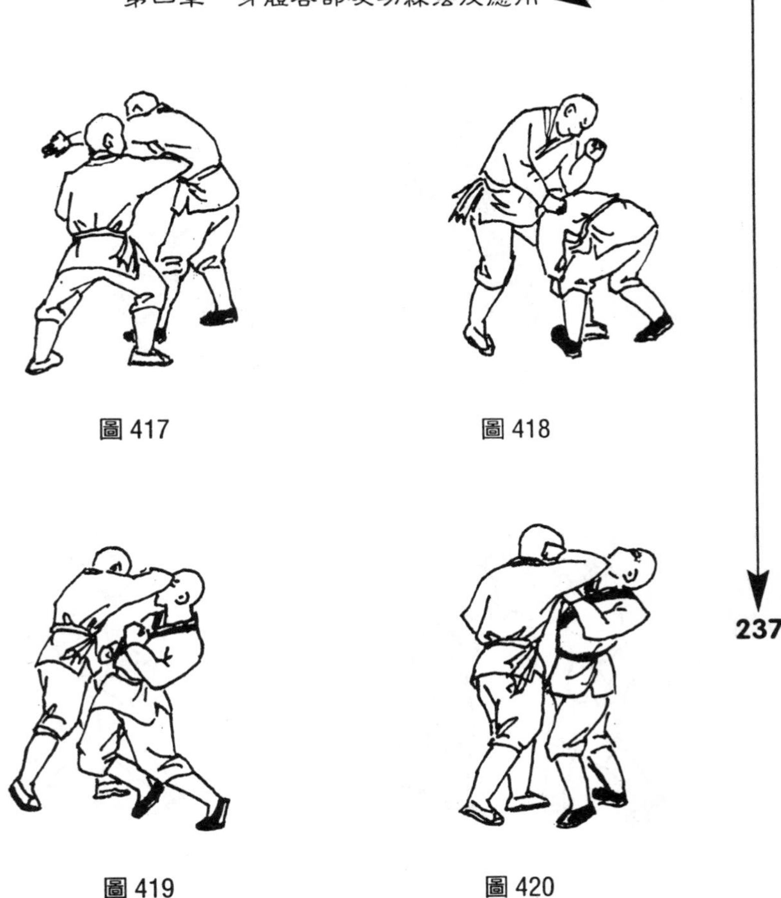

圖 417

圖 418

圖 419

圖 420

4. 挑　法

右臂屈曲，肘尖由前向上挑擊對方（圖 420）。

（二）實戰操手

肘在實戰中為「短手」，多用於近身實戰，其攻擊力極強。

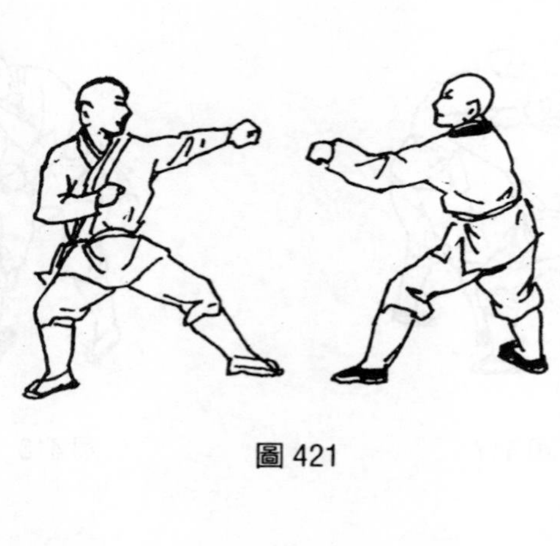

圖 421

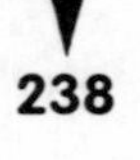

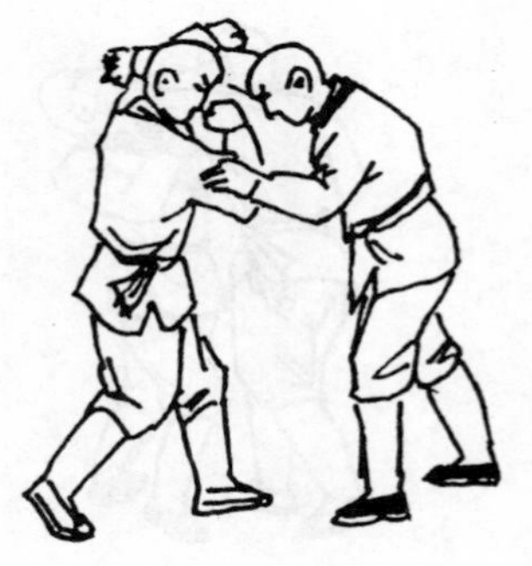

圖 422

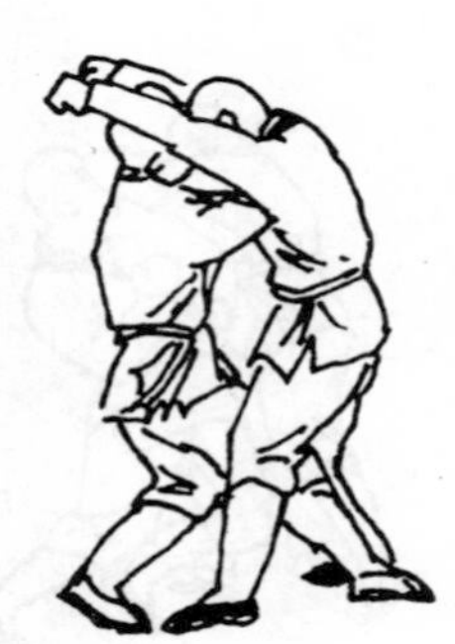

圖 423

1. 頂　肘

敵我雙方對視（圖 421）。敵以雙拳同時向我頭部打來，我迅速以雙小臂斜向上架開敵拳（圖 422）。隨即右腳向前上半，以雙肘肘尖向前猛頂敵胸部（圖 423）。

2. 盤　肘

敵我雙方對視（圖 424）。敵以左手向我胸部打來，我

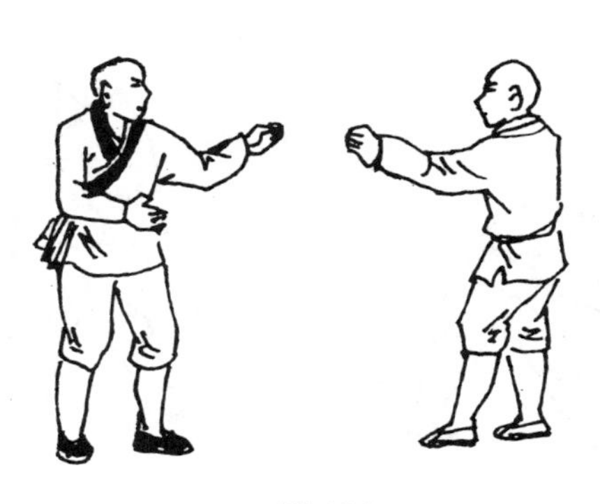

圖 424

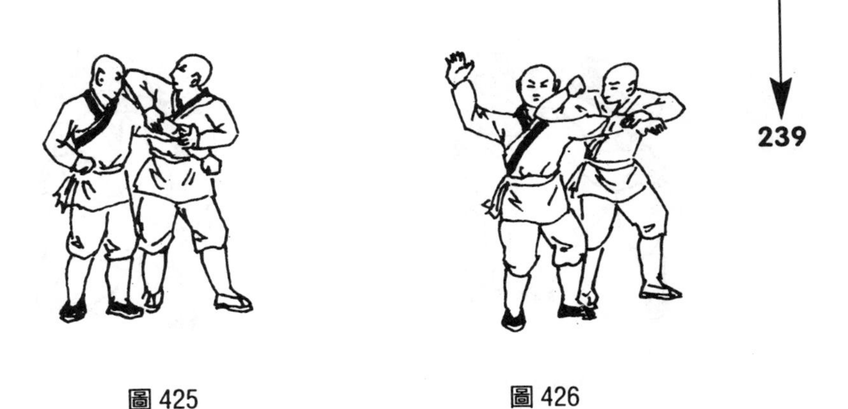

圖 425　　圖 426

右腳迅速向前跨近敵左側，同時，以左手從外向內擄抓敵左腕，使身體左轉，並以右手抓按敵左肘向下按壓（圖425）。隨即右腳緊絆敵左腿，同時，以右肘向後橫擊敵胸部（圖426）。

3. 砸　肘

敵我雙方對視（圖424）。敵突然以左腳向前步，上身

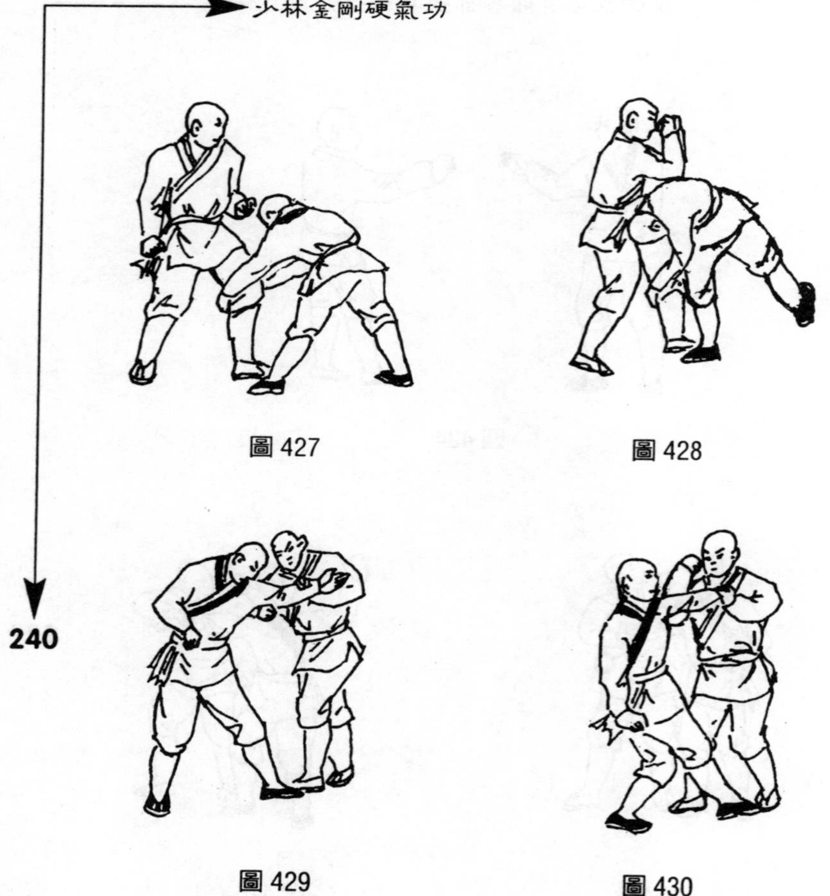

圖 427　　圖 428

圖 429　　圖 430

前俯，用兩手向下抱住我左腿膝關節（圖 427）。這時我左手快速抓住敵右肩胛，以左前臂內側向下壓緊敵後腦，使其不能抬頭，同時，右臂屈肘從身前上舉，以肘尖向下猛砸敵背部（圖 428）。

4. 挑　肘

敵我雙方對視（圖 424）。敵以左掌向我胸部擊來，我右腳迅速向敵左腿外搶進一步，同時，以左腳尖點踢敵之左

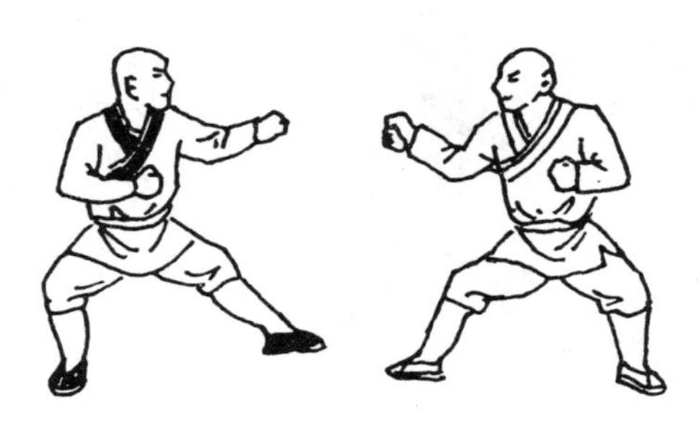

圖 431

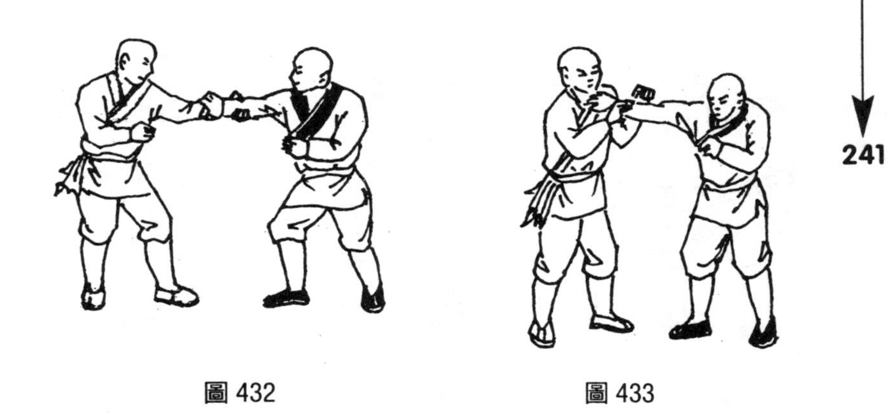

圖 432　　圖 433

脛骨，敵受擊後必向後撤步，我馬上以左手從敵之左臂外上穿並外領敵左手腕（圖 429）。接著我右肘迅速從下向上挑擊敵左腋窩（圖 430）。

5. 剪　肘

敵我雙方對視（圖 431）。敵以右手向我頭部打來（圖 432）。我右手迅速從外向內扣推敵手，隨即左肘從外向內推別敵肘關節，使右手和左肘成剪狀（圖 433）。

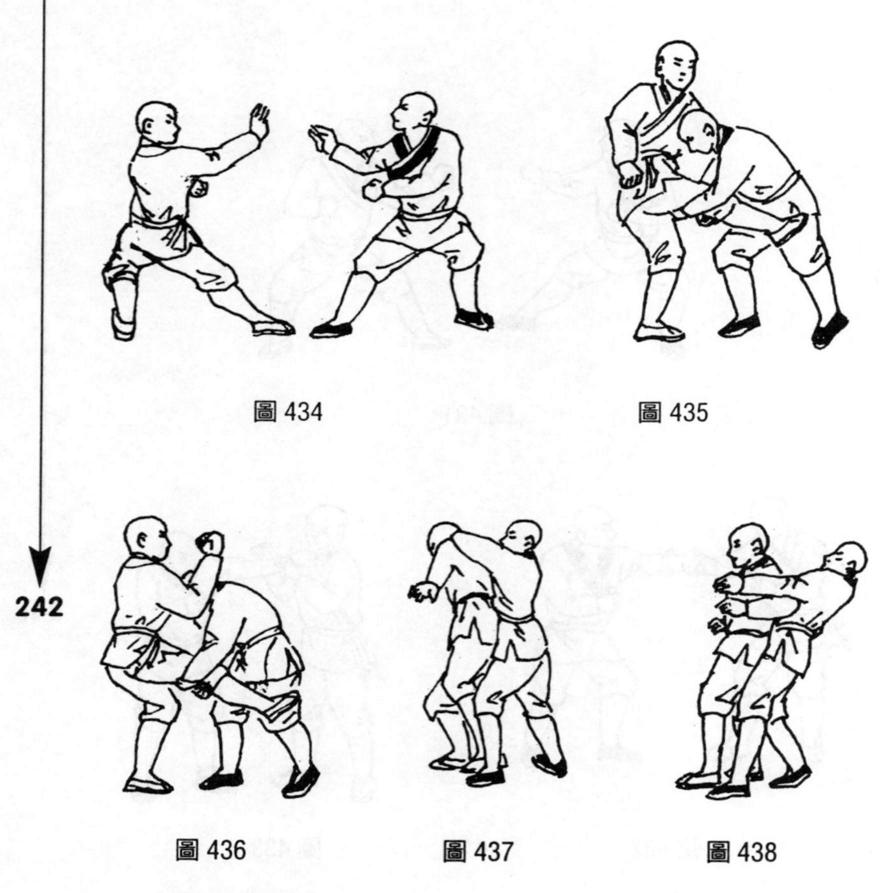

圖 434　　圖 435

圖 436　　圖 437　　圖 438

6. 夾　肘

敵我雙方對視（圖 434）。敵左腳突然向前上步，上身前傾，以兩手向下抱起我右腿（圖 435）。我迅速以雙肘關節之內側猛擊敵兩太陽穴（圖 436）。

7. 靠　肘

敵我雙方對視（圖 434）。敵突然從我身後攔腰將我連同手臂一起抱住，正欲向下摔倒我時，我迅速將身體稍稍下

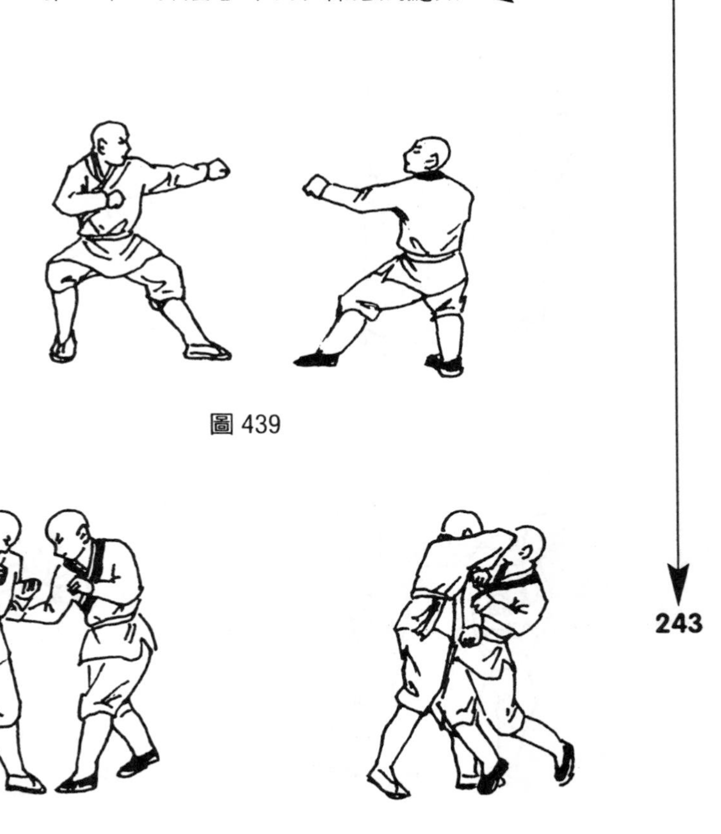

圖 439

圖 440

圖 441

蹲，同時，兩臂屈肘向上揚起破解敵兩臂（圖 437）。隨即以兩肘尖向下向後頂靠敵兩肋部（圖 438）。

8. 提　肘

敵我雙方對視（圖 439）。敵左腳向前上步，同時，以右拳向我腹部打來（圖 440）。隨即我左手迅速屈肘向下按壓敵右拳，同時，左腿向前向上半步，右臂屈肘夾緊以肘尖向上、向前、向左橫擊敵太陽穴（圖 441）。

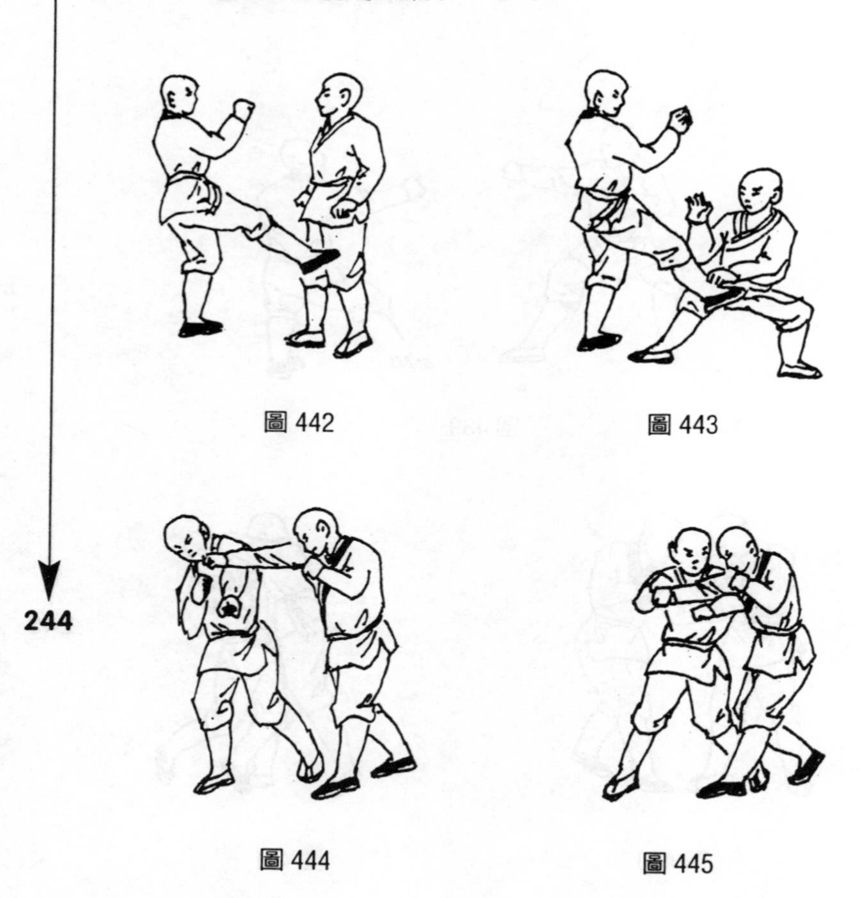

圖 442　圖 443

圖 444　圖 445

9. 墜　肘

敵我雙方對視（圖 431）。敵以右腳向我襠部踢來（圖 442）。我右腳迅速向前上半步，屈膝下蹲成坐山樁，同時，以左手向下推擊敵腳背，右臂屈肘以肘尖向下墜擊敵脛骨（圖 443）。

10. 拐　肘

敵我雙方對視（圖 439）。敵以右拳向我頭打來，我左腳向左側踏出一步，同時左臂屈肘以肘尖從左向右拐擺敵拳（圖 444）。隨即左腳向前上步，再以左肘頂擊敵腋下（圖 445）。

第七節　膝功的練法及應用

在傳統的少林拳法中，膝亦被視為人體尖端部分。它的練習方法可分沙包功、排打功、鐵膝功三個階段。分述如下。

一、膝功的練法

第一階段：沙包功

沙包功的具體練法詳見第三章第三節內容。

第二階段：排打功

練習者雙腿盤膝而坐，握緊雙拳，以拳輪用力擊打膝蓋 49 次。

撤開雙拳改用掌心分別緊按膝蓋，由外向內按揉 36 圈，再由內向外按揉 36 圈，每日早晚各行功一次，每次 20 分鐘。按揉時，應根據自身素質，以自我感覺能承受為宜，將精神完全貫注在雙掌上，均勻揉之，一年之後行下一階段練法。

第三階段：鐵膝功

隨著練功的深入，膝骨已漸漸堅實，可改用木槌練習。

木槌共有兩個，一個為鼓形，另一個為球形，其大小如拳，裝以藤柄，每日起臥之時，兩槌同時併擊膝 49 次。然後，依法按揉之。如此再行一年，膝蓋更加堅實，進而改用鐵錘，鐵錘的大小與木槌相同，每個約重 0.5 公斤左右，依法習之。

青俠歌云：

少林鐵膝功，沖頂提擋橫，
足來提膝封，近便膝加攻，
膝提裡外撤，撩陰萬不能，
膝破腿功法，防腿為正宗。

二、膝的技擊應用

（一）基礎膝法

1. 沖　擊

沖膝為中、近距離用法。在敵方以拳腳攻擊我上盤位置時，我方則踏洪門直進避敵鋒芒，奔進中路，以一腿支撐，另一腿向前斜上方沖頂敵膻中穴（圖 446）。

2. 提　法

提膝攻擊亦為近距離搏擊之用。在敵以快速的沖擊動作取我上盤時，我方以快速敏捷的身法左右閃避，同時，以一腿支撐，另一腿由下而上攻擊敵襠、胸、腹部（圖 447）。

3. 橫　法

橫膝攻擊為側身轉移性技法。在敵人防守反擊的過程中，可瞬間直進洪門，以橫膝攻擊其兩翼（圖 448）。

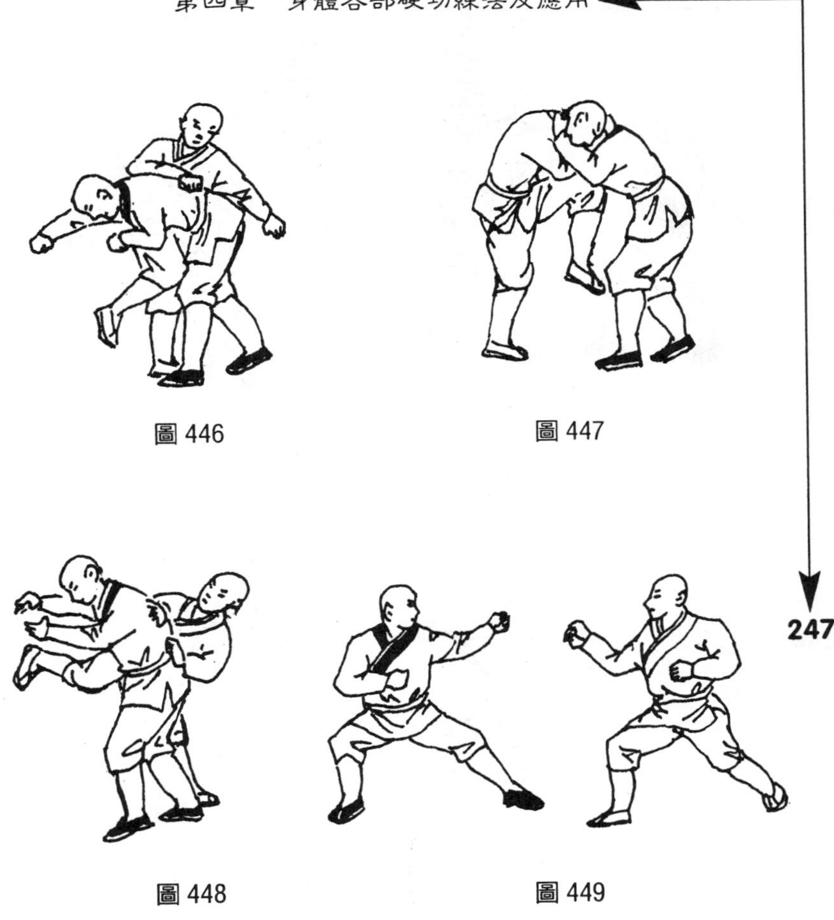

圖 446　　圖 447

圖 448　　圖 449

（二）實戰操手

膝可用以表現出進攻或防守的技術動作，膝在實戰中為「短手」，其威力極大，故已被現代散手規則所禁用。

1. 沖　膝

敵我雙方對視（圖 449）。敵左腳向前上步，同時，以

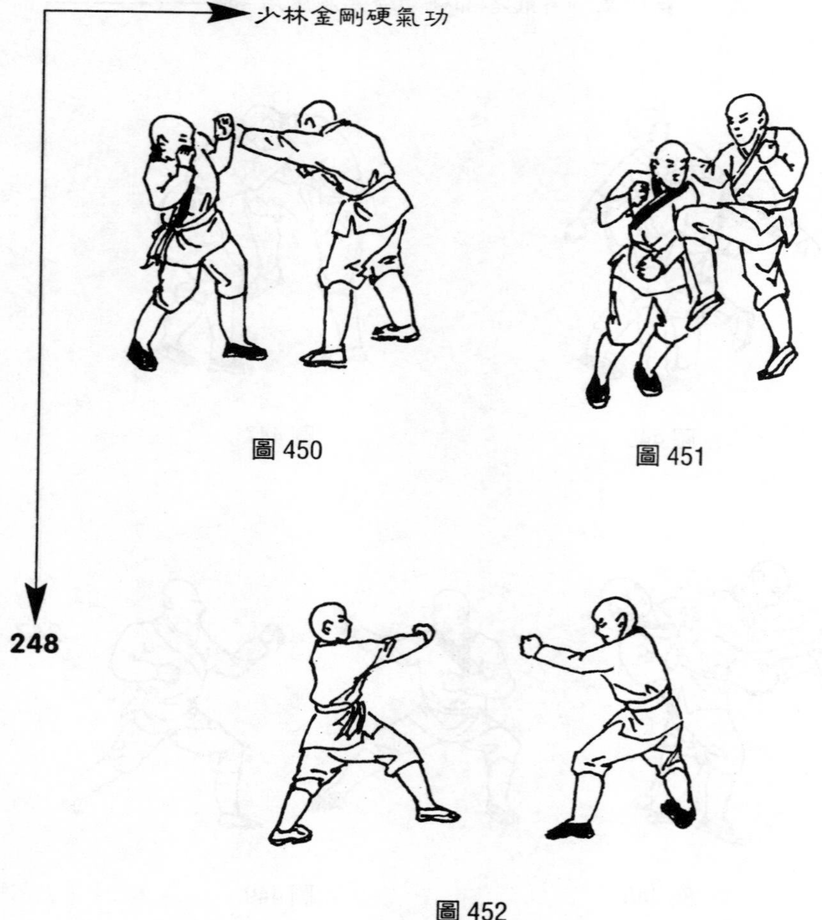

圖 450

圖 451

圖 452

左手沖拳向我頭部打來，我迅速以左手從外向內向下格壓敵左拳（圖 450）。隨即右手腕向後勾住敵後頸，以左腳尖向前墊一小步，同時左腿屈膝以左膝向前沖頂敵胸部（圖 451）。

2. 提　膝

敵我雙方對視（圖 452）。敵以直取快攻之勢迅速逼近

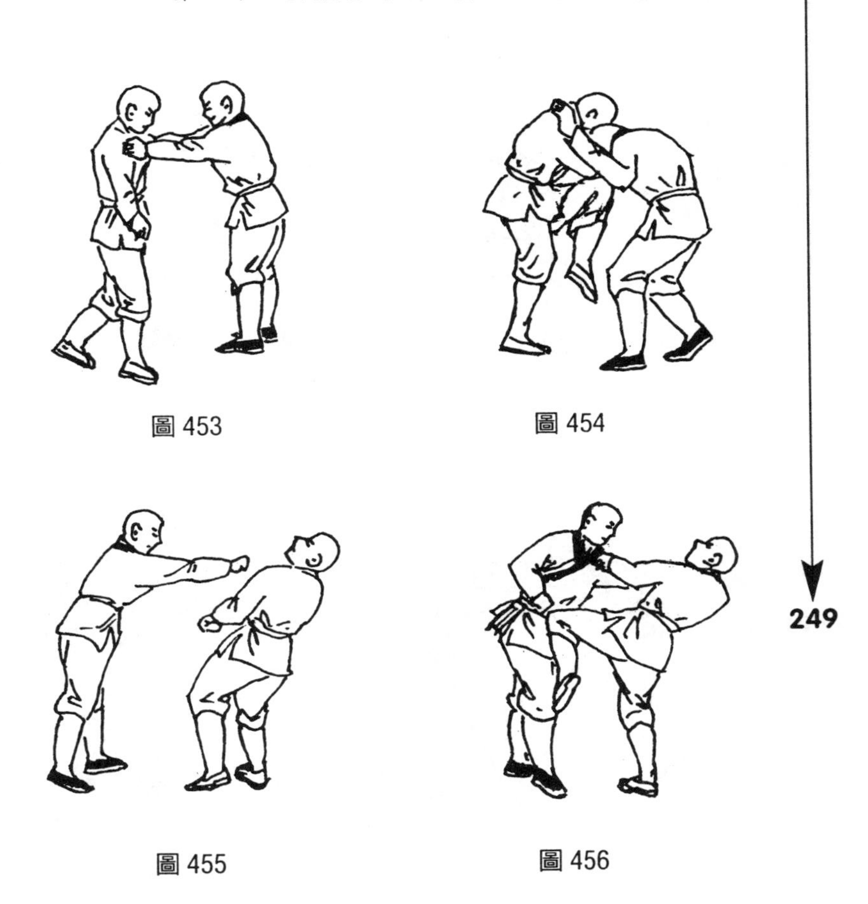

圖 453　圖 454

圖 455　圖 456

我，同時，以雙手抓住我兩肩（圖 453）。我迅速將兩手從敵兩臂間上穿抱住敵頭，隨即屈提左膝向上攻擊敵面部（圖 454）。

3. 頂　膝

敵我雙方對視（圖 449）。敵以直取快攻之勢迅速逼近我身，我立即略作後傾，以避開敵勢（圖 455）。隨即向前探身，屈左膝向前提頂敵襠部（圖 456）。

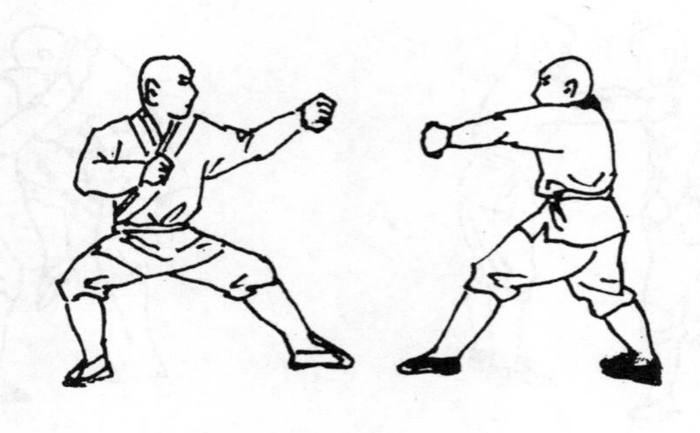

圖 457

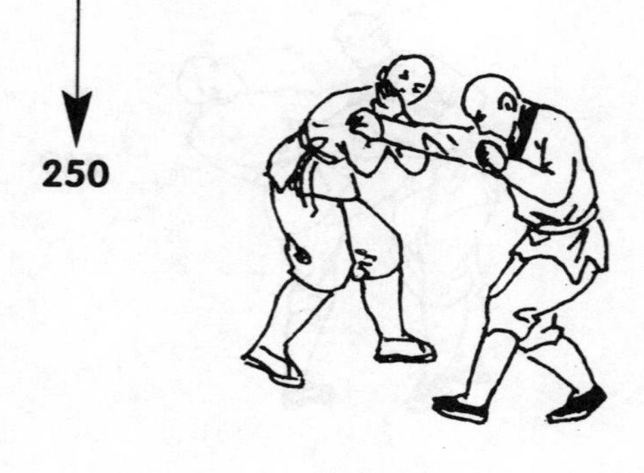

圖 458

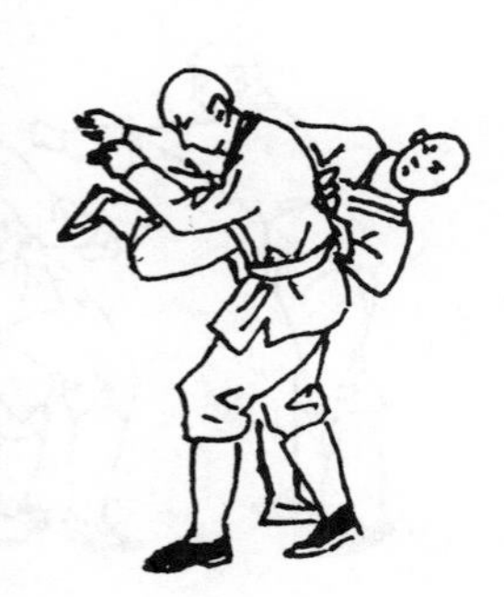

圖 459

4. 橫撞膝

敵我雙方對視（圖 457）。敵以直沖拳向我頭部打來，我左腳向左跨出一步，讓過敵拳（圖 458）。隨即迅速以雙手抓住敵背部，同時，提膝橫向撞擊敵腹部（圖 459）。

5. 屈膝下砸

敵我雙方對視（圖 457）。我左拳向敵面部虛晃一招，隨即左腳迅速向前上步，雙手分別抱抄敵左腿膕窩處，肩部

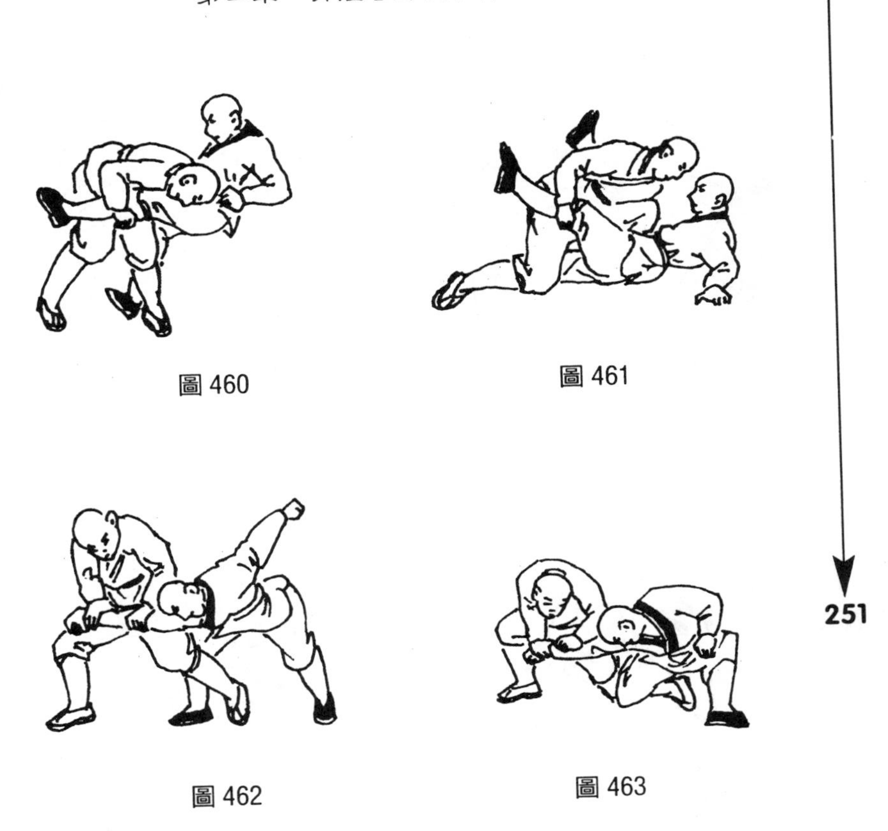

圖 460　圖 461　圖 462　圖 463

頂住敵髖部（圖 460）。同時雙手回拉並藉肩部前下的頂力將對方摔成仰跌，隨即迅速屈膝向下以膝跪砸敵襠部（圖 461）。

6. 跪　膝

敵我雙方對視（圖 449）。我左腳向前上步，同時以右手沖拳向敵頭部打去，敵以右手從外向內抓住我手腕，左手按住我右肘關節，並向懷裡帶拉（圖 462）。我順勢向前俯身，同時，以右膝跪壓敵左腿膝關節膕窩處（圖 463）。

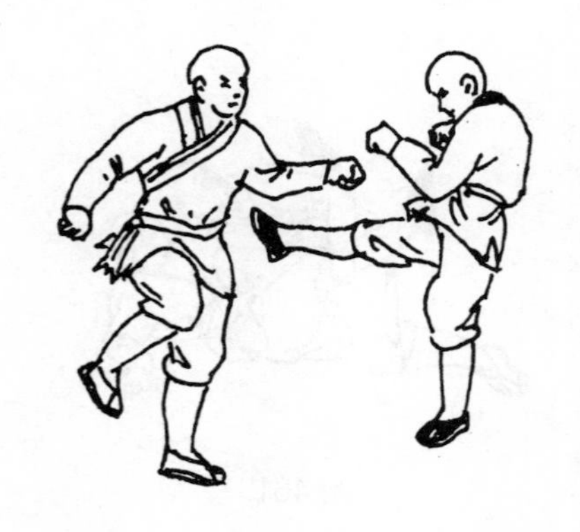

圖 464

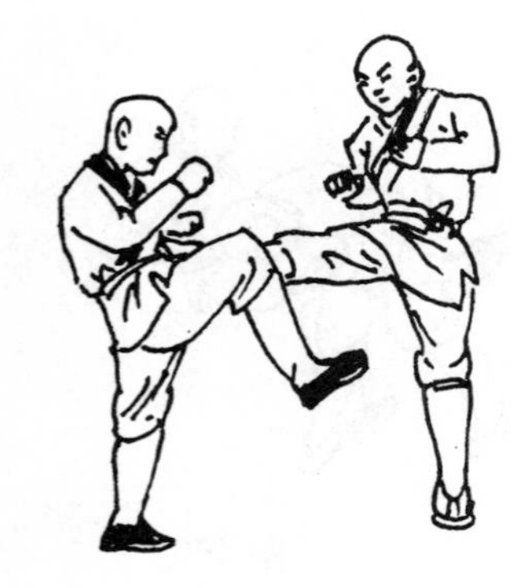

圖 465

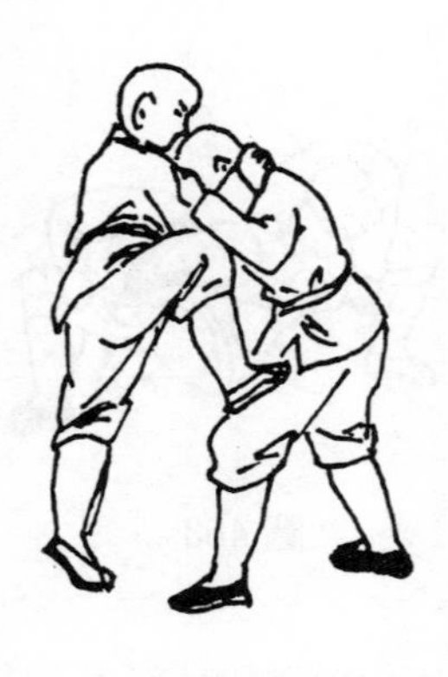

圖 466

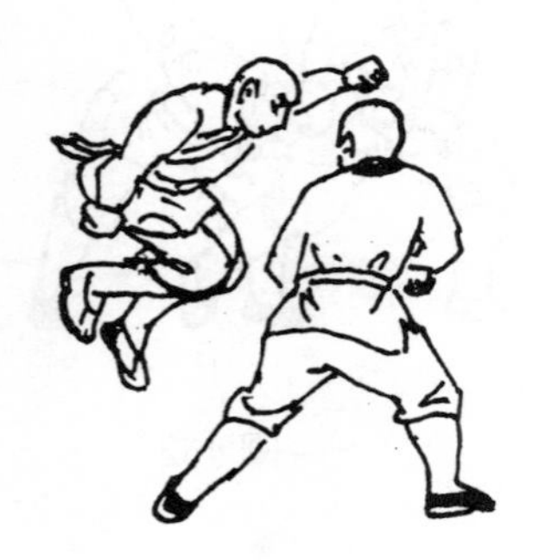

圖 467

7. 截　膝

敵我雙方對視（圖 449）。敵以右腳向我襠部踢來（圖 464）。我以左腳尖為軸，將身體向左旋轉 90°，同時，屈提右膝向內截擊敵右腿（圖 465）。

8. 躍　膝

敵我雙方對視（圖 457）。敵以直取快攻之勢向我逼近，我乘其下路防守薄弱之機，舉足踏向敵人大腿上，同時，以雙手牢牢扣住敵後頸部（圖 466）。隨即左腿向上躍起，以左膝向上沖頂敵腋窩（圖 467）。

第八節　腿功的練法及應用

在傳統的少林拳法中，腿的技擊作用是十分重要的。它具有攻擊路線長、範圍大、進攻迅猛、隱蔽性強等特點。明代戚繼光所著的《紀效新書》中就有「山東李半天之腿，腿法輕固，進退得宜。腿可飛騰，而其妙也。」的記載，這說明歷代武術家早已注重腿法的運用。

一、腿功的練法

腿功的練習方法有五個階段，即樁功、沙包功、鋼板功、腳板功、掃帚功等。分述如下。

第一階段：樁　功

練習者由立正姿勢起，左腳向前一步屈膝，後腿蹬直，腳尖內扣，上體挺直，微向前垂。雙目平視，自然閉口，鼻吸鼻呼，凝神聚氣，神不外馳，意想兩腿如入地三尺之狀，同時，兩掌插於腰間，氣沉丹田後，把重心全部貫入雙腿（圖 468）。

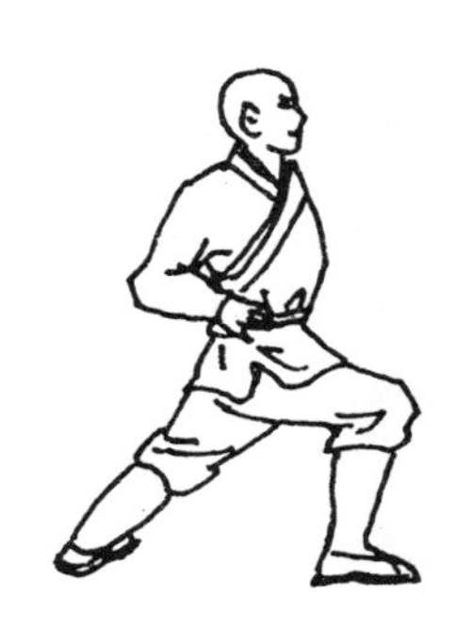

圖 468

10 分鐘後，將身體挺直，

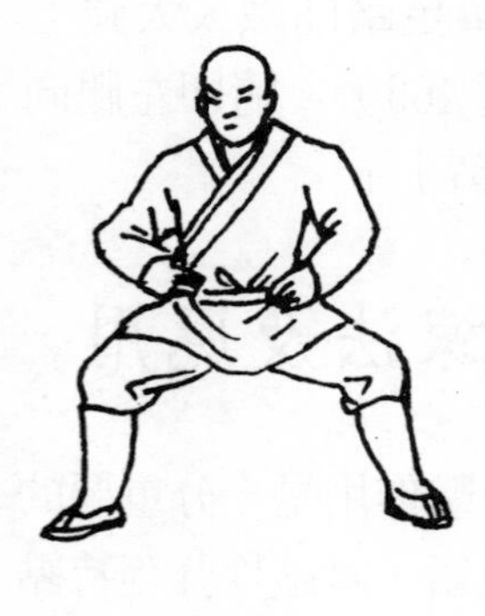

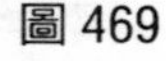

圖 469

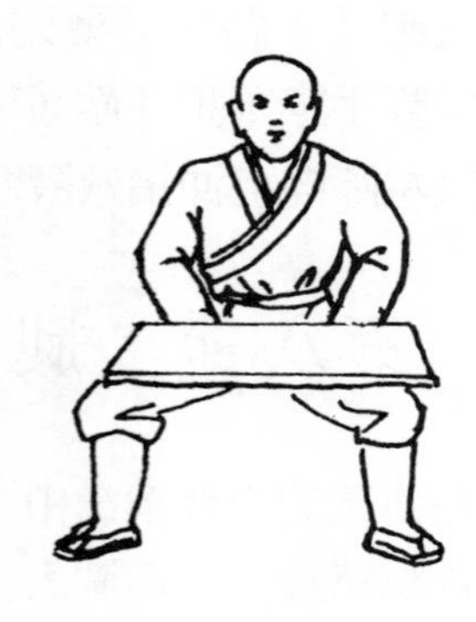

圖 470

兩腳重新開立略寬於肩，屈膝下蹲，腳尖內扣，挺胸塌腰，兩臂向內屈肘，兩掌在胸前相迭，掌心向下，按氣至雙腿，並分別扶按在兩腿膝蓋上部，鼻吸鼻呼，雙目平視（469）。

直到能站樁 2 小時，才算樁功入門。而後，可試著在大腿上放一些石塊或磚練（圖 470）。依法習之。

練此功應注意以下幾點：

（1）初練樁功，時間不宜過長，一般在 5～10 分鐘即可，隨著功力的增長，可適當延長練功時間。

（2）在大腿上加放石塊，初放 2.5 公斤，然後，逐漸增加到 5 公斤、10 公斤、15 公斤，直到能站上兩個人而不搖動為止。

（3）為了增加腿部的活力，可在地下埋兩個長度相等的木樁，間距以宜於馬步站立為準。練習者馬步上樁，如能壓入 15 公斤石塊，站馬步半小時，則雙腿之勁可達千斤，站立平地，堅如栽樁，推之不動，擁之不移。

第二階段：沙包功

沙包功的具體練法請參考第三章第三節內容。

第三階段：鋼板功

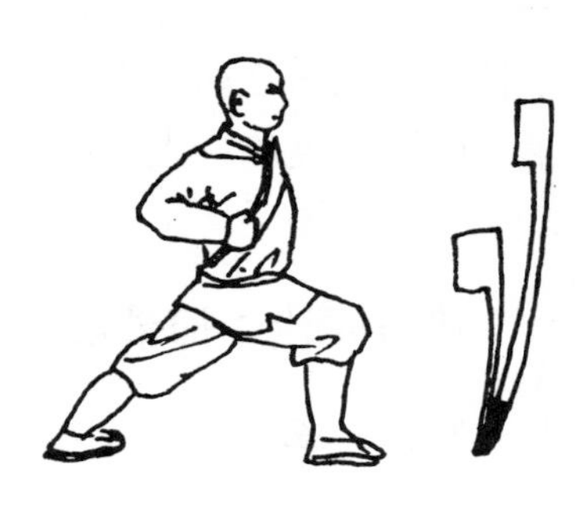

圖 471

取鋼彈板，板外纏繞海綿墊，將鋼板下端埋入地下固定。練習者面對鋼彈板弓步站立，或踢或踹。每種腿法至少練習 49 次（圖 471）。

練此功應注意以下幾點：

（1）鋼彈板經久耐用，不易損耗，是練習腳踢功的專用器械。如果實在沒有也可用木樁代替，但必須練習活勁踢打。

（2）初練時，擊打的力量不應過重，但要準確。一次練習可連續擊打 10 次左右，待力量及腳骨韌性增強時，則可漸進增加擊打次數和力量。

（3）此外，還應特別注意擊打時的呼吸，出腿時進要以口呼氣，擊打後撤腿時要配合以鼻吸氣。

第四階段：腳板功

練習者兩腳開立，氣沉丹田注於腳心，以腳掌跺擊沙包。每日 1 次，每次 49 跺。3 個月後，改用腳跺土塊，同時，發虎嘯「嘿」聲以助力。半年後，改用跺磚塊，依法習之，苦練 3 年不可間斷。然後，取一塊厚 6 公分的石板放在磚基地上，依法習之，苦習 6 年即可腳跺石板斷。初練時要根據身體素質逐漸增加力量，切勿憑一時熱情，盲目亂跺一氣。隨著難度的增大，信心也應倍增。拳譜云：「少林跺腳功，苦恆出高手。」

第五階段：掃帚功

1. 潑　腳

兩腳開立，右腿向前上半步，右腳站穩，抬左腳溜地由左經右腳前向右潑（全腳掌著地），使軌跡成半弧狀掃。依此法反覆練潑腳，每日五、六百次，連續 3 個月。為了使兩腳力均功同、左右互用，應左右腳輪換潑練。練左潑腳時以右腳根為軸，抬左腳向右潑（圖 472）。

2. 地趟腿

兩足相距一步，以左腳為軸，抬右腿由右經身前向左，然後再往前趟一周。依照此法，每日練趟腿 50 餘次。半年後改為伏趟，即兩腿間距一步，左腿屈膝全蹲，右腿仆地伸直，使兩腿成右仆步，然後兩手按於腳前，以左腳為軸，抬右腿由右經身前向左、往後、再向前溜地掃一周，依法每日練習百餘次。5 個月後，兩手離地，仍抬右腿苦練掃趟，3 個月後改練腿趟木樁。

3. 掃木樁

選擇一塊平坦的場地，栽一根直徑 10 公分，出地面 30～100 公分高的木樁，下埋 65 公分，練習者面對木樁站立，距離 1 公尺，運氣 3 周，氣沉丹田，精注右腿，左腿向前一步，隨之抬右腿由後左橫掃木樁。初練不可用力過大，以免傷腿，但也不可太輕。初練每天掃木樁 30 次，3 個月

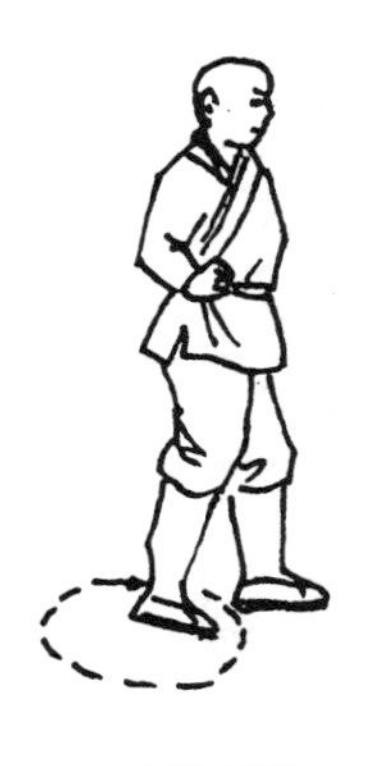

圖 472

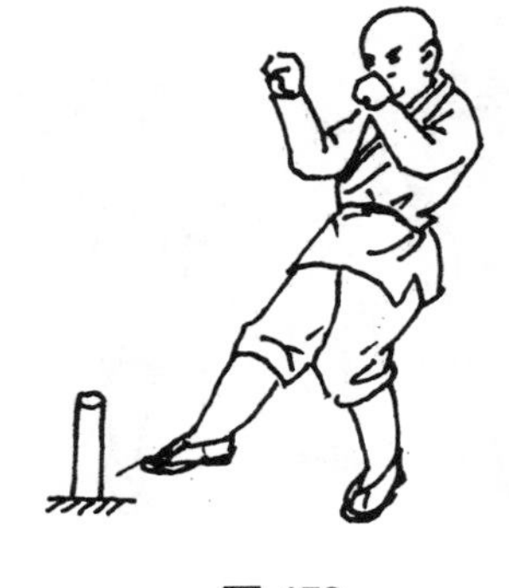

圖 473

後增至 150 次，練至 6 個月，用勁掃踢不覺腿腳痛時，可改為每天掃樁 300 次，依法苦練 1～2 年，便可掃斷木樁或連樁基帶土掃倒（圖 473）。

青俠歌云：

少林鐵腿功，下盤逞威風。
前弓後腳蹬，塌腰前挺胸，
兩腳穩如山，卷地準搖蕩，
前腳向外張，後腳練掃蹚，
起腿擊掉根，擺腿撥斷樁，
地趟力無窮，苦練數夏冬。

二、腿的技擊應用

（一）基礎腿法

1. 蹬　法

一腿支撐，另一腿屈膝上提，小腿由屈到伸，力達腳掌

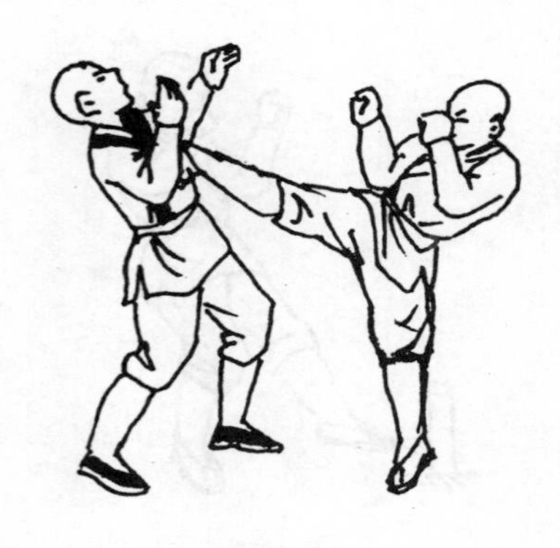

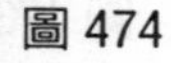
圖 474

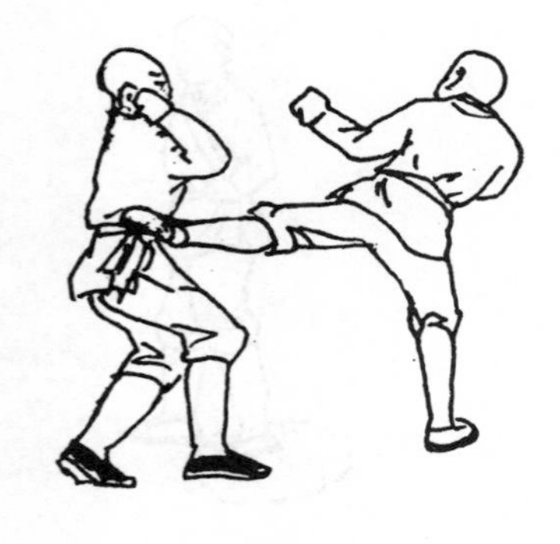
圖 475

（圖 474）。

2.踢　法

一腿支撐，另一腿腳尖繃直，弧線向前踢出，力達腳背（圖 475）。

3. 踹　法

一腿支撐，另一腿由屈到伸，猛力向前踹出，同時，順肩展胯，力達腳外側（圖 476）。

4. 擺　法

一腿支撐、另一腿由屈到伸，弧線形橫向擺擊，同時，順肩展胯，力達腳跟（圖 477）。

（二）實戰操手

腿是搏擊的主要武器，列為我國傳統武術八大技法之首，它具有攻擊路線長、活動範圍大、進攻迅猛、隱蔽性好、殺傷力強的特點，在實戰中稱之為：「長手」，因此，拳譜有云「手長腳長，打人不慌」。

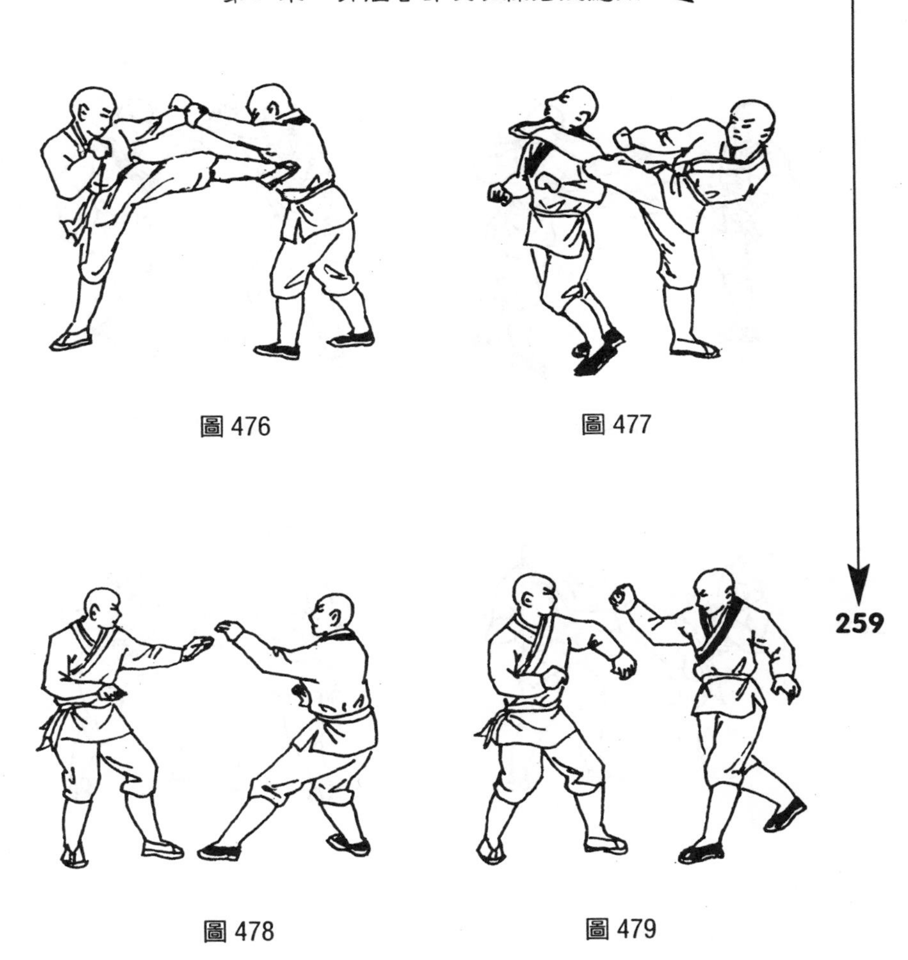

圖 476

圖 477

圖 478

圖 479

1. 彈　腿

敵我雙方對視（圖 478）。敵以右手劈拳向我頭部砸來，我左腳迅速向前上步，以左小臂向上架開敵拳（圖 479）。同時，起右腳由屈到伸向前彈踢敵小腹（圖 480）。

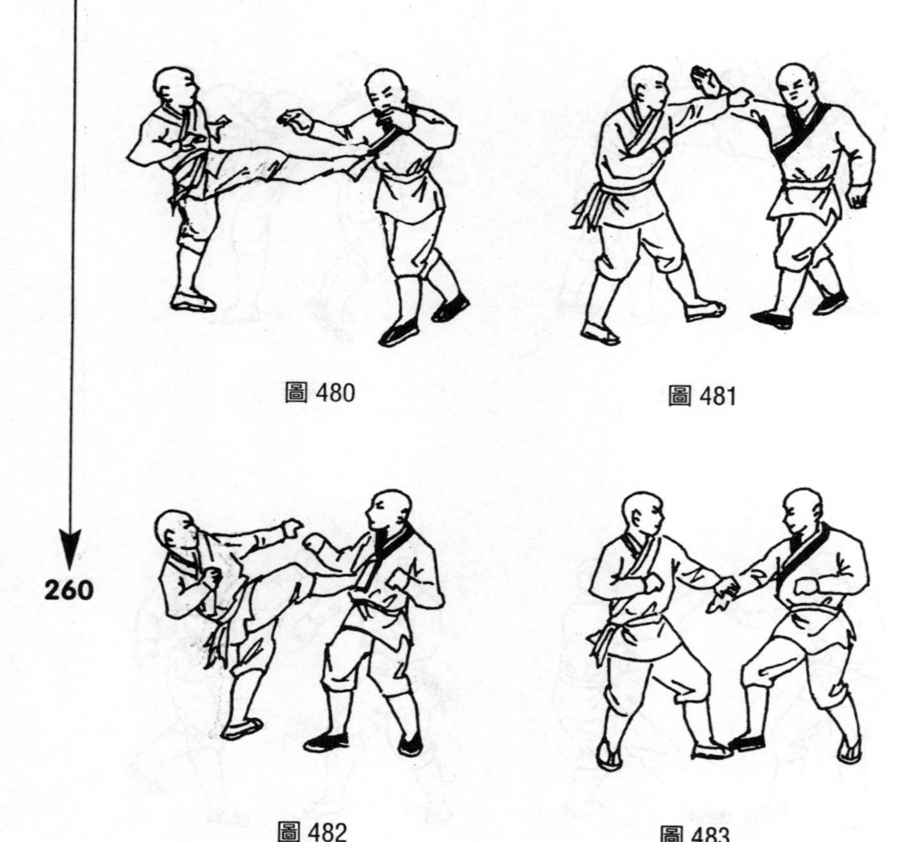

圖 480　圖 481

圖 482　圖 483

2. 蹬　腿

敵我雙方對視（圖 478）。敵以右掌向我頸部砍來，我左腳迅速向前上步，同時，以左小臂向外橫撥敵手（圖 481）。隨即右腿屈膝上提，由屈到伸向前用力蹬擊敵胸部（圖 482）。

3. 踏　腿

敵我雙方對視（圖 478）。敵右腳向前上步，同時，以

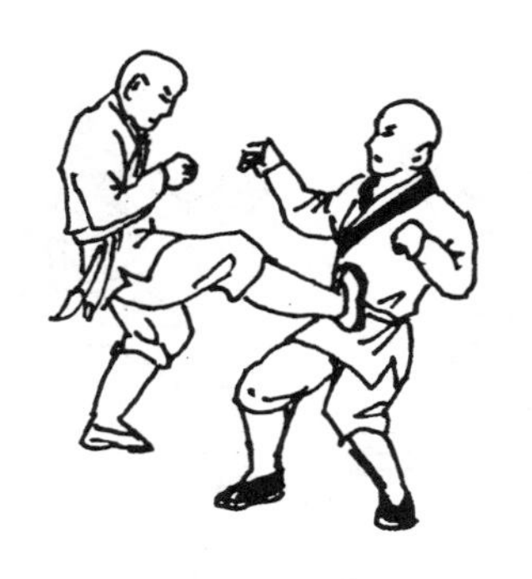
圖 484

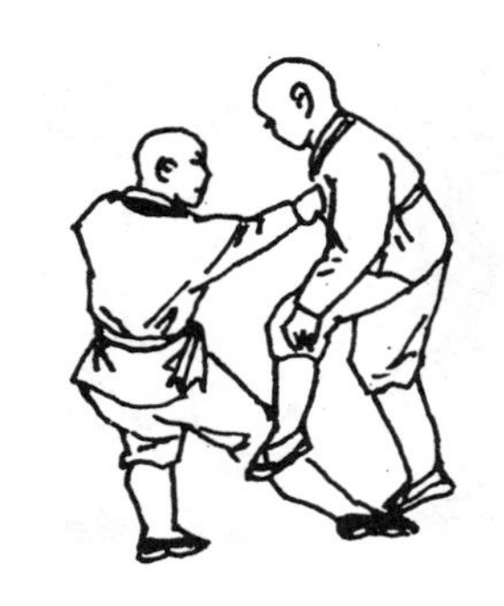
圖 485

右拳向我腹部打來，我左腳迅速向前上步，落於敵右腳內側，並以左手向下按壓敵手臂，同時向外撥開敵拳（圖 483）。隨即右腿屈膝上提，由屈到伸，左腳跟抬起，藉身體重心前移之力向前向下蹬踏敵腹部（圖 484）。

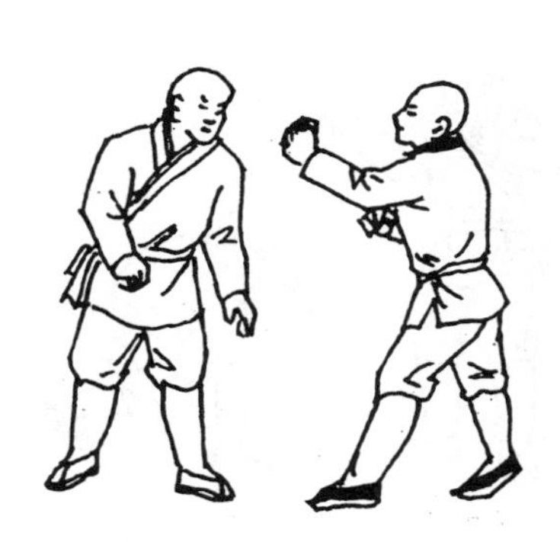
圖 486

4. 踩　腿

敵我雙方對視（圖 478）。敵左腳向前上升，以左手向我面部抓來，我左手迅速從下向上架開敵手，隨即左腳向左跨出一步，同時，以右腳猛踩敵膕窩處（圖 485）。

5. 截　腿

敵我雙方對視（圖 478）。敵以左手向我頭部打來，並欲抬踢左腿，但在其尚未發力之際（圖 486），我迅速以右

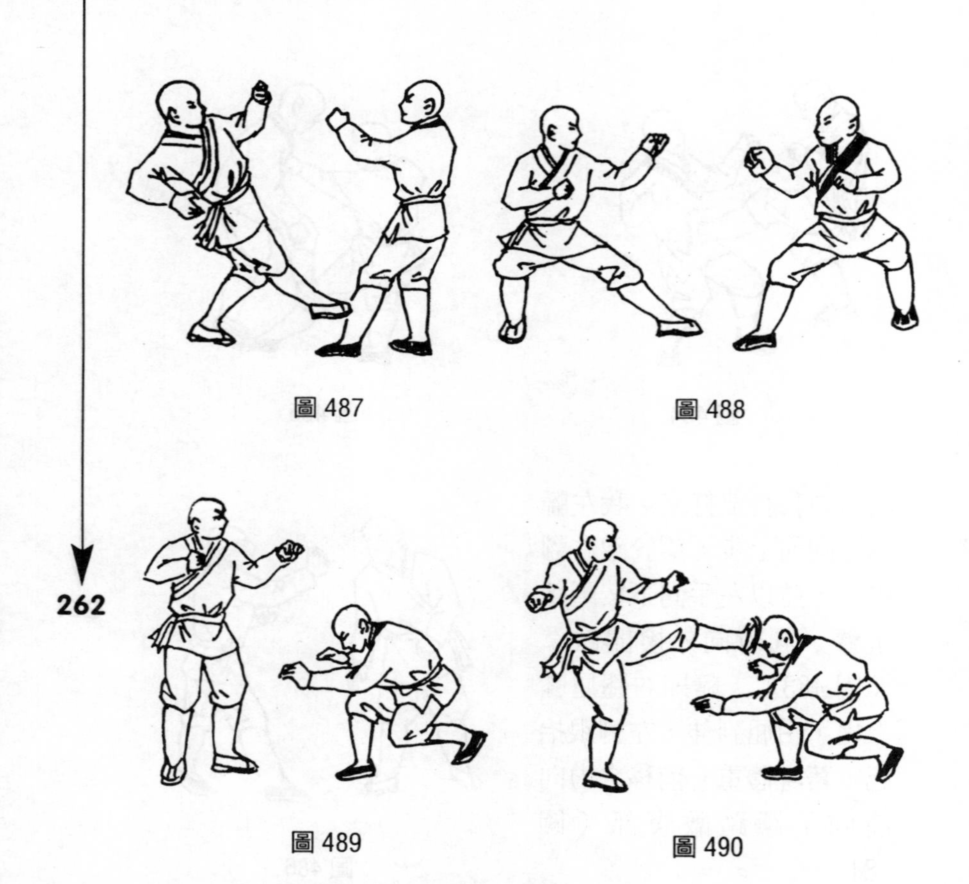

圖 487　　圖 488

圖 489　　圖 490

腳內側向前猛踢，截敵左脛骨（圖 487）。

6. 砸　腿

敵我雙方對視（圖 488）。敵右腳突然向前上步，後腳緊隨，同時，以左手向我襠部抓來（圖 489）。我則迅速屈左膝上提，以腳跟向前下猛砸敵頭頂（圖 490）。

7. 低踹腿

敵我雙方對視（圖 491）。敵左腳向前上步，同時，以

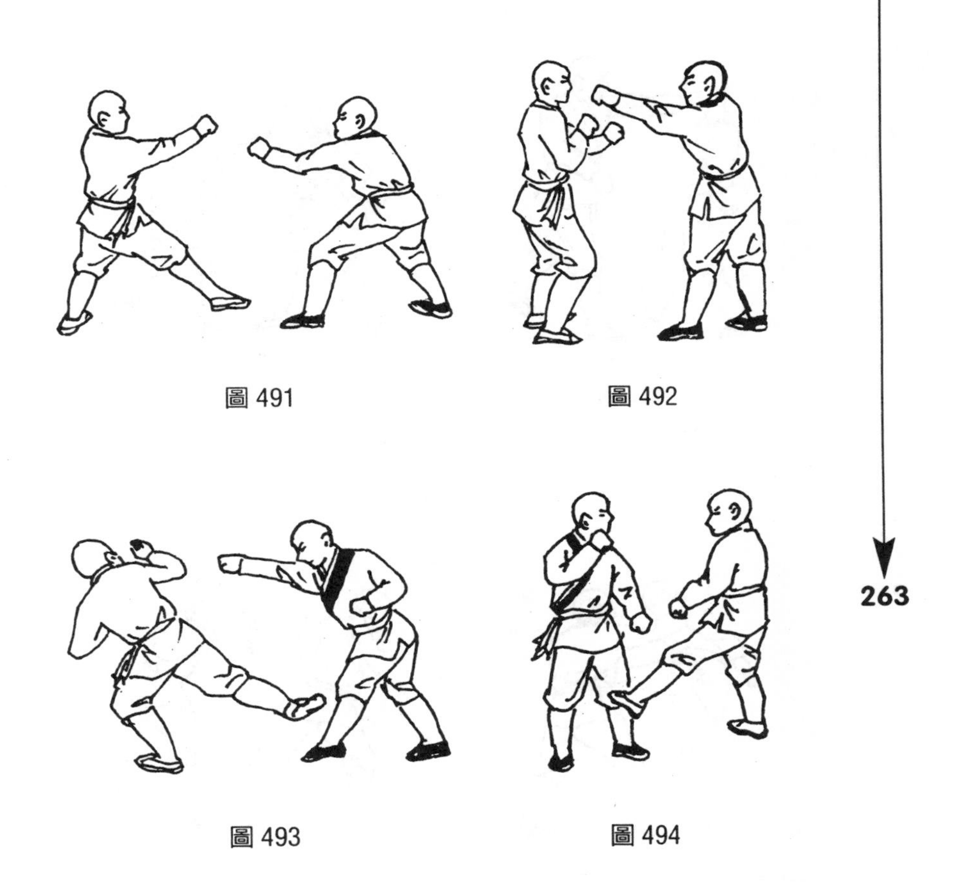

圖 491　圖 492

圖 493　圖 494

左手沖拳向我頭部打來（圖 492）。我將上體後傾避開敵拳，同時，我左腳向前上步，以右腳向右側猛踹敵膝關節（圖 493）。

8. 丁　腿

敵我雙方對視（圖 488）。我突然以左腳尖向前猛踢敵膝關節（圖 494）。隨即左腳向左前方落步，以右手抓擊敵面部（圖 495）。

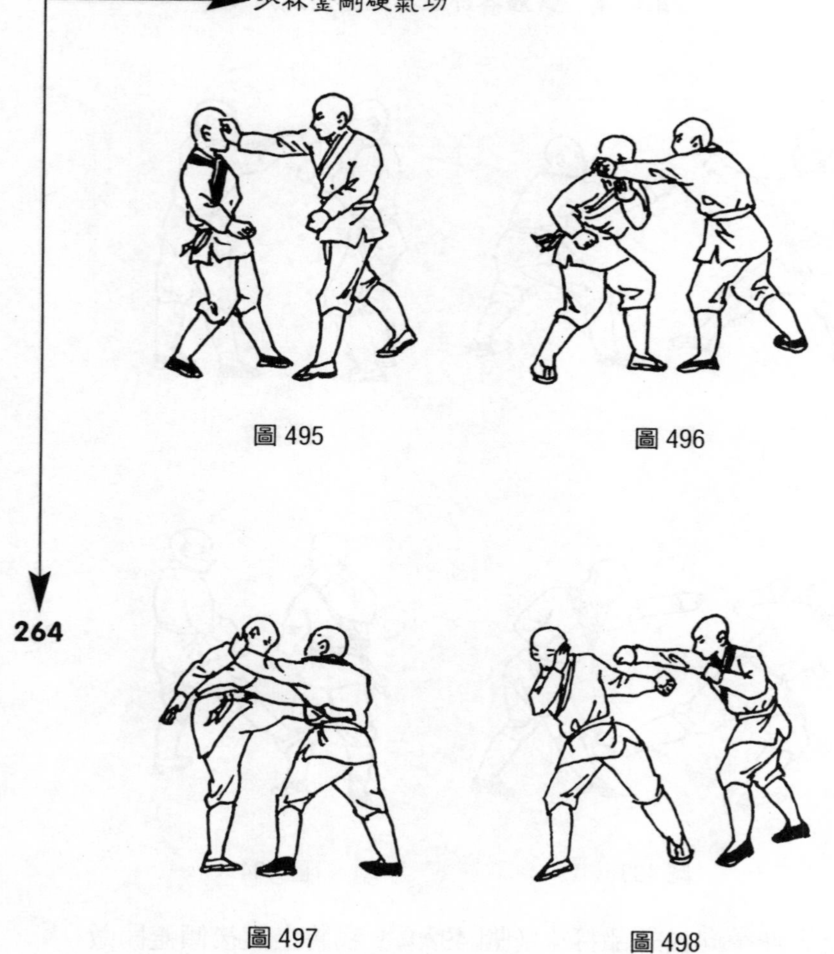

圖 495　圖 496

圖 497　圖 498

9.勾　踢

敵我雙方對視（圖 488）。敵左腳向前上步，以左手從上向下、向我頭部劈來，我左腳迅速向左前方跨出一步（圖 496）。隨即起右腳由屈到伸，以腳尖向敵肋部勾踢（圖 497）。

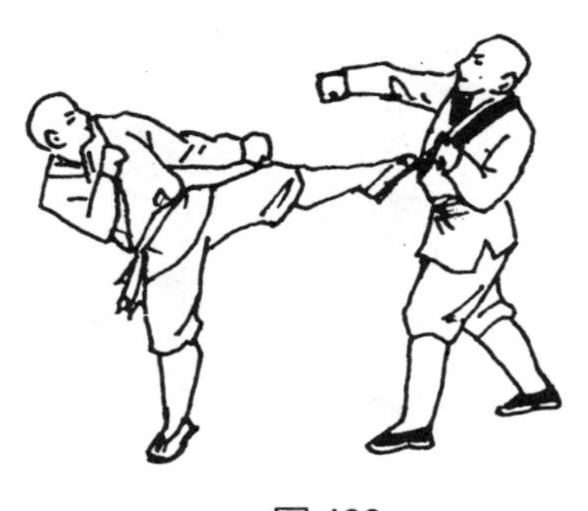
圖 499

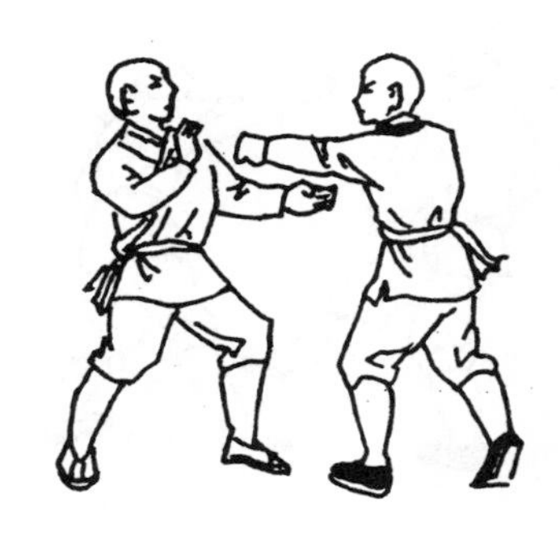
圖 500

10. 點　腿

敵我雙方對視（圖 488）。敵左腳向前上步，同時，以右沖拳向我頭部打來，我上體迅速後仰以避開敵拳（圖 498）。同時，迅速起左腳向前穿，點踢敵胸部（圖 499）。

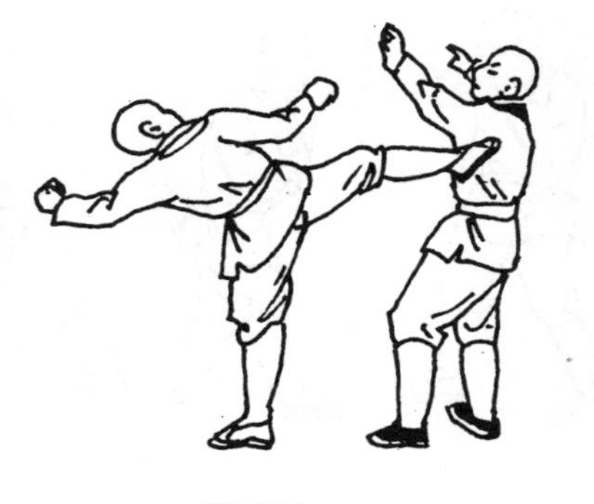
圖 501

11. 側　踢

敵我雙方對視（圖 488）。敵左腳向前上步，以左手沖拳向我頭部打來，我左手迅速由內向外推開敵拳（圖 500）。隨即以右腿從外側猛踢敵後背（圖 501）。

12 .掛　腿

敵我雙方對視（圖 488）。敵左腳向前墊步，同時，以

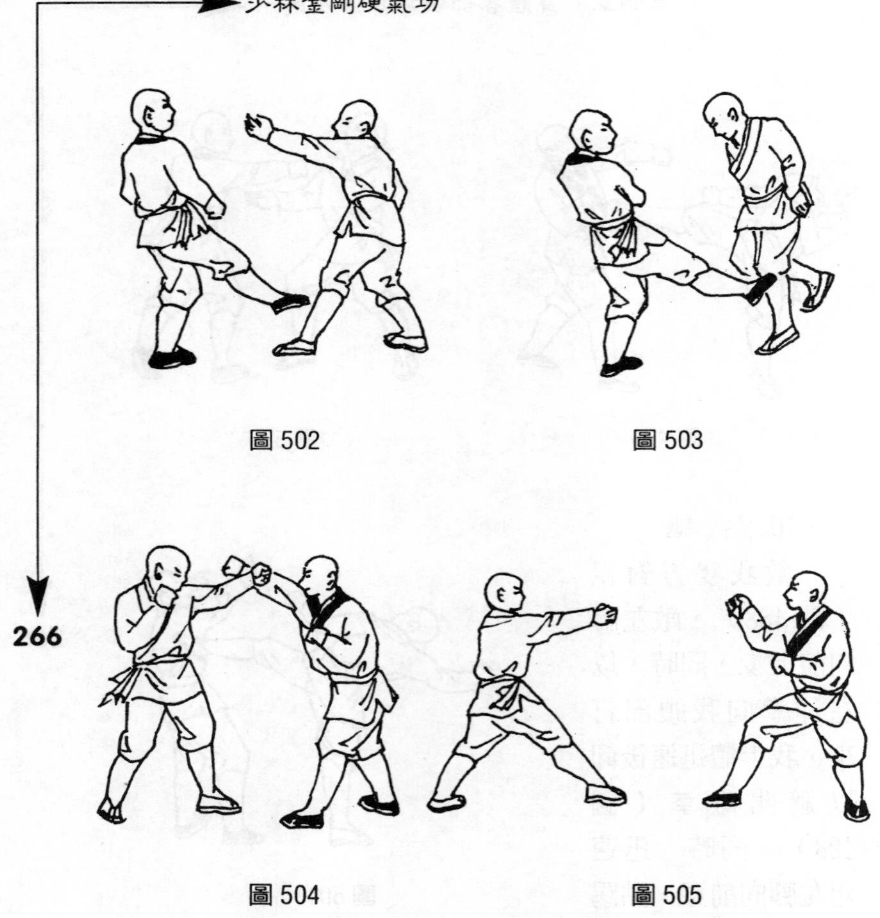

圖 502　圖 503

圖 504　圖 505

右腳向我左小腿踢來（圖 502）。我右腳迅速向前上步，同時屈左腿以左小腿或腳跟向上向外掛開敵腿（圖 503）。

13. 擺　腿

敵我雙方對視（圖 488）。敵以右沖拳向我頭部打來，我迅速以左手從內向外格開敵拳（圖 504）。隨即右腳向右前方上步，左腳緊隨，同時，左腳提起以右腳外側從內向外

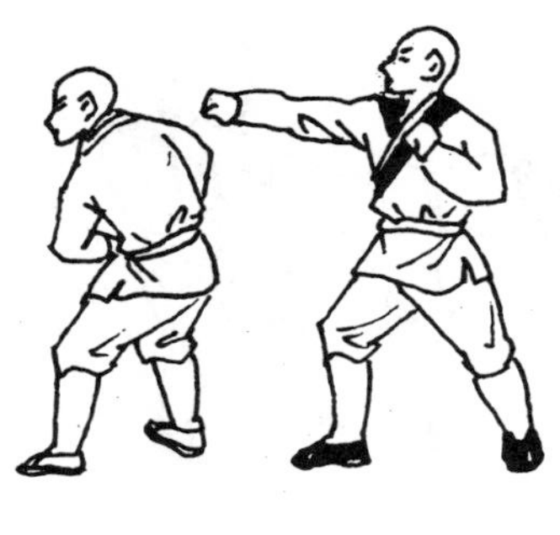

圖 506

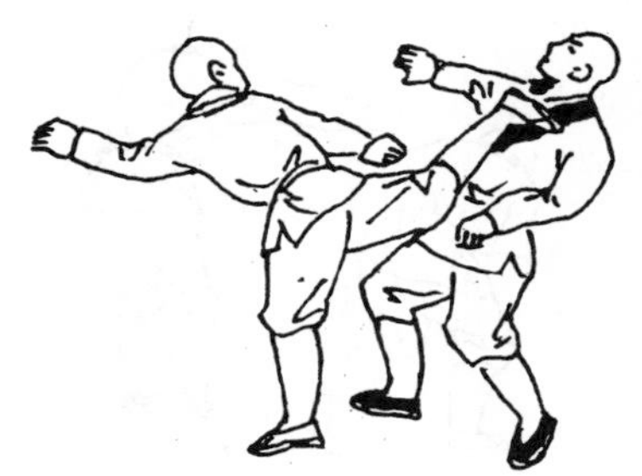

圖 507

擺擊敵肋部。

14. 撩　腿

敵我雙方對視（圖505）。敵右腳向前上步，同時，以右拳向我頭部打來。我迅速以左腳跟右腳尖為軸向左轉體 180°，讓過敵拳（圖506）。隨即再以右腳尖向後向上撩踢敵下頷（圖507）。

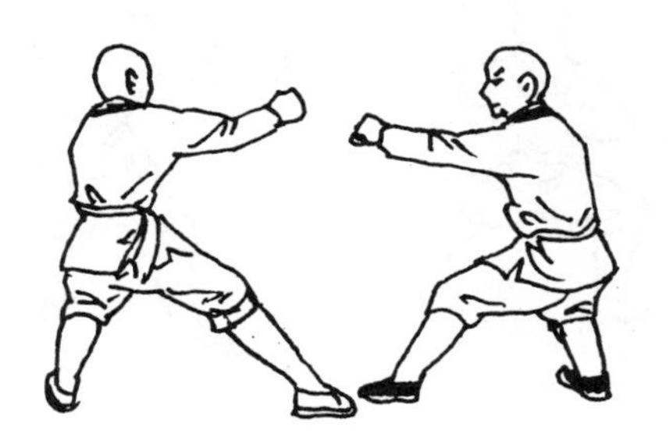

圖 508

15. 後蹬腿

敵我雙方對視（圖508）。敵以右腳向右前方上步，同時，以左沖拳向我頭部打來，我迅速以右腳尖左腳跟為軸向左轉體 180°，避開敵人的攻擊（圖509）。隨即起右腿向後猛蹬敵胸部（圖510）。

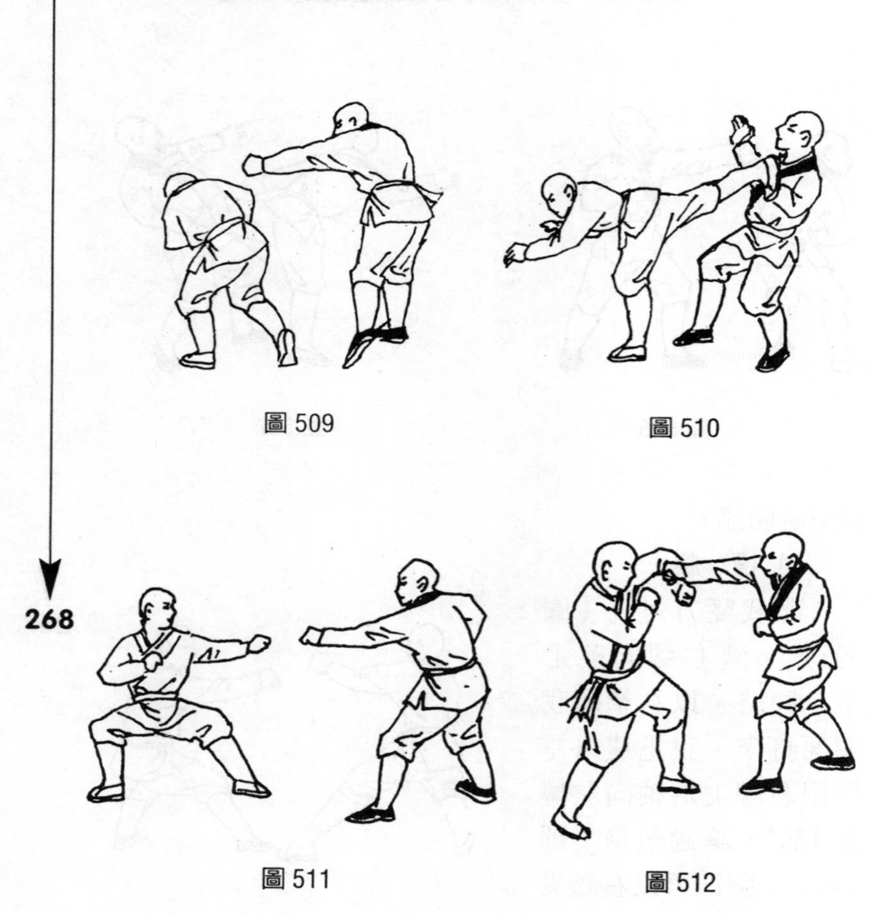

圖 509　圖 510

圖 511　圖 512

16. 側踹腿

敵我雙方對視（圖 511）。敵左腳向前上步，以右沖拳向我頭部打來，我迅速以左小臂向上向外架開敵拳（圖512）。隨即右轉身起左腳向敵下頷踹去（圖 513）。

17. 蹶子腳

敵我雙方對視（圖 514）。敵右腳向右前方邁出一步，

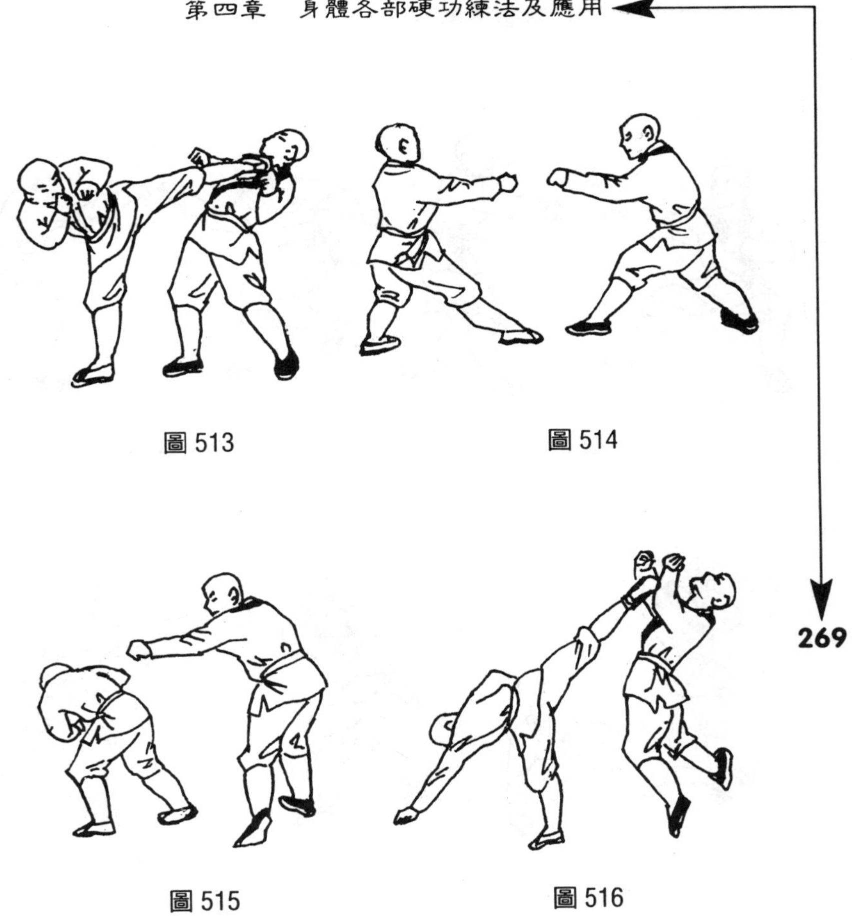

圖 513　圖 514

圖 515　圖 516

同時，以左沖拳向我頭部打來，我迅速以右腳尖左腳跟為軸向左後方旋轉 180°，避開敵人的攻擊（圖 515）。隨即左手扶地以右腳向敵頭部踹去（圖 516）。

18. 前掃腿

敵我雙方對視（圖 517）。我左腳向前上步，同時，以左沖拳向敵頭部虛晃一招（圖 518）。隨即左腿屈膝，上體

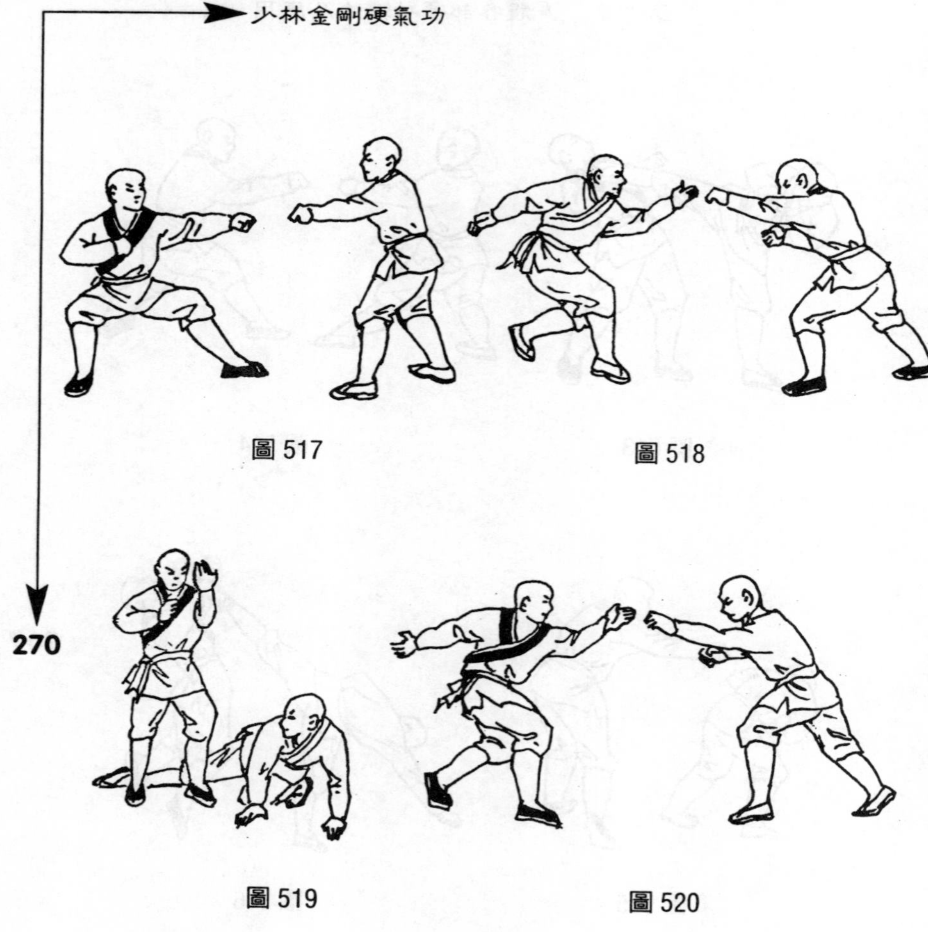

圖 517　圖 518

圖 519　圖 520

前俯，雙手向前扶地以右腳由後向前橫掃敵雙腿（圖519）。

19. 後掃腿

敵我雙方對視（圖 514）。我左腳向前一步，同時，以左沖拳向敵人頭部虛晃一招（圖 520）。隨即左腿屈膝雙手向後扶地，以右腿從前向後橫掃敵雙腿（圖 521）。

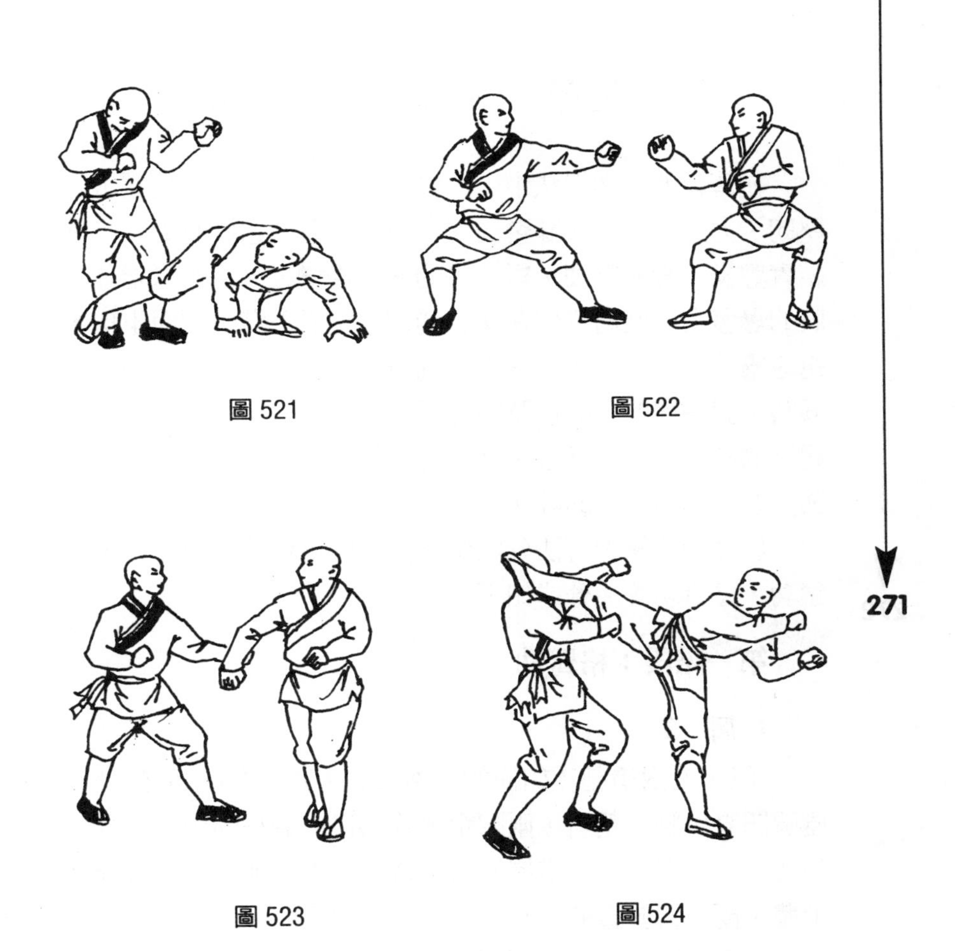

圖 521　　圖 522

圖 523　　圖 524

20. 倒勾腿

敵我雙方對視（圖 522）。敵左腳向前上步，同時，以左沖拳向我肋部打來，我左腳迅速向左跨出一步，同時，以右手向下向外格開敵拳（圖 523）。隨即速抬右腿向右橫擺，勾踢敵頸部（圖 524）。

第九節　肩臂功的練法

在傳統的少林拳法中，肩臂功主要表現在手臂的靈敏、堅韌、力強等方面。練習肩臂功可使肩臂部粗壯有力，肌肉結實豐滿，骨骼堅硬，對外界的適應性增強。還可以增強上肢的爆發力，使肩臂部在運動過程中堅而不滯，硬而不僵，迅速靈巧，運用自如，逐步達到技擊實戰中所需要的功效。同時，對身體的各部位及內臟器官，都有一定的鍛鍊作用。肩臂的技擊應用是隨拳、掌、肘等攻防運用而變化的。故本節主要說明肩臂功的練法。

肩臂功的練習方法分四個階段，即格臂功、運石動、石鎖功、鐵臂功等。分述如下。

第一階段：格臂功

1. 肩　靠

（1）面對樁靶（如樹幹、沙袋），距離 20～30 公分，兩腿開立，腳尖朝前，兩腳距離約為自己腳長的兩倍，兩腿略屈，右手握拳，左掌握於右拳背上，手心朝內，兩臂緊貼上體，兩手置於腹前。眼看樁靶（圖 525）。

（2）動作不停。身體略向左轉，右腳跟抬起外旋 90°，腰跨隨勢左擰，成右跟步。同時以右肩部向左前方撞擊木樁（並配合短促的呼氣）。眼隨動作看樁靶（圖 526）。

（3）動作不停。身體略向右轉，右腳跟內旋 90°著地，腰胯隨勢向右擰，左腳跟隨勢抬起外旋 90°，成左跟

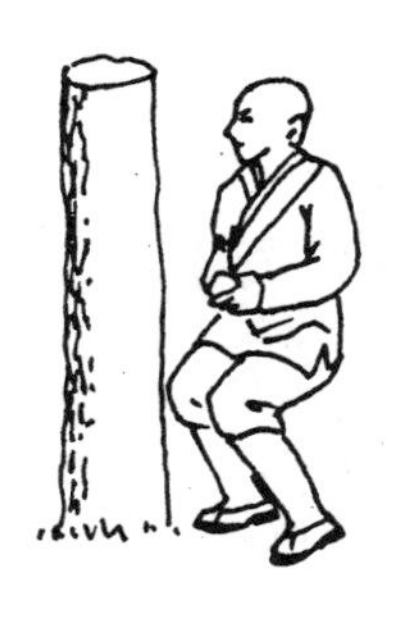
圖 525

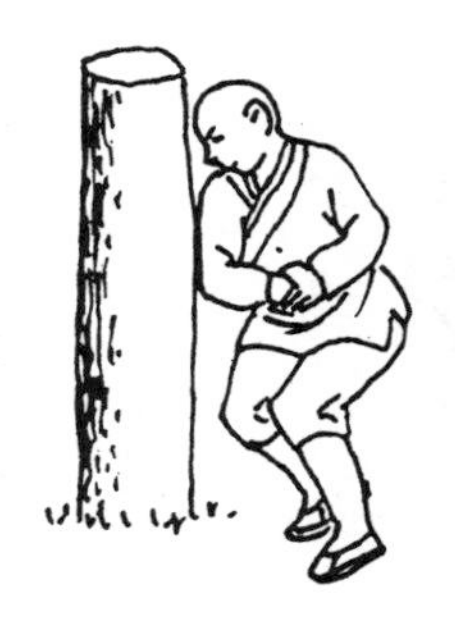
圖 526

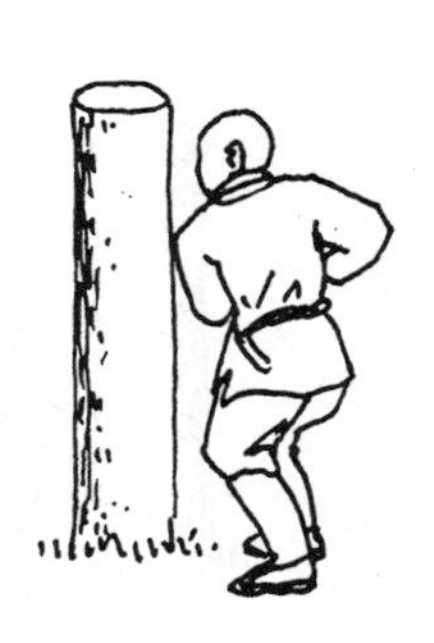
圖 527

步。同時以左肩部向右前方撞擊木樁（配合短促呼氣）。眼隨動作看樁靶（圖 527）。

練此功應注意以下幾點：

（1）左右肩部頂撞木樁時，以腰胯為軸，兩腿擰轉要協調、靈活，以前腳掌碾地。

（2）動勢成跟步（麒麟步）時，襠部要合；肩部不可上聳，撞擊要準確（以三角肌為著力點）。

（3）兩手在腹前的位置，可根據頂撞時轉身的幅度，適當進行左右調整。呼吸要自然、順暢，功法練習中以「蓄吸發呼」為原則。

（4）初練時，兩腿可不移動，主要靠上體腰部轉動練習；同時，不宜硬頂、硬靠，最好先利用活動型沙袋，或在木樁上纏上較軟的布袋（內裝沙、鋸末、棉等物）進行適應性練習，以免肩部肌肉、筋骨受損。

2. 臂　靠

（1）面對樁靶（或樹木、石柱、沙袋）兩腿開立，腳

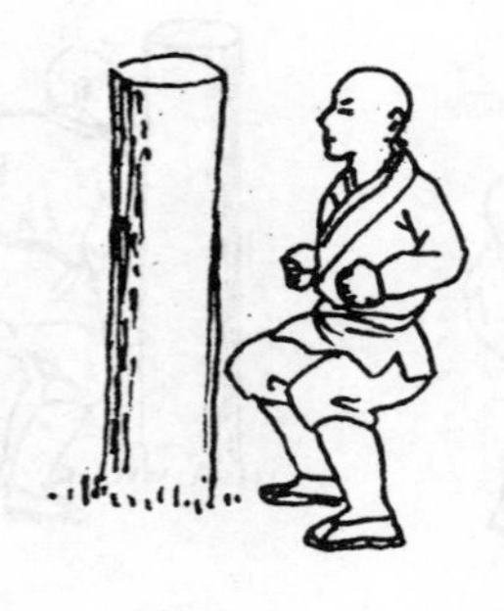

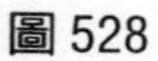
圖 528

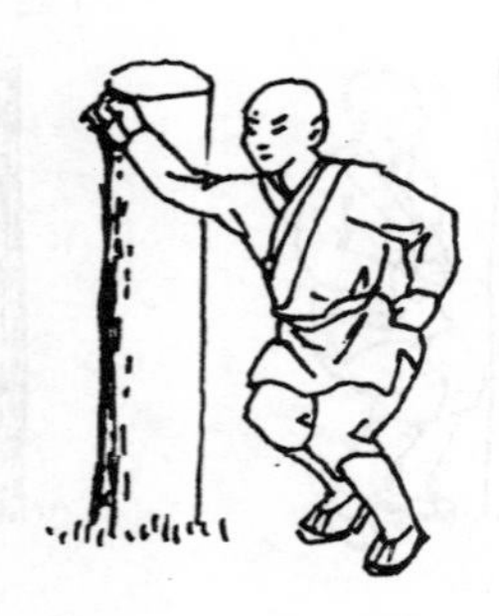

圖 529

尖朝前，兩腳距離約為自己腳長的3倍，兩膝半蹲成馬步。兩手握拳，分別屈肘握於腰間，拳心朝上。眼看前方（圖528）。

（2）動作不停。身體向左轉，右腳跟抬起外旋 90°，隨腰胯擰轉成右跟步。右拳向體左前上方屈臂伸出，高與頭平，拳心朝斜上方。同時以大臂外側向右前方成斜向橫靠木樁（內含撞、托之勁）。左拳不動，眼看右拳（圖 529）。

（3）動作不停。右拳收至腹間，左拳隨身體右轉由腰間經體前向右前上方屈臂伸出，高與頭平，拳心朝斜上方。同時右腳跟內旋 90°著地，左腳跟抬起外旋 90°，隨腰胯擰轉成左跟步。隨勢以左大臂外側左前方成斜向橫靠木樁（內含撞、托之勁）。眼看左拳（圖 530）。

練此功應注意以下幾點：

（1）兩臂斜向橫靠木樁（類似於武術動作中的靠山掌）時，兩手可採用掌法進行。步法上也可做進、退活步練習。即靠右臂斜上右步，靠左臂斜上左步的前後步法互換練

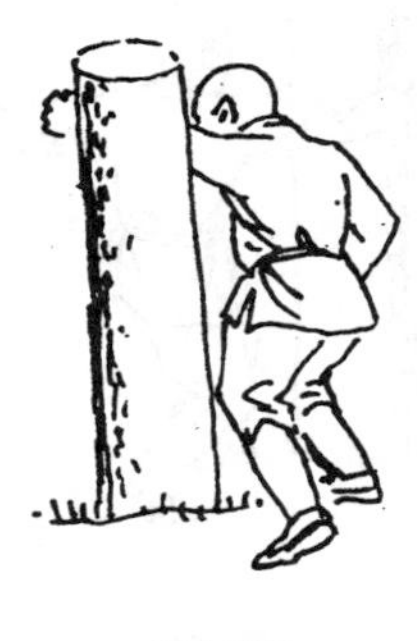

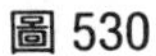
圖 530

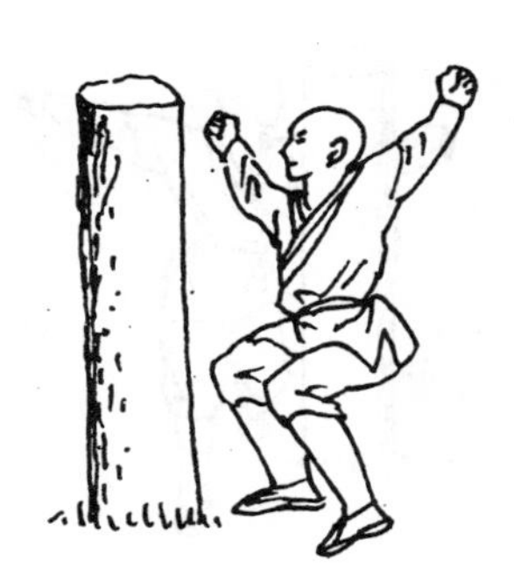

圖 531

習。

（2）兩腳與木樁間的距離要根據自己的身高和臂的長度適當掌握，一般距離較遠難度較大，但身法姿勢一定要保持靈活、端正。

（3）初學此功時，兩拳沿體前成弧形斜上撩靠，擺動幅度不宜過大，肘部約屈 120°即可。可採用近距離大臂緊貼上體的辦法靠出，以借用身體的轉動，同時保護臂部的安全。

（4）撞靠的同時，臂部要緊張，動作力求自然、順達。呼吸仍以「蓄吸發呼」為原則。

3. 橫撞臂

（1）面對樁靶（樹幹、石柱、沙袋）距離 20～30 公分，兩腿開立，腳尖朝前，兩腳距離約為自己腳長的 3 倍，兩腿半蹲成馬步。兩臂在兩側平行展開，兩手成立拳，拳眼朝上，拳心朝前，高於肩平。兩肘略沉，眼看樁靶（圖 531）。

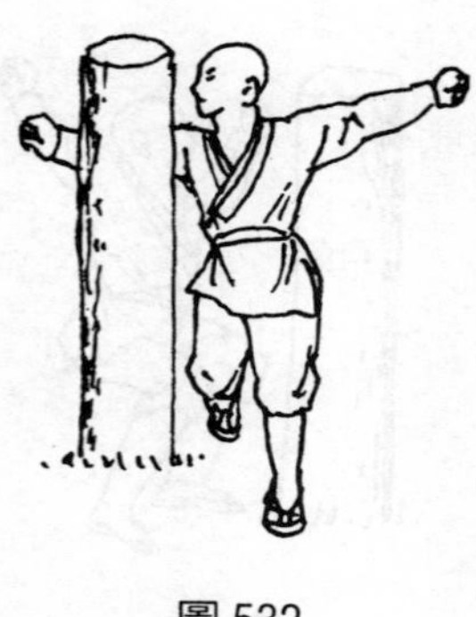

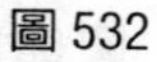

圖 532

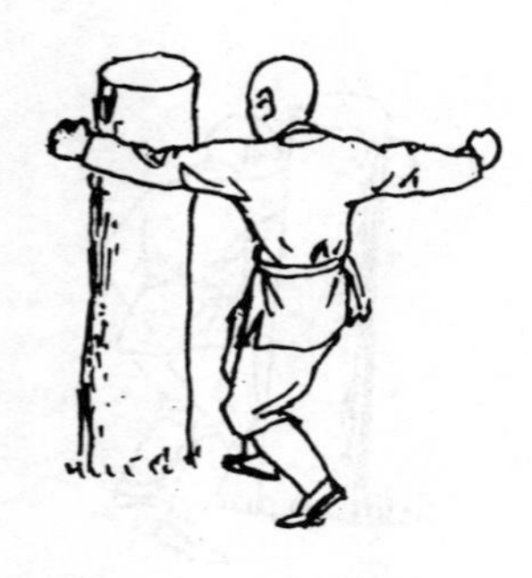

圖 533

（2）動作不停。身體略向左轉，右腳跟抬起外旋90°，腰胯隨之左擰轉成右跟步。同時以右大臂內側，由右向左側橫擊木樁。跟看樁靶（圖 532）。

（3）動作不停。身體向右轉，左腳隨著右擰轉成左跟步。同時以左大臂內側，由左向右側橫向撞擊木樁。眼看樁靶（圖 533）。

練此功應注意以下幾點：

（1）橫擊木樁時，兩臂始終平行移動狀態。拳握緊，使臂部肌肉產生瞬間的緊張，肘部隨勢略向內屈。

（2）腰身轉動要靈活、有力。

（3）初學此功時，用力要輕，逐步適應。呼吸方法同上。

第二階段：運石功

1. 撐　推

（1）兩腿開立，腳尖朝前，兩腳距離約為自己腳長的

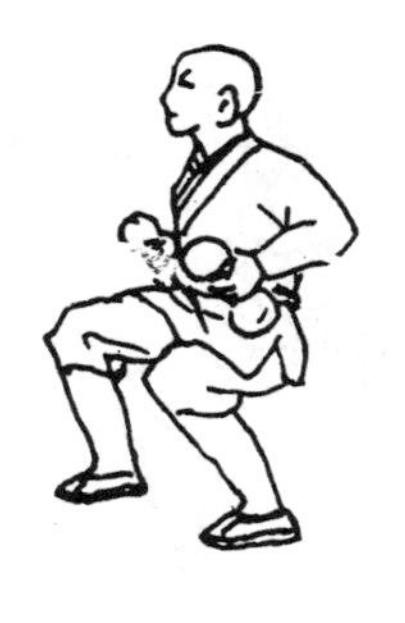

圖 534

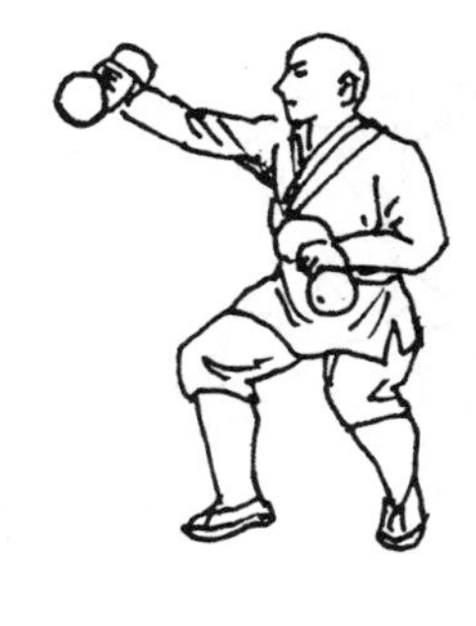

圖 535

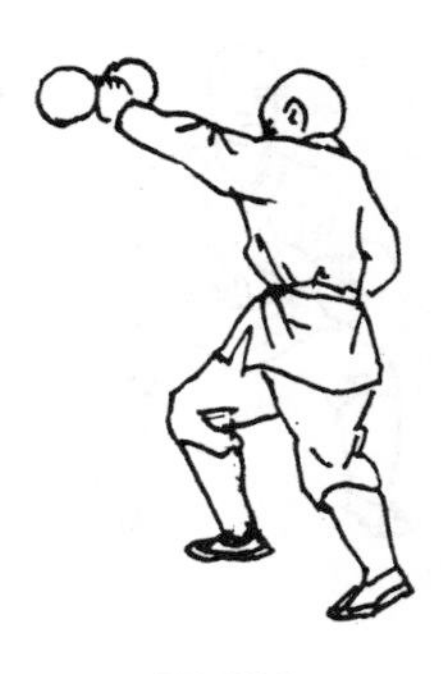

圖 536

3 倍，兩腿屈膝半蹲成馬步。身體端正，含胸收腹，兩手持啞鈴（或石鎖、磚石等），手心朝上，分別屈肘收置於腰間。眼看前方（圖 534）。

（2）動作不停。左手持啞鈴不動，右手持啞鈴由腰間向體正前方用力內旋臂推出，手心朝下，高與肩平，肘部挺直，肩部順勢前探、鬆沉（類似平沖拳）。眼看右手（圖 535）。

（3）動作不停，右手持啞鈴屈肘外旋收至腰間，手心朝上，同時左手持啞鈴迅速用力向體正前方內旋臂用力推出，手心朝下，高與肩平，肩部前伸，肘部挺直。眼看左手（圖 536）。

練此功應注意以下幾點：

① 兩手持啞鈴交替前推時，用力要適當，速度不宜快，要有節奏地進行。

② 兩手交替前後擰旋，前推時，兩手間的距離掌握要適宜。避免啞鈴相互撞擊，使手部發生擦擠創傷。

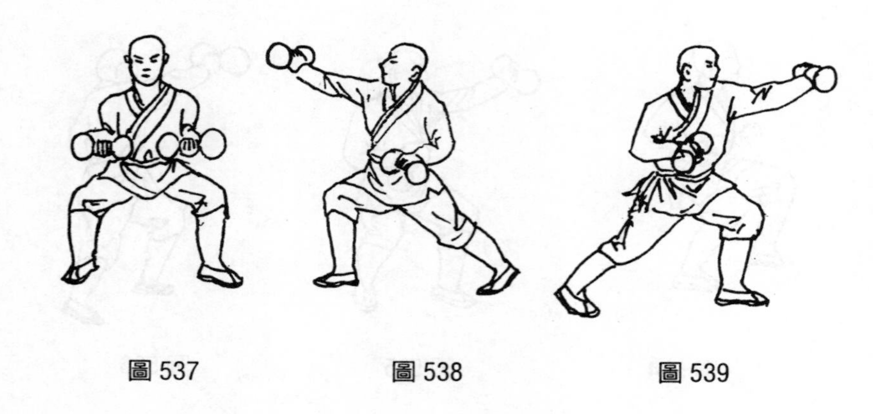

圖 537　　圖 538　　圖 539

③ 呼吸力求自然，不能憋氣練習。

④ 身體在訓練過程中，儘量保持平穩、端正。初練此功時，往往會感覺兩臂酸、脹，因此要注意練習時的適當間歇，最好進行分組練習（初學時每組 10 次即可，可做 3～5 組）。

⑤在原地練習的基礎上，還可進行「半蹲行走」練習，以加強功法的強度。

2. 轉　推

（1）成馬步站立，頭部和上體保持端正，含胸收腹，收臀平肩。兩手持啞鈴（或石鎖、磚石、鐵球等）屈肘收至腰間，手心朝上。眼看前方（圖 537）。

（2）動作不停。右手持啞鈴由腰間向左，成弧形經腹前向上至面前時，手臂開始內旋向右側擰轉用力推出，置於體右側上方，高與頭平，手心朝下。隨勢左腿蹬直，右腿彎曲半蹲成右弓步，身體重心落於兩腿之間，上體微向右轉。眼看右手（圖 538）。

（3）動作不停。左手持啞鈴由腰間向右，經腹前向上，至面前時，手臂開始內旋向左側擰轉用力推出，置於體左側上方，高與頭平，手心朝下。同時右臂向下略外旋屈肘收至腹間，手心朝上。隨勢右腿挺直，左腿彎曲成左弓步，身體重心落於兩腿之間，上體微左轉。眼看左手（圖539）。

練此功應注意以下幾點：

①左右兩手持啞鈴成弧形向體側分別擰旋推出時，動作要連貫、自然。雙手循環交替，周而復始地連續進行。

②在推向體側的最後階段，要用力推出，肘部同時伸直。

③腰身、眼睛隨兩手的運行而轉動，身體重心隨弓步及手法的轉換要協調一致，做到不僵不滯，運行自如。同時腳趾要抓地，保持重心的穩固。

④呼吸要自然、順暢，不可憋氣，避免使用拙力。

⑤初學時，可做單臂一側的適應性練習，手持啞鈴要握緊，避免脫落，腕部轉動要靈活有力。

3. 旋　臂

蹲成馬步姿勢站好（也可兩腿開立，距離與肩同寬，兩膝微蹲）。兩臂用力前伸，兩手分別持啞鈴，距離與肩同寬，手心相對，高與肩平，小臂部各套一根帶子，下部分別繫一啞鈴，呈「垂吊式」。眼看前方，作靜力性練習（圖540）。

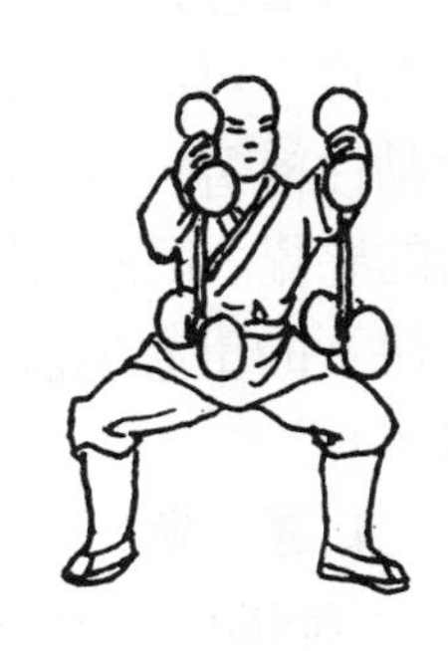

圖540

練此功應注意以下幾點：

①馬步前伸，持吊啞鈴的負重練習難度較大，一方面臂部要保持適度的緊張狀態，另一方面身體仍要保持端正，手臂平穩。

②這種靜力練習，由於負重大，呼吸要保持自然，不要憋氣，中間可做多次的間歇練習。

③選擇的器具包括：啞鈴、石鎖、磚石、鐵球、水桶、小型沙袋（練習中可根據具體情況進行水、沙的增減）等。同時也可根據條件，在兩小臂及腕部套上較重（光滑）些的鐵環，並採取在小臂腕部做有意識的轉動，以鍛鍊臂部在圓弧形轉動中的勁力及肌肉感覺。

④練習中根據選擇可採取馬步或站立式「側平伸臂」的手提重物練習，兩臂保持靜止不動。也可進行兩臂平行展開（擴胸式、上下升降式，左右擰轉式）等直臂沿體前成弧形擺動的多種練習。但無論哪一種方法，都要根據自己的體質和臂部的實際承受能力，以完全的角度出發進行訓練。

⑤在選擇器具時，垂帶或繩以及重物等一定要結實耐用、乾淨，大小、輕重要適宜。

⑥這種臂部的練習，可在平地或多種形式的木樁上反覆的進行，可按一定的武術步法進行直線、環形等多種形式的活動性練習。從中培養和訓練手臂部的抓、橫、托等較強勁力的感覺，同時對腰、胸、腹、背、胯、腿、膝、足在負重條件下的重心協調，以及力量和靈活性也有間接的鍛鍊作用。

4. 運　臂

兩腿開立，腳尖朝前，兩腳距離為自己腳長的3倍，兩腿略屈，面對牆壁約一臂距離，兩臂平行前伸，兩手成八字掌分別推按一鐵球於牆壁上，兩肩肘略沉，掌指朝上。練習時，按照順時針或逆時針的方向，掌心憑感覺有意識的將鐵球在牆臂上用力滾動。眼看兩手間（圖541）。

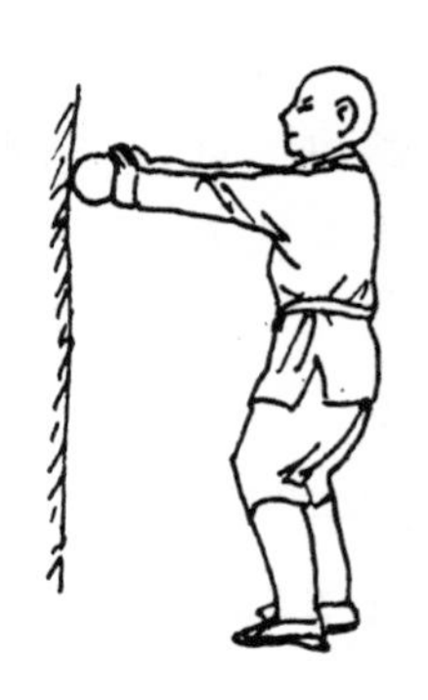

圖541

練此功應注意以下幾點：

①兩掌旋按鐵球時，力起於足，以腰帶臂、肘、肩部沉屈，要挺中帶活，鐵球在掌心滾動時，力要均勻，重心要穩，時刻注意掌心部的感覺。

②練習中也可配合做上、下方向的推按，成單手旋按鐵球鍛鍊。

③鐵球的重量、大小要根據自己的實際力量來決定，最好掌握在能夠充分按住，並能按自己的意願進行自如滾動為宜。

④這種練習由鐵球在垂直平整的牆壁上有意識的滾動練習，不僅能夠鍛鍊掌、腕、肘、臂、肩部的勁力，同時，從中也能有效地鍛鍊武術動作中所需要的沉、托、分、閉、按、推以及螺旋等多種勁力的運用。

第三階段：石鎖功

石鎖與一般銅鎖無異，有簧有殼，但無投匙之孔竅，小者10公斤，大者60公斤左右，以麻石或青石鑿成。初練提托：先以一手握其簧，提至胸際，折腕向上舉，頻作升降，以練臂力。然後握鎖由下向前平提，或向側旁平提，提至與肩平，練臂之懸勁。基礎既立，就可練翻按盤腰等法。

翻接即提鎖翻起、猛力上掖而脫手，使石鎖在空中翻一轉身，或兩三個轉身而接之，其轉身之多少，需視臂力大小。初入手不要貪多，功夫到家，自會熟能生巧。

接法是：待鎖轉至面前即舉手搶住鎖簧，乘勢連續翻接之。前面翻接熟練之後，則練旁側翻接，進而再練頂鎖。頂鎖者即提鎖向上拋起，待其落下時，以拳迎其居中之處，停於拳面片刻，再撒手使鎖下墜，依上法搶接其簧，再拋再接。初以拳頂，繼而手背頂、小臂頂、肘節頂、手指頂，其法完全相同。此術既精，再練背花。背花有左右之別。右背花以右手提鎖；從右腰後向左肩處上拋，略扭身向左，而從左肩前面接鎖；左背花則反之。練背花不可使勁過猛，對腰肋部位尤須注意。如偶有疏忽，或使力太過，會使石鎖觸碰自身，而導致重傷，故必須手到眼到，精神集中。

背花之後，練習盤腰，亦分左右。右盤腰用右手提鎖，從右腰處，由後轉向左肋下摔去，隨即向左旋身而接鎖。左盤腰同右盤腰。其餘還有背花後頂接及盤腰後頂接等法，係合二為一之法，學者可參酌行之。

以上練法可由輕到重如法習之。

第四階段：鐵臂功

初練時，在屋中柱子上輕輕以臂擊之，每日數次，需使臂部上下左右都擊到。往後用力漸猛，臂亦逐漸磨練堅硬，改到屋外樹前練習。樹幹粗糙以臂與之磨擊，練時皮膚如有腫痛，可仍按日習練。一年之後，更捨樹幹而就石練之。先擊光滑之石，久而改換有棱角之石，按法周轉擊之，至能振臂一揮而石碎為度。至此臂似鐵石之堅，用以擊人，鮮有不

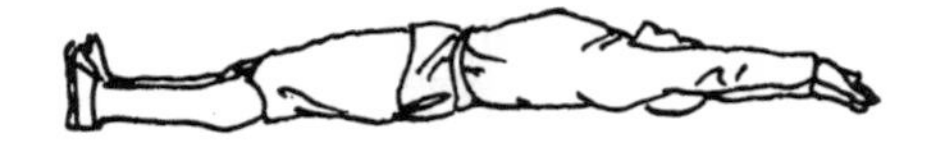

圖 542

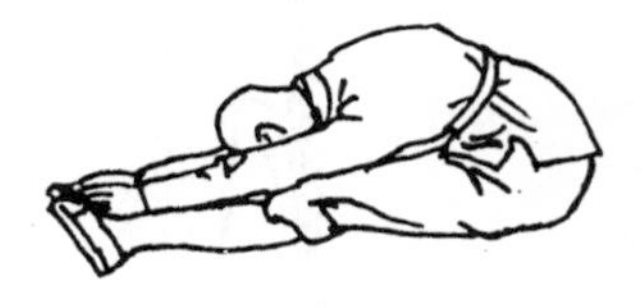

圖 543

折筋斷骨者。

附：洗手藥方

紅花 40 克、枳殼 7.5 克，牛膝 10 克，五加皮 7.5 克，杜仲 7.5 克，青皮 5 克。

以上 6 味藥煎湯洗臂，以解外傷之苦。

第十節　胸腹背功的練法

在傳統的少林拳法中，胸腹背功在實戰中屬護體功法，其練習方法有三個階段，即肌肉運行、全身排打、穴道封口等。分述如下。

第一階段：肌肉運動

1. 仰臥起坐

練習者將身體平直仰臥在練功床上，兩手直臂伸直在頭部上方，掌心向上（圖 542）。

接著將上體向上屈體坐起，並向前俯壓，兩手順勢向上、向前俯壓，並觸及到腳尖，盡力使下腭接近膝部。眼視腳尖（圖 543）。然後，上體復向後下平直仰臥，如此反覆

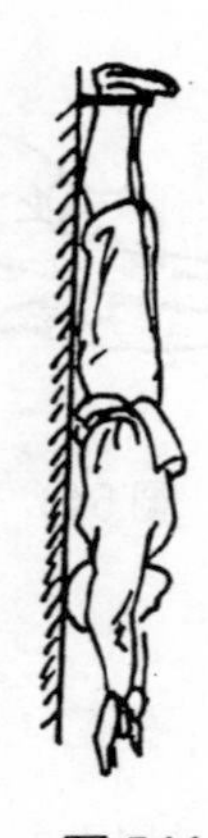

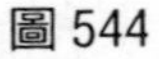

圖 544

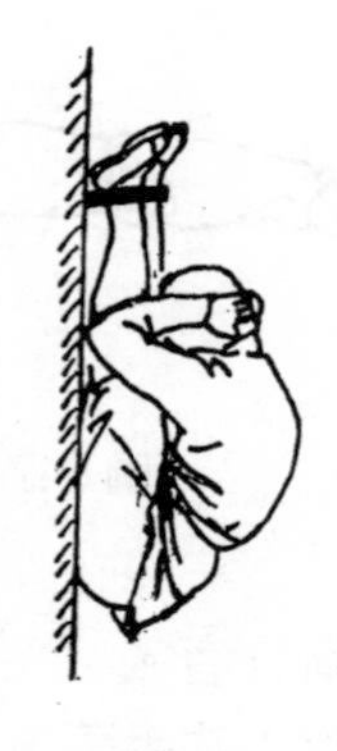

圖 545

練習。

練此功應注意以下兩點：

①為了增加強度，可穿砂背心，但兩腳不能抬起離地。

②每日早晚 2 次，每次 3 組，每組快速起坐百餘次。

2. 俯臥屈仰

身體平直俯臥，兩手抱於頭後，挺胸、抬頭，上身向後上方抬仰。如此反覆訓練。

練此功應注意以下兩點：

①屈仰時，要抬頭、挺胸、挺腰。抬仰時，要稍停片刻，下落要慢，抬仰要快。

②每日早晚 2 次，每次 3 組，每組快速仰起百餘次。

3. 倒懸撈月

身體垂直倒掛，腳在上，頭朝下，兩手向下垂直，指尖向下（圖 544）。然後屈體收腹，上體向上仰抬，兩手向上觸腳尖，稍停片刻再做第二次（圖 545）。

練此功應注意以下兩點：

①為了增加強度，可穿砂背心進行練習。
②仰起的動作要快，下落要慢。

第二階段：全身排打

先以雙拳排打胸、腹、背、腰、肋等部位，由輕到重排打皮膚表層，3 個月後，取帆布縫就一圓筒形如木棒之布袋，練習者手持布袋，內裝河沙，深入排打肌肉內膜，並配合虎嘯開音。待筋肉骨骼堅韌、彈性增強時，再以木棍擊之。一年以後，施以鐵棒。

第三階段：穴道封口

1. 意念封口

意念封口是藉由規律性的意識訓練，使身體的某一穴位，經常施以意識擊打，從而增強該穴位的抗擊能力。它是由調整人的意識活動，產生能動作用，去瞬間改變人體內各種組織、器官等功效。

（1）水浴假設：設想自己站在齊胸深的溫水池中，水從四面八方向身體緩緩沖來，在溫水沖來的瞬間，身體的全身穴位百孔，暫時關閉以阻擋水流沖入其內。這一假設重點訓練穴位的抗阻能力。

（2）抗擊假設：設想自己的四周有許多敵人手持木棒，向自己全身的穴位打來，在木棒擊打下落的瞬間，全身的穴位百孔，突然做出各種應敵反應。這一假設重點訓練自身的靈敏性和抗擊能力。

2. 點穴封口

點穴封口是藉由對身體某一穴位的刺激訓練，來增強其抗擊能力的一種封口方法。

（1）平揉法

將雙掌相互擦熱，對準穴位發放外氣五分鐘，以拇指在穴位上作順時針平揉 72 圈，再作逆時針平揉 72 圈，由輕到重，逐漸加力。

（2）壓放法

以拇指在穴位上作上下壓放動作 72 次。其它同上。

（3）頂擊法

取一根圓木棍，長 1 公尺左右，直徑 25 公分，平心發氣以後，手持木棒與牆壁或樹幹相距一定距離，木棒一端抵在牆上，另一端抵撐在身體的某一穴位上，要求木棒要與地面平行，兩手自然下垂，以意領氣，以氣發力，氣力結合。

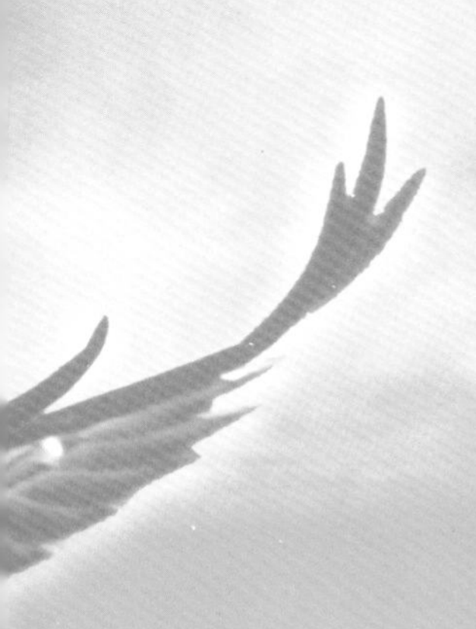

大展好書　好書大展

品嘗好書　冠群可期